舌尖上的科学

吃出健康来

丛书总主编 / 张新渝

本册编著◎汤朝晖　卿列平　许　珊

中国医药科技出版社

图书在版编目（CIP）数据

舌尖上的科学：吃出健康来 / 汤朝晖，卿列平，许珊主编 . — 北京：中国医药科技出版社，2016.7

ISBN 978-7-5067-8345-3

Ⅰ . ①舌… Ⅱ . ①汤… ②卿… ③许… Ⅲ . ①食物养生 Ⅳ . ① R247.1

中国版本图书馆 CIP 数据核字（2016）第 060884 号

美术编辑 陈君杞

版式设计 锋尚制版

出版 中国医药科技出版社

地址 北京市海淀区文慧园北路甲 22 号

邮编 100082

电话 发行：010-62227427 邮购：010-62236938

网址 www.cmstp.com

规格 710×1000mm 1/16

印张 12

字数 209 千字

版次 2016 年 7 月第 1 版

印次 2016 年 10 月第 2 次印刷

印刷 北京盛通印刷股份有限公司

经销 全国各地新华书店

书号 ISBN 978-7-5067-8345-3

定价 29.80 元

Voice of the Author 编者心声

“食疗”，一个古老的重大话题。

在中国文化史、尤其是中国医学史上，源远流长。早在西周时期，就已有了专门的“食医”，这在典籍《周礼》中有据可查。而在战国至西汉成书的、中医学现存第一部经典巨著——《黄帝内经》里，更有着全面、丰富、科学的论述。几千年来，对中华民族的健康保健，做出了不可磨灭的巨大贡献。

“食疗”，一个时尚的热门话题。

近几年，随着人们生活水平的不断提高、社会飞速发展所带来的各种身心压力的不断增加，人们对健康长寿、以及美容塑形的愿望与需求，也就日益迫切与增多。如何通过“食疗”来满足人们的愿望与需求，这是从事“食疗”事业者，义不容辞的责任与使命。

然而，前些年社会上某些所谓的养生、食疗大师们窥窃时机，虚假欺世，伪劣害人。不仅让无辜的人们付出了惨重的代价，也让科学的中医养生、中医食疗含冤蒙垢。好在国家及时拨乱反正，去伪存真，为全面、正确传播科学，创造了极好的氛围；也为还中医养生、中医食疗之清白，提供了及时的机会。

什么是真正的食疗？

一般认为，食疗就是在三餐的食物中，加入某些中药，如在包子中加入茯苓，鸭汤中加入虫草，鸡汤中加入黄芪、当归等等。这实在是莫大的误区，这不能叫食疗，只能叫药膳，它用于有病之时。

真正的食疗，它的食材应来自于菜市场、食品超市的粮食、蔬菜、水果、肉蛋等，虽然也包括某些药食共用的食材，如老姜、大枣、花椒、桂皮、山楂、鱼腥草等，但绝不是来自药房的专用药物，它主要用于无病之日的养生保健，当然也可用于有病之时的辅助治疗。

因此，真正的中医食疗应该是，根据养生保健、美容塑形、疾病治疗、健康恢复等的需要，季节、地域、体质、性别、年龄、职业等的不同，各种食物性味、功效等的特殊性，有针对性地选择多食或少食、甚至不食某些食物，从而达到养生防病、美容塑形、促病早愈、促早康复的目的。

必须申明，笔者一向坚决反对无病用药，尤其长期、大量滥用药物，其弊端至少有三：

首先 中医学认为无病期间，人体的阴阳、气血、脏腑功能是协调的，即使因气候、体质、状态等原因，暂时有些偏差，也在自我调节范围之内。而任何药物都具有某种、或多种性味上的偏性、甚至毒性，而且远比食物要强烈、厉害得多，无病用药就会干扰、甚至破坏原本协调的阴阳气血、正常的脏腑功能，造成药源性的失调，从而衍生多种本来不应该发生的疾病。没病找病害，拿钱买病生，自己坑自己，岂不弄巧成拙。

同时 无病用药，还会增加身体耐药性的可能，一旦生病，疗效何以求，生命何以救，岂不冤枉之极。

此外 无病用药，势必加大对有限的医药资源的浪费与掠夺，对真正需药治病救命的病员，如果因此而缺药，于情何以堪，于心何以忍，损人不利己，岂不残忍之至。

当然，在有病之时，根据病情需要，不仅可用相宜的食疗，也可以用适合的药膳。

食疗的作用有哪些？

【养生防病】

生命的宝贵，就在于它的短暂性、唯一性，因此健康长寿是人类从古至今最美好的愿望、最实在的追求。

正确、及时地运用食疗，可以维护人体正气的旺盛，减少各种邪气的破坏，保障气血阴阳的协调，降低疾病发生的风险，从而使生命的活力更旺、生活的质量更高、生存的时间更长。

【减少食害】

饮食，是生命活动的源泉与保障。

可是，近年来我们的饮食状况，令人担忧。因为不知而饮食搭配不当，所带来的影响还姑且不谈；人为的添加所造成的伤害，如浸泡干海鲜用福尔马林、牛奶中超标的三聚氰胺、盐卤制品中的苏丹红、皮蛋中的铅，以及注水猪肉、地沟油、生长激素、残存的农药等屡见报道，让人惶恐。然而，一日三餐离不开，欲吃不敢，欲罢不可。虽然政府不断地大力打击，也难保今后不再发生。

其实，只要掌握了科学的食疗，合理运用，对以上人为所导致的危害，是可以降低、减轻、甚至消除的，也就不再为饮食的安全而担心。

【美容塑形】

天使般的面容、魔鬼般的身材，谁人不喜欢、谁人不期望，尤其女性对此的追求、更是孜孜不倦。

坚持、科学的运用食疗，可以在某种程度上达到美容、美发、塑形的效果，从而让你的容颜更靓丽、秀发更飘逸、形体更匀称，由此也让你的心情更愉悦，疾病也会少发生。

【促病早愈】

生病有痛苦，甚至会丧命。相信没有一人愿意生病、乐意生病、争取生病。一旦生病，及时到正规医院，找专业医生，及时检查，正确治疗，这是对生命的负责，最为明智的选择。

然而，食物的主要作用虽然是提供生命活动所需的各种营养，但也含有某些能够治疗疾病的物质，尽管不如药物专一、显著，但确能起到一定的作用。

因此，在疾病的治疗过程中，及时、适宜地运用食疗，可以起到辅助治疗的作用，从而达到扶正祛邪、减轻痛苦、缩短病程，促进疾病及早痊愈的目的。让人们早日远离病痛的折磨，早日摆脱死亡的威胁。

【促早康复】

疾病的结束，并不意味身体的康复，身体的气血阴阳等正气因受邪气的伤害、疾病的摧残，其恢复往日的旺盛，还须要一个过程。

这时若能尽快、合理运用食疗，可以加快人体正气的恢复过程，帮助气血阴阳的重建协调，促进脏腑功能的尽快正常，使病后的身体早早康复，再展昔日的雄风与魅力。

科学的食疗有如此多的好处，何乐而不为！

丛书的内容与宗旨：

也正是出于以上的目的，并让广大民众能够分享到食疗的独特作用，成都中医药大学营养师培训中心组织编写了本套中医大众食疗丛书。

成都中医药大学营养师培训中心，聚集了众多营养学、养生学、食疗学的高级专家，十年来培养出了大批从业人员，如今活跃在各条战线上，为广大民众的健康保驾护航。这套丛书正是这些专家们长期研究、教学、并躬行实践的结晶。

编写过程中，首先编辑委员会集体讨论了内容体系，然后由参编人员分工编写，再由各册第一作者负责修改，最后由本丛书总主编统稿、审订。

全套共分为四册。

《舌尖上的科学——吃得更明白》

首先介绍了中医食疗所必须根据四气、五味、季节、地域、体质、脏腑功能等不同需要，正确运用的基本方法，也就是“辨证论食”的科学原理；其次，将人们最常用的食材各自的性味、功效、运用做了详细的介绍，以满足所有人们养生保健、祛病延年的广泛需要。

《舌尖上的科学——吃出健康来》

根据春夏秋冬不同季节的特点，介绍了不同季节所适宜的食疗，以满足广大人们四季养生、防病增寿的具体需要。

《舌尖上的科学——吃出高颜值》

以发、容、胸、形为重点，介绍了如何使之更“美”，所适宜的食疗，以满足爱美人们的个体需要。

《舌尖上的科学——助病更早愈》

以常见症、病为重点，介绍了适宜于促进该病早日痊愈、身体早日康复的食疗，以满足患病人们的特殊需要。

由于本套丛书是为广大民众养生延年、美容塑形、防病治病的需要而编写，因此全书内容在保证有效、安全的原则下，还尽可能做到以下要求：

【看得懂】

本套丛书的文字叙述，尽量用浅显、通俗的语言来表达，尽量避免中医西医深奥的理论与艰涩的述语，力求读者一看就明白、一看就懂得。

【用得上】

本套丛书所介绍的养生保健、辅助治疗、美容塑形等方面的具体内容，都是人们日常所需、经常所见、时常所想，力求读者一看就想用，一用就有用。

【买得到】

本套丛书所介绍的食材，均是菜市场、食品超市随时都能购到的最常见食物，决不追求稀有、稀奇，避免踏破铁鞋无觅处，力求得来全不费工夫。

【买得起】

本套丛书所介绍的食材，其价格都很便宜，都是普通民众经济能力承受范围之内的普通食物，决不追求名贵、价昂，以免普通百姓欲买不能、欲罢不忍。

【做得来】

本套丛书所介绍的食疗方法，简单易做，广大民众只要按书中所说都能操作实施，不费太大的功夫，就能品尝到自己亲手制作的食疗，进而体会到它所带来的妙用。

【吃得下】

虽说良药苦口有利于病，其实生病吃药实属无奈。如果同样有效，口感很好的药物，更易于被接受，尤其是对儿童来说；也只有吃得下，效大也好、效小也罢，才能起到作用。食物的口感要比药物好得多，如果能考虑到这一实际，则更利于民众的接受与坚持，更好地发挥食疗应有的作用。

千古有真言，“民以食为天”。一日三餐，离不得，断不了，这是生命的需要。

广大读者如果能从本丛书领略到真正的中医食疗之精髓，吃得更明白、更安全、更放心，得到一些有益的启示、帮助与实惠，我们也就心满意足了！

张新渝

2016年3月

目录

CONTENTS

春天篇

001

夏天篇

051

秋天篇 095

冬天篇 135

春天篇

中医强调“天人相应”的养生保健观念。即人体的整体阴阳变化节律与自然的阴阳变化是一致的，在中医养生的过程中要注重顺应自然，合于天地的变化，在不同季节、不同时段、不同环境，其养生方式有所不同，才能收到应有的效果。

春天，是一年四季中的第一季，历经立春、雨水、惊蛰、春分、清明、谷雨6个节气。春天的阴气渐消，阳气渐长，天气渐于温和，自然界万物开始推陈出新，一派生机萌动之象。俗话说“一年之计在于春”，因此，一定要做好春季的养生保健，为一年的健康打下基础。

一 春季的气候特点

春季，阳气升发，阴气初下，万物复苏，一派生机勃勃，欣欣向荣。

但是，春天由隆冬而至，由阴气盛极到阳气初生，阳气相对比较弱，所以寒热更替，乍暖还寒，气温变化幅度比较大，冷暖不稳定而且多风。在民间将这种气候特点也称之为“倒春寒”。

二 春季的常见疾病

春季感冒

春天的冷暖骤然变化，使人正气的防御功能下降；春天气温回升，天气变暖，细菌、病毒等致病微生物开始滋生繁殖，乘机肆虐；流感是春天最常见、最普遍的呼吸道传染病，传播途径以空气中的飞沫传播为主。

哮喘

哮喘是一种过敏性疾病。中医学认为，多因体内素有痰湿，肺气的发散与通降不利，再因外界风寒、风热等邪气入侵而发生。当今认为主要是支气管平滑肌痉挛，管壁黏膜肿胀使管腔内黏稠的分泌物增多而不易排出，空气不能顺利呼出。哮喘患者的慢性非特异性炎症使其对气象要素的变化适应性差，抵抗力差，早春频频来临的冷空气极易导致平滑肌痉挛而发病。

风疹

风疹是由风疹病毒引起的一种急性呼吸道传染病，中医学认为由外界风邪所伤而病，其主要表现是发热、皮疹。春季是风疹的高发季节，儿童密集的幼儿园和小学校是风疹的主要发病场所。孕妇早期感染风疹病毒后，很可能造成流产、早产，或婴儿的多种先天性缺陷。

过敏性鼻炎

过敏性鼻炎，根据发病的时间分为常年性和季节性两种，季节性鼻炎又称花粉症，春天春暖花开，繁花似锦的多风天气，空气中飘浮着各种花粉颗粒、杨柳絮、尘埃、尘螨、真菌等，因此对过敏性体质之人最容易诱发变态反应。中医学认为此类患者平素肺气不足，分布在体表的卫气不能抗御外界的风邪，风邪乘虚入侵，肺气失于发散与通降所致。其症状为反复发作、突然发生的鼻痒，连续打喷嚏，大量清水样鼻涕，鼻塞等。

高血压

春季多变的气候会使老年等高危人群的体温调节能力及血管弹性均有所降低，且春天睡眠减少，户外运动突然增加，由静到动的不平衡，很容易导致中医学所说的肝阳上亢，更何况中医学认为肝气升发、肝阳易亢，与春相应，所以常常诱发心血管疾病尤其是高血压的发生。

风湿性关节炎

春季气候不稳定，温差变化大，气温时高时低，时风时雨，风湿性关节炎患者对这种外界天气的变化无常甚为敏感，极易引起复发以及使病情加重或恶化。

肝病

中医学的五行理论认为春属木，与肝相应，因此春季是中医学所说的肝病高发、容易反复或加重的季节。

三 春季的养生要求

春天阳气初升，万物萌动，人体内的阳气也随之渐长，向上向外升发。因此，养生的主要原则就是积极促进阳气的生发生长。主要体现为：

加强气血活动

中医学认为“动则生阳”，春季适当增加运动可以促使气血流动，新陈代谢日渐旺盛，从而促进阳气的生发，所谓“流水不腐，户枢不蠹”。而且春天的空气没有冬天那么干燥，也没有夏天那么湿热，而变得更为清洁舒服，更适合于人们户外养生锻炼。

促进肝气疏泄

中医学认为，肝主藏血、肝主疏泄，有升发条达之性，与春季相应，即肝的功能在春季最为旺盛。春季肝所藏之血旺盛而输布四肢，筋脉得以濡养，而表现为肢体活动较为有力。

另外，从中医学脏腑五行生克的角度来看，春季肝气相对旺盛易克伐脾土。此时脾胃相对比较虚弱，容易出现脾胃的相关疾病。因此，在养生过程中应该注意保护脾胃。

有利精神活动的舒畅

随着气候的转暖和户外活动的增多，如春游、踏春等，人们的精神活动亦开始活跃起来。中医学认为，肝主一身气机的疏泄，注意时常调节心态，舒畅心情，保持愉悦畅达的心情，可以有助于肝气的调达，阳气的升发。

避免阳气的耗伤

春季养生要顺时而养，要养生气，养体内的阳气。所以要注意保护体内阳气，使之不断充沛，逐渐旺盛起来，要避免耗伤阳气和阻碍阳气的情况发生。

所以，春季的饮食原则应：

升发阳气

春天阳气生发，人体阳气趋于体表，饮食上应该注意帮助阳气的生发，多吃一些辛温之品，少吃一些酸涩之品，这样有利于发散风寒，扶助阳气。

【多甜适酸】

中医学认为，春天适当的食酸可以滋养肝气，而促进肝气的生发，但过食酸性食物会使肝气偏亢，木土相克，损伤脾胃。脾胃是后天之本，人体气血化生之源，脾胃之气健壮，人可延年益寿。所以春天肝旺之时，还应适当多吃一些味甘的食物，以顾护脾胃。

四 春季的常用食材

【春笋】

春笋味道清淡鲜嫩，是高蛋白、低脂肪、低淀粉、多纤维素的营养美食。中医学认为，春笋有“利九窍、通血脉、化痰涎、消食胀”的功效。

【春韭】

初春时节的韭菜品质最佳，韭菜中蛋白质、脂肪、碳水化合物含量较高，尤其维生素含量丰富且全面，钙、磷、铁等矿物质亦很丰富。中医学认为，韭菜辛温，能温肾助阳、益脾健胃、行气理血。多吃韭菜，可滋养肝之血，强脾胃之气。

【春荠】

荠菜历来是药食同源的佳蔬，其所含营养素平衡，并含丰富的维生素C和胡萝卜素，春吃荠菜有助于增强机体免疫功能，降低血压、健胃消食。中医学认为，荠菜性味甘平，具有利肝和脾、利水、止血、明目的功效。

【香椿】

春季香椿新枝嫩叶口感最好，其不仅香味浓郁，而且有较高的营养价值，其所含香椿素等挥发性芳香族有机物，可健脾开胃，增加食欲。香椿所含维生素E和性激素物质，有抗衰老和补阳滋阴的作用，故有“助孕素”的美称。中医学认为，香椿味苦性寒，有清热利湿、健胃理气的功效。

菠菜

菠菜一年四季都有，但以春季为佳，“春菠”根红叶绿，鲜嫩异常，最为可口。菠菜不仅含有大量的胡萝卜素和铁，也是维生素B_6、叶酸和钾的极佳来源。菠菜还含有十分可观的蛋白质，每0.5千克菠菜相当于两个鸡蛋的蛋白质含量。春季上市的菠菜，对解毒、防春燥颇有益处。中医学认为，菠菜味甘性平，有养血、止血、敛阴、润燥的功效。

春鲫

春季的鲫鱼既鲜嫩又不肥腻，是一年当中吃鲫鱼的最好季节。鲫鱼所含的蛋白质质优、氨基酸种类较全面、易于消化吸收。且含有少量的脂肪，多由不饱和脂肪酸组成。中医认为：鲫鱼有健脾利湿、和中开胃、活血通络、温中下气的功效。

樱桃

樱桃素有春季第一果之称，自古就被叫做“美容果”，女性更宜多吃。樱桃中铁含量极其丰富，居各种水果之首。中医认为，樱桃味甘微酸、性温，有补中益气，祛风胜湿的功效。

猪肝

猪肝含有丰富的铁元素和维生素A、维生素B_2，还具有一般肉类食品不含的维生素C和微量元素硒，能增强人体的免疫反应，抗氧化，防衰老，并能抑制肿瘤细胞的产生。中医学认为，猪肝味甘性平，有补肝、明目、养血的功效。

红枣

红枣富含蛋白质、胡萝卜素、B族维生素、维生素C、维生素P以及磷、钙、铁等成分，其中维生素C的含量在果品中名列前茅。中医学认为，春季为肝气旺盛之时，此时脾胃虚弱，胃肠的消化能力较差，而红枣具有补虚益气、养血安神、健脾和胃的功效，正是一味春季养脾佳品。

小油菜

小油菜维生素C含量丰富，春季是各种疾病的高发季节，富含维生素C的蔬菜等具有抗病毒的功能。油菜为低脂肪蔬菜，且含有膳食纤维，具有降脂降压的功效。所含的植物激素，能够增加酶的形成，对进入人体内的致癌物质有吸附排斥作用，故有防癌功能。

芹菜

芹菜是高纤维食物，它经肠内消化作用产生一种木质素或肠内脂的物质，这类物质是一种抗氧化剂，常吃芹菜尤其是吃芹菜叶，对预防高血压、动脉硬化等都十分有益，并有辅助治疗作用。春季气候干燥，常吃些芹菜有助于清热解毒，祛病强身。

扁豆

扁豆营养丰富，被称为豆中之王，其中B族维生素含量尤为丰富，此外扁豆还含有血球凝集素，有显著的消退肿瘤的作用。春季来临后，空气中湿度渐增，中医学认为，扁豆味淡性平，有益气健脾、化湿和中的功效。

红薯

红薯中蛋白质、碳水化合物等含量都比大米、面粉高，且红薯中蛋白质组成比较合理，必需氨基酸含量高，特别是粮谷类食品中比较缺乏的赖氨酸在红薯中含量较高。此外红薯中含有丰富的维生素（胡萝卜素、维生素A、维生素B、维生素C、维生素E），其淀粉也很容易被人体吸收。中医学认为，红薯味甘性温，有益气生津、宽肠通便的功效。

蜂蜜

在所有的天然食品中，大脑神经元所需要的能量在蜂蜜中含量最高。蜂蜜所产生的能量比牛奶高约5倍，能够在很短时间内补充给人体能量，消除人体疲劳和饥饿。蜂蜜中的果糖、葡萄糖可以很快被身体吸收利用，改善血液的营养状况。再加上蜂蜜不含脂肪，富含维生素、矿物质、氨基酸、酶类等，经常服用能使人精神焕发，精力充沛，记忆力提高，故蜂蜜为防春困佳品。中医学认为，蜂蜜味甘，有补中益气、润肠通便的功效。

五 春季的养生饮食

春季的养生菜品

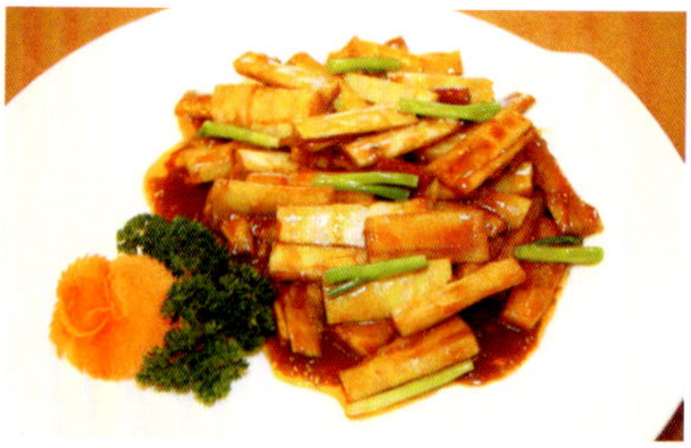

1 干煸春笋

食材： 春笋100克，酱油、白砂糖、味精、盐各适量。

做法：（1）春笋去壳，将其切成5厘米长的条；

（2）锅中油烧至七成热，将春笋倒入煸炒至其水分基本收干；

（3）再加入老抽、糖、盐、味精和适量水，用小火焖烧至水分基本收干后，淋些明油装盘即可。

功效： 利九窍、通血脉、化痰涎、消食胀，是春季素食美味首选。

说明：

本书至此及以下的所有菜品，各种食材所列的分量，除书中个别已经标明使用的次数外，都是成年人一顿食用的分量；如果要一次制作、多次服用，可按各食物分量的实际比例予以增加。

2 鸡汁春笋

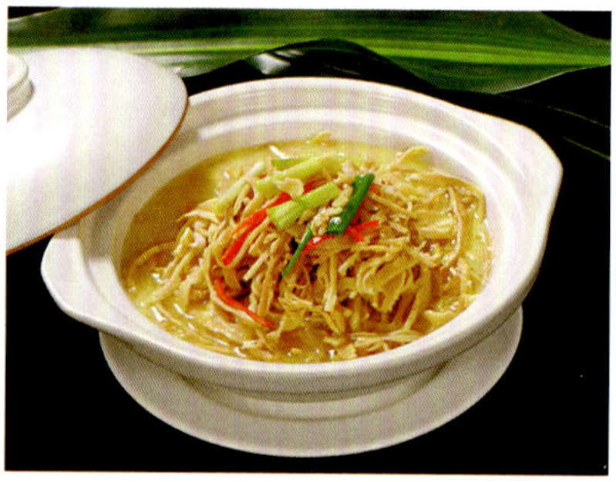

食材： 春笋100克，鸡腿菇50克，鸡汤300毫升，盐适量。

做法：（1）新鲜的春笋扒去外皮，去除老根，先放入锅中加少许盐煮一下，可去除涩味和部分草酸；

（2）备好鸡汤，将春笋、鸡腿菇分别切成块，一起放入锅中，小火慢炖，加少许盐调味。最后收汁装盘。

功效： 健脾开胃，有助消化、增进食欲和治疗痔疮。

3 韭黄炒蛋虾

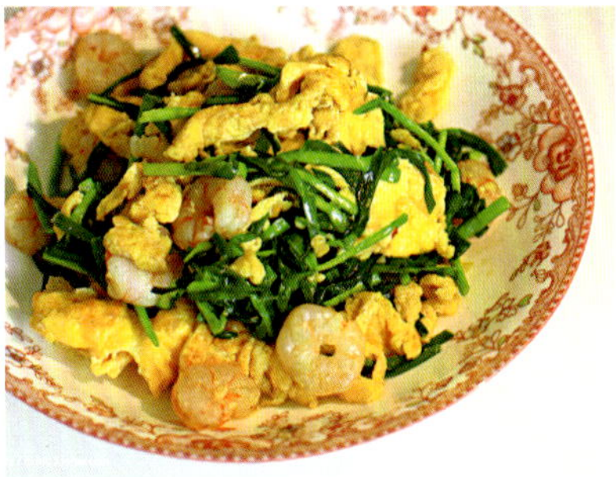

食材： 韭黄150克，鸡蛋2枚，虾仁20克，白胡椒粉、盐、鸡精、料酒各适量。

做法：（1）虾仁洗净，放入碗中撒入适量白胡椒粉、盐、鸡精、料酒拌匀，稍腌两三分钟；

（2）把韭黄切成寸段；将鸡蛋打入碗中，搅散成液，倒入虾仁中拌匀；

（3）锅中油烧热，倒入蛋液和虾仁迅速炒散，待虾仁变色后，倒入韭黄段用大火翻炒；

（4）翻炒至韭黄熟后即可出锅。

功效： 温肾益肝、补虚强壮，春天食用可促进阳气生发。

4 韭菜炒猪肝

食材： 猪肝100克，韭菜100克，大葱、生姜、酱油、料酒、淀粉、盐、香油各适量。

做法：（1）猪肝洗净，沥干水，切片，加酱油、料酒、葱末，拌上淀粉；

（2）韭菜切段，生姜切片；

（3）锅中倒油烧热，加入腌制好的猪肝，大火快炒至变色后捞出；

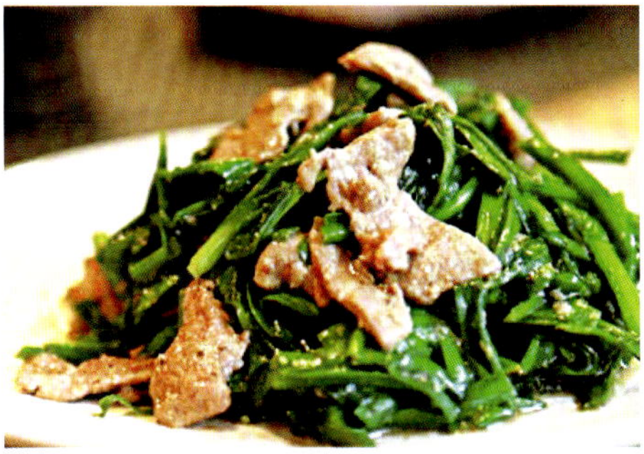

（4）锅中再倒入油烧热后，加入生姜片炒香，再加入韭菜炒至断生，倒入猪肝片，最后加盐、香油拌匀即可。

功效： 升阳益肝，适合春季养肝之用。

5 荠菇豆腐羹

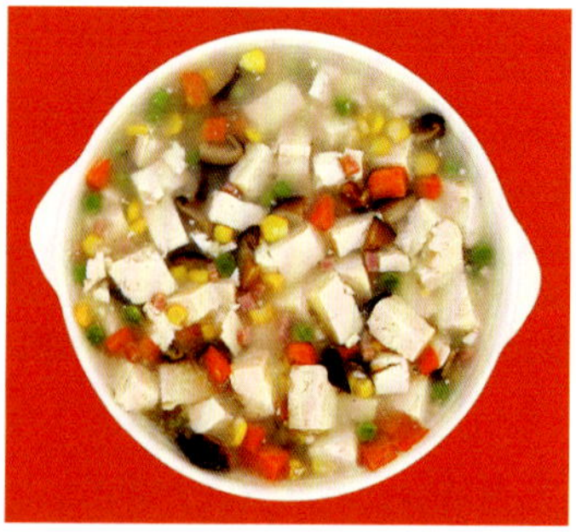

食材：荠菜100克，蟹味菇20克，豆腐100克，生姜3~5片，鸡蛋1枚，盐、鸡精、水淀粉、香油各适量。

做法：（1）荠菜摘洗干净，放入加了少许盐的沸水中焯烫一下，立即捞出浸入冷水中过凉，挤干水分，切成碎丁；

（2）蟹味菇剪去根蒂，洗净备用；豆腐洗净，先切厚片，再切粗条，最后改刀成小丁；将豆腐丁放入淡盐水中，浸泡15分钟，捞出沥干水分备用；生姜切片、水淀粉调匀、鸡蛋打散备用；

（3）起炒锅，热锅入凉油，小火爆香姜片，至姜片边缘起焦，下入蟹味菇，转中火，煸炒至蟹味菇稍稍变软；

（4）下入荠菜丁，煸炒片刻，加入适量水，水沸后，加入豆腐丁；

（5）再次煮沸后，加入适量盐调味，趁汤汁沸腾时加入适量水淀粉勾薄芡；

（6）水再次沸腾时，打入蛋花，加入适量鸡精，调入香油，起锅即可。

功效：清热、利水、益气。

6 韭菜炒猪血

食材：猪血（凝固血块）200克，韭菜100克，胡萝卜50克，蒜末、盐各适量。

做法：（1）将猪血洗净，切小块；韭菜洗净，切段；胡萝卜切细丝；

（2）锅中油烧热，下蒜末爆香，倒入适量开水，加入猪血、适量盐，加盖煮5分钟；

（3）开盖后加入切好的韭菜和胡萝卜丝，拌匀，韭菜断生即可出锅，出锅时加入少许味精调味即可。

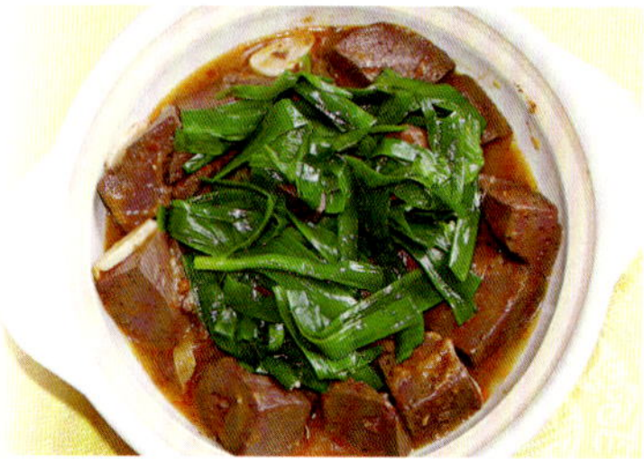

功效：升发阳气的韭菜搭配猪血，温阳、补气、养血。尤适合气血不足或长期使用电脑以及长期在尘埃环境当中工作的人群。

7 双耳拌芹菜

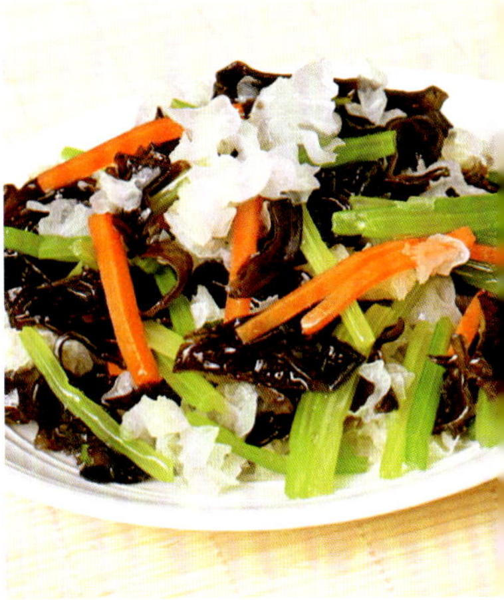

食材： 干黑木耳2克，干银耳1克，芹菜100克，盐、醋各适量。

做法：（1）将黑木耳、银耳温水泡发，洗净待用；

（2）将芹菜去叶、根，切段，放入沸水中焯一下待用；

（3）将黑木耳、银耳、芹菜放入盆中，加入盐、醋拌匀，腌制10分钟即可食用。

功效： 润肺、生津、平肝、降压之功，尤适于春季食用。

8 炒羊肝

食材： 羊肝100克，生姜4~5片，葱白20克，酱油、醋、盐、白糖、料酒、水淀粉各适量。

做法：（1）羊肝洗净、切薄片，用盐与水淀粉拌匀；生姜、葱白各洗净、切丝；

（2）锅内油烧热，爆香生姜丝、葱丝，放入羊肝片，再加入适量酱油、醋、盐、白糖、料酒，拌炒至熟即可。

功效： 补血、养肝、明目，是春季养肝佳品。

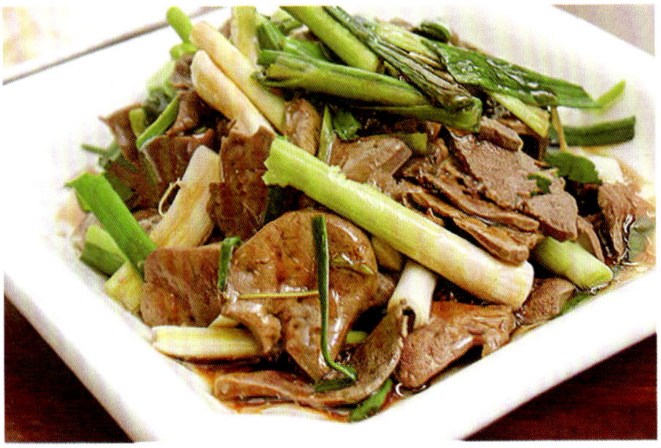

9 豆角炒猪肝

食材：猪肝100克，四季豆150克，盐、味精、胡椒粉、料酒、水淀粉各适量。

做法：（1）选用嫩四季豆，摘去筋，洗净，切成碎粒；

（2）猪肝洗净，沥干水分，切成碎粒，盛于碗中，加入盐、胡椒粉、料酒、水淀粉拌匀；

（3）另取味精、盐、水淀粉与适量清水（鸡汤为佳）兑成汁；

（4）锅中油烧热，倒入猪肝粒炒散，再加入四季豆碎，同炒至断生，最后将上述汁水沿锅边慢慢倒入，炒匀，收汁即可。

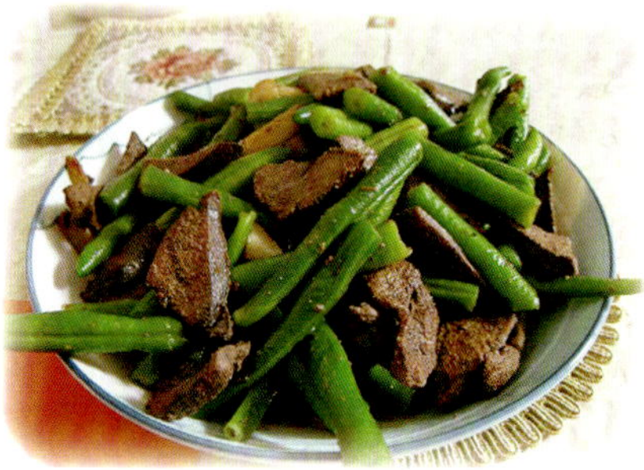

功效：补肝明目的佳品。

10 姜汁菠菜

食材：菠菜200克，生姜20克，香油、酱油、醋、红辣椒、熟芝麻、鸡精、盐各适量。

做法：（1）姜用工具擦成姜茸（将姜提前放进冰箱冷冻室中再擦姜茸会比较容易）；红辣椒洗净、切碎备用；

（2）菠菜去根、洗净，切成5厘米左右长的段，在沸水中放入少许盐和油，将菠菜放入滚水中，汆烫片刻后，将菠菜捞出放入冰水中浸泡片刻，捞起沥干待用；

（3）用手将菠菜中的水分稍稍攥干，放入大碗中；

（4）用姜泥和香油、酱油、醋、鸡精将菠菜拌匀，用一个直筒的矮杯子将拌好的菠菜装进去，压紧，然后迅速倒扣过来，用姜茸和辣椒碎以及适量芝麻装饰即可。

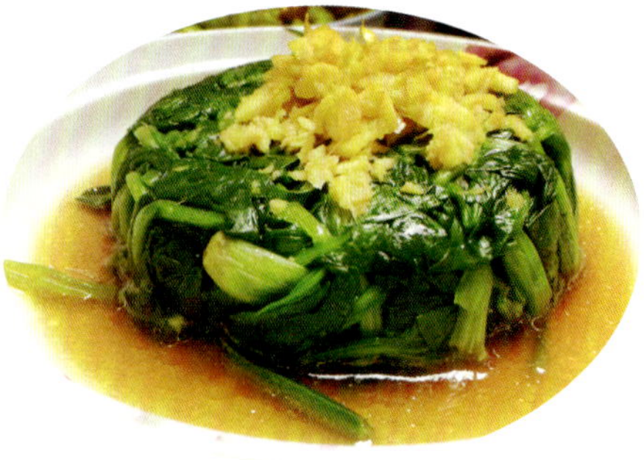

功效：补肝养血、清热泻火。

11 芹菜拌鸡丝

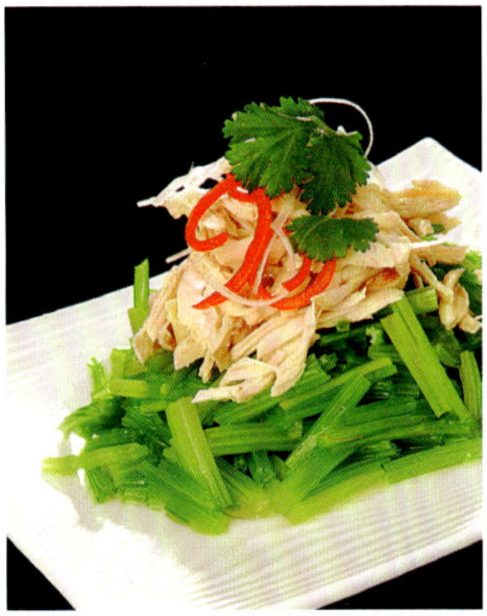

食材： 鸡胸肉100克，芹菜100克，盐、味精、香油各适量。

做法：（1）将鸡胸肉洗净，煮熟，撕成细丝；

（2）芹菜去根、叶，洗净、切段，入沸水中焯一下，再浸入凉水中待凉后捞出；

（3）将芹菜与鸡丝、盐、味精、香油拌匀即可。

功效： 滋阴、平肝、降压。

12 麻酱菠菜

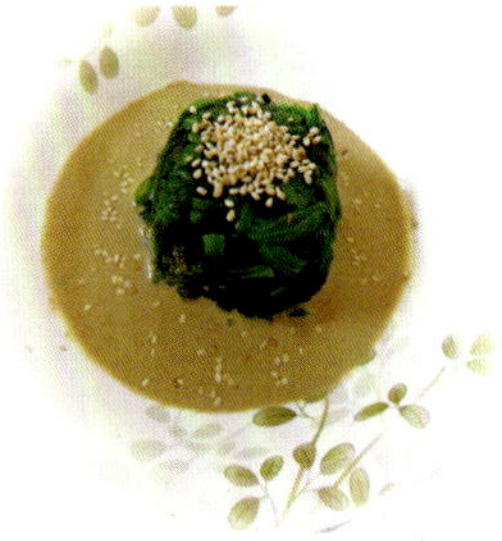

食材： 菠菜200克，芝麻酱20克，盐、酱油、白砂糖、香油、味精各适量。

做法：（1）将菠菜的根、叶去掉，洗净，放入沸水中焯一下，浸入凉开水待凉后挤去水分；

（2）将焯熟的菠菜切段，放入盘中；

（3）芝麻酱中加少许水，慢慢调开，加盐、酱油、白砂糖、味精，调匀成麻酱汁；

（4）将调好的麻酱汁浇在菠菜段上，淋入香油，拌匀即可。

功效： 补中益气、润五脏、补肺气，润燥，经常食用能预防缺铁性贫血。

13 葱烧鲫鱼

食材： 鲫鱼250克，大葱100克，姜10克，料酒、酱油、盐、白砂糖、醋、味精、淀粉各适量。

做法：（1）将鲫鱼处理干净，用少量的料酒和盐抹在鱼身上，腌10分钟左右；葱白切段；

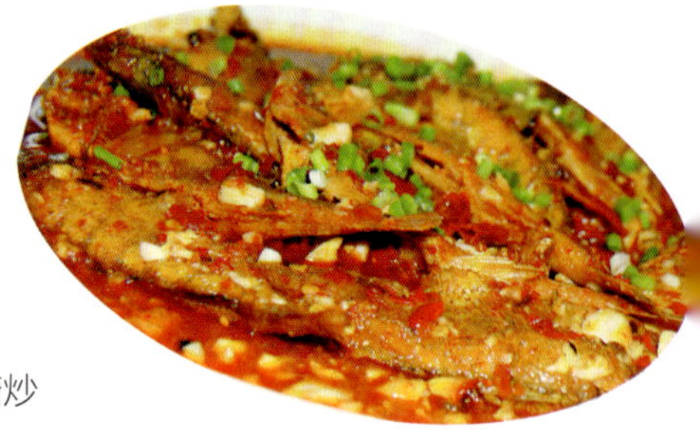

（2）锅中倒入适量的油，烧至七分热时放入鱼略炸，再改用小火，将鱼炸至外酥内熟，并呈现出金黄色时捞出，沥油；

（3）用余油将葱段炸至金黄色时捞出；

（4）再准备一口锅，放入少量的油，用小火将糖炒成黄色，加入料酒、醋、酱油、姜末、盐和清水烧开；这时放入鱼和葱段，用小火烧10~15分钟，见汤汁转浓时放入味精，用水淀粉勾芡即可。

功效：补脾开胃、利水除湿，是春季保养脾胃佳品。

14 芹菜炒猪肝

食材：芹菜100克，猪肝100克，料酒、酱油、盐、味精、大葱、姜、蒜、八角、花椒粉、淀粉、香油各适量。

做法：（1）将嫩芹菜去根、去叶，斜切成3厘米长的段，入沸水中焯一下捞出、浸凉、沥干；葱姜切丝，蒜切片备用；

（2）将猪肝洗净、切片，用盐、水淀粉抓匀上浆，入四成热油中滑散至嫩熟，沥油盛出；

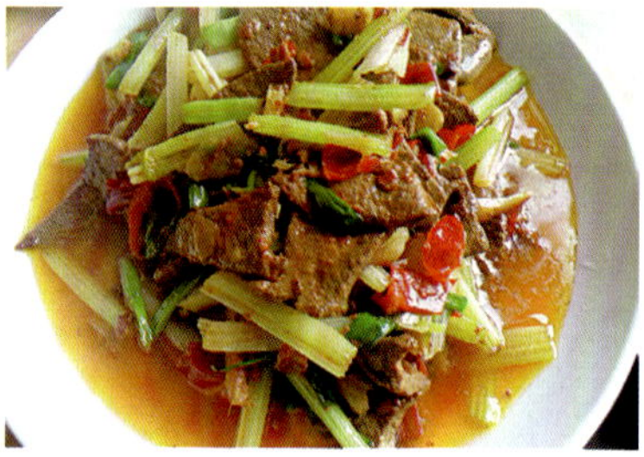

（3）锅内留底油、烧热，下入葱姜丝、蒜片爆香，调入料酒，放入芹菜、盐略炒，再放入猪肝、花椒粉炒匀，加味精，淋香油，出锅装盘即成。

功效：具有补肝、养血、明目、降压的功效。

15 香椿烘蛋

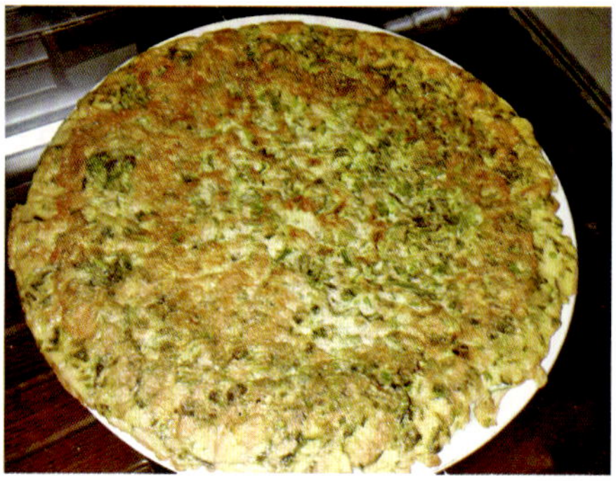

食材：鸡蛋2个，香椿25克，盐、味精、淀粉各适量。

做法：（1）将鸡蛋打入碗内，搅散成液；香椿用热水焯一下捞出控干，切成碎末；淀粉用水调好备用；

（2）蛋碗内加入香椿末、盐、味精、水淀

粉，搅拌均匀备用；

（3）锅油烧热后改微火，将鸡蛋搅匀倒入，盖上锅盖，之后用少量油沿锅边分次倒入，烘约10分钟，待蛋涨起，掀去盖，滗去油，翻扣盘中即可。

功效： 补虚壮阳、养血滋阴。

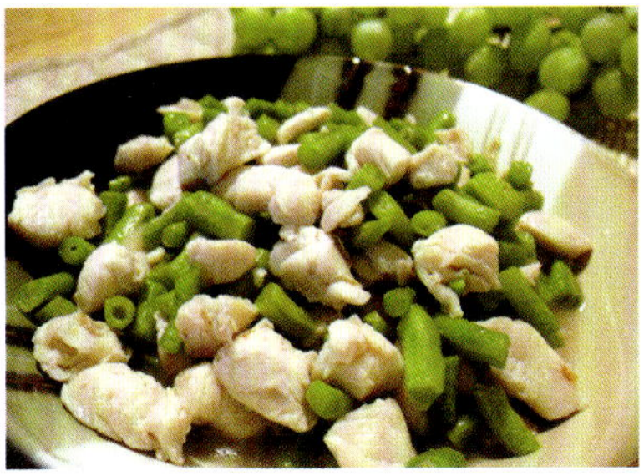

16 四季豆炒鸡块

食材： 鸡腿150克，四季豆150克，葱段、姜片、蒜片、豆豉、蚝油、老抽、生抽、白糖、料酒、盐各适量。

做法：（1）鸡腿剁成块，入沸水焯一下捞出、洗净沥干；四季豆摘去筋，洗净切成小段；葱切段，姜、蒜分别切片备用；

（2）豆豉用清水冲洗一下沥干；老抽、生抽、蚝油、白糖混匀调成调味汁；

（3）锅中油烧热，爆香葱、姜、蒜后，倒入鸡块翻炒至变色，然后倒入豆豉、料酒和调味汁，炒匀；

（4）倒入四季豆翻炒，然后倒入没过食材的清水，大火煮沸；转中小火炖至汤汁浓稠，最后加盐调味即可。

功效： 适宜于春末益气补虚、健脾开胃、祛湿和中之用。

17 糯米炖鲤鱼

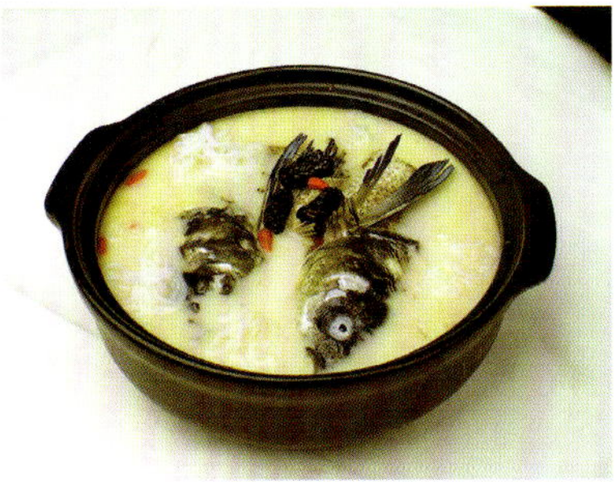

食材： 糯米50克，鲤鱼200克，生姜4片，料酒、生抽、盐各适量。

做法：（1）糯米稍浸泡、洗净；鲤鱼洗净，去鳃、内脏，晾干水后，用料酒均匀地内外抹一遍，再用生油内外涂抹一遍；

（2）先把糯米放入盘内，再把鲤鱼放在糯米上，加入水约5碗和生姜片，加盖隔水炖约两个半小时，最后调入适量盐即可。

功效： 补脾健胃、利水消肿、滋阴养血，是春季补养佳品。

18 凉拌鱼腥草

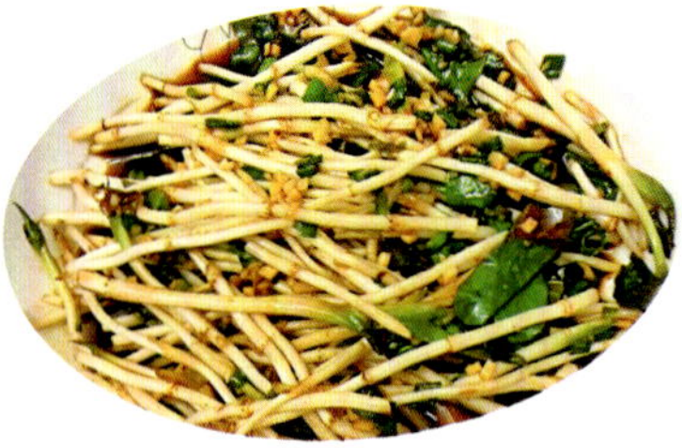

食材： 鱼腥草200克，蒜茸、味精、盐、香油各适量。

做法：（1）鱼腥草去杂洗净，入沸水锅快速焯一下，捞出放入凉水中洗净，挤干水分，切碎；

（2）鱼腥草根碎盛入盘内，撒上蒜茸、香油、盐、味精，拌匀即成。

功效： 清热解毒，能增强人体免疫功能，提高抗病防病的能力。

19 双红双糖糊

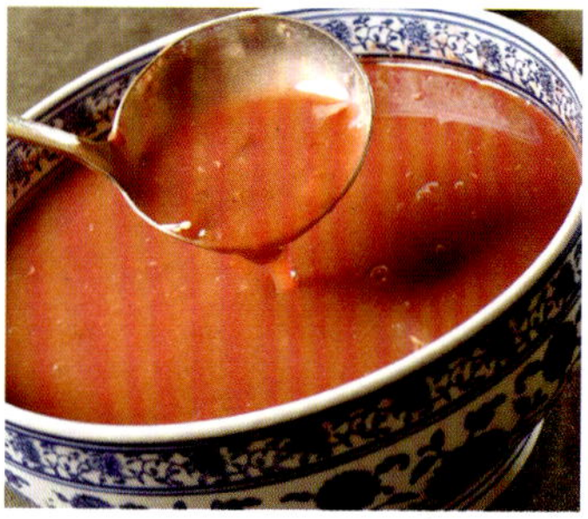

食材： 红豆100克，红枣20克，冰糖20克，麦芽糖20克，猪油30毫升(有麦芽糖不加油也可以)。

做法：（1）将红豆、红枣洗净，用水泡4个小时后，入锅加水煮约半小时；

（2）把煮熟的红豆、红枣沥干水；在锅里混合上述材料，开小火煮，慢慢搅动，熬约半小时，成糊状即可。

功效： 健脾养血、益心安神，为春季护胃佳品。

20 椿芽拌豆腐

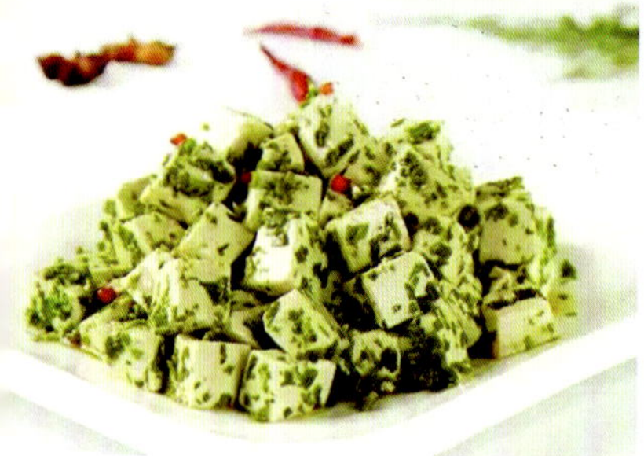

食材： 豆腐100克，鲜嫩香椿芽50克，香油、盐各适量。

做法：（1）将香椿芽洗净后，入开水焯一下捞出，挤去水分，切成细末备用；

（2）将豆腐切成小丁，用开水焯一下，捞出放在盘内，加入香椿芽末、盐、香油拌匀即成。

功效： 豆腐善于清热，搭配香椿芽具有清热解毒、健胃理气的功效，为春季餐前开胃小菜。

21 醪糟蒸鸭子

食材： 鸭子300克，醪糟100克，葱段、姜片、盐各适量。

做法：（1）将洗净的鸭子切成两半，去掉头尾，放进热水锅里，加入适量盐、葱段、姜片，水开后，撇去浮沫，鸭子继续用大火煮40分钟后，捞出，趁热剔除鸭骨；

（2）在案板上铺上一层保鲜膜，将鸭肉放在上面，把酒酿均匀地涂抹在鸭肉上，再用保鲜膜包好，腌制3小时；

（3）将腌好的鸭肉切成丁，放入砂锅，再放入剩余的酒酿；

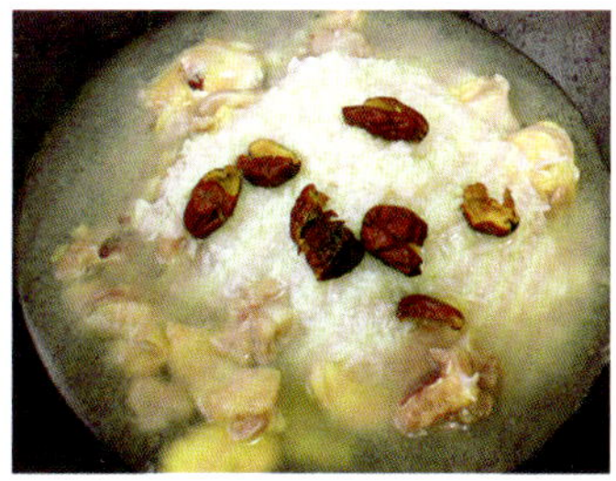

（4）将装着鸭肉的砂锅放进蒸锅，用中火蒸90分钟左右，蒸好后出锅装盘即可。

功效： 补虚劳、滋五脏、清虚热、补血行水、养胃生津。

22 清蒸鳜鱼

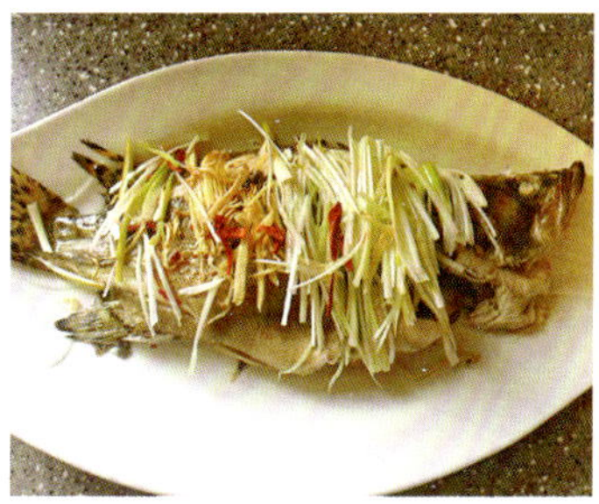

食材： 新鲜鳜鱼300克，葱丝、姜丝、料酒、蒸鱼豉油、盐各适量。

做法：（1）鳜鱼洗净，在鱼体两侧抹匀料酒和少许盐稍腌；葱姜洗净、切丝备用；

（2）将葱丝、姜丝均匀铺在鱼身上；

（3）蒸锅水开后，将鱼入锅，加盖蒸6~7分钟即关火；

（4）关火后，别打开锅盖，鱼不取出锅，利用锅内余温“虚蒸”5~8分钟后出锅；

（5）将盘中汁水倒掉，葱姜丝取出，将蒸鱼豉油和水适量倒入锅中烧热倒入盘中；

（6）最后锅中再倒入少量油，烧热后浇在鱼身上即可。

功效： 鳜鱼富含蛋白质、B族维生素、烟酸及各种矿物质，本品有补气血、益脾胃的滋补功效。

23 糖醋山楂鱼

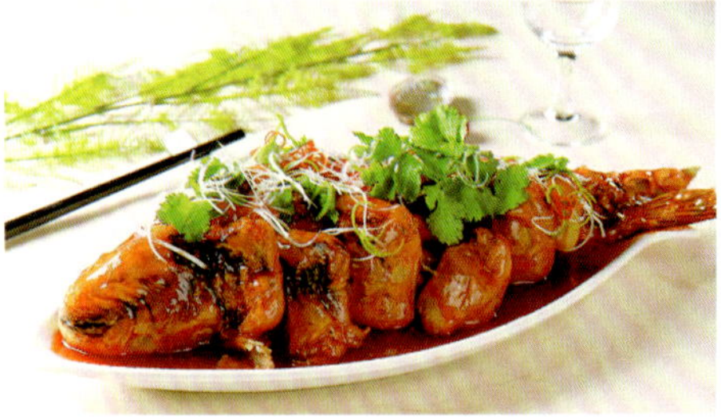

食材： 鲤鱼250克，山楂20克，葱、姜、蒜、生抽、白砂糖、料酒、胡椒粉、盐、淀粉、面粉各适量。

做法：（1）鲤鱼收拾干净后，沥干水，在鱼身两面每2.5厘米各斜切一刀，用胡椒粉、生抽和少许盐略腌；

（2）将山楂蒸熟取出、去籽、捣成泥，在去籽的山楂泥里兑入少许清水、白砂糖待用；葱切花，姜蒜切末备用；

（3）将生抽、料酒、醋、清水、加山楂泥调成山楂糖醋汁待用；淀粉、面粉调成糊，均匀抹在腌好的鱼上；

（4）锅中油烧至七成热，提起鱼尾，先将鱼头入油稍炸，再舀油淋在鱼身上，待面糊凝固时再把鱼慢慢放入油锅内，待鱼炸至金黄色，捞出控油放入盘中待用；

（5）炒锅内留少许油，放入葱花、姜末、蒜末爆香，再倒入调好的山楂糖醋汁，加少许湿淀粉收汁起锅浇在鱼身上即可。

功效： 开胃健脾、益气消食。

24 家常木耳肉

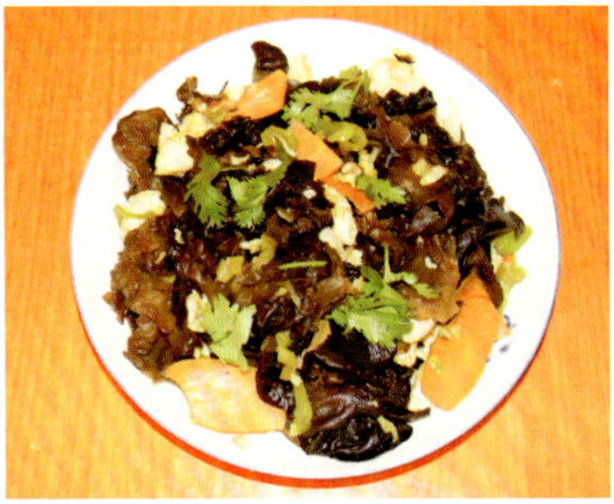

食材： 猪瘦肉100克，干黑木耳2克，鸡蛋清1只，韭黄150克，鸡蛋2只，蒜、白砂糖、盐、料酒、淀粉各适量。

做法：（1）将白砂糖、盐、料酒、鸡蛋清、淀粉拌匀制成腌料；蒜切末备用；

（2）瘦肉洗净，切成肉丝，加入腌料抓匀，腌制20分钟；

（3）黑木耳浸软去蒂洗净，切成丝；韭黄洗净，切成段；鸡蛋打散成蛋液备用；

（4）锅中油烧热，倒入蛋液快速炒散，待蛋液稍凝固，盛起待用；

（5）锅内添油烧热，倒入瘦肉丝炒至肉色变白，盛入盘中；

（6）锅中添油烧热，炒香蒜末，先倒入木耳丝和韭黄翻炒1分钟，再倒入炒好的肉丝拌匀；

（7）倒入炒好的鸡蛋，与锅内食材一同炒匀，即可上盘。

功效：养血驻颜、清热排毒，是一道美容养颜的佳品。

25 莲子炖牛肚

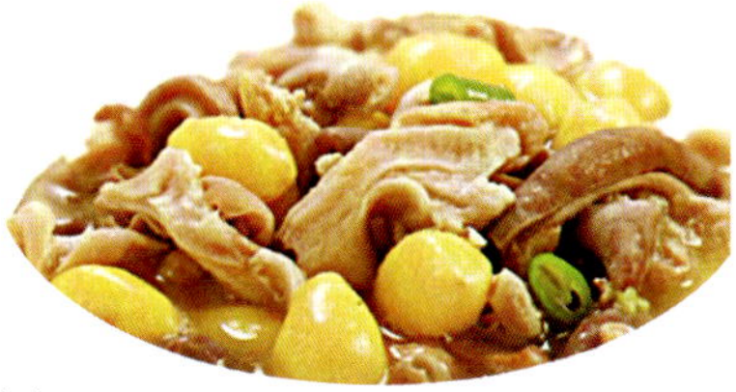

食材：牛肚1个，莲子40粒，香油、盐、葱、姜、蒜、酱油各适量。

做法：（1）将牛肚洗净，然后把水洗过的莲子装在牛肚内，用线缝合，放锅中加水清炖至熟；

（2）将葱、姜、蒜洗净切成末，加酱油、香油制成调料；

（3）牛肚熟后捞出待冷，将牛肚切成丝，与莲子共置盘中加上述调料拌匀即成。

功效：莲子安神，牛肚健胃，两品搭配具有补脾益胃、养心安神的功效。切片服用，每次50～100克。

26 龙虾会

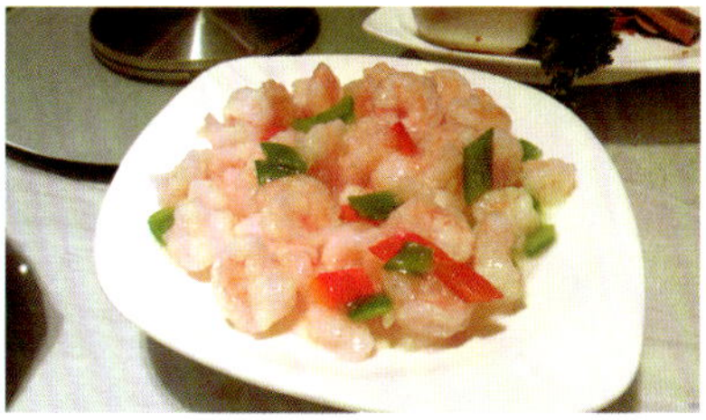

食材：活大河虾200克，龙井新茶2克，鸡蛋清1个，黄酒、盐、味精、水淀粉、猪油各适量。

做法：（1）将虾洗净，去除虾线，洗净、沥干备用；

（2）将虾仁放入碗中，加盐、味精和鸡蛋清，用筷子搅拌至有黏性时，放入淀粉拌和上浆；

（3）另取茶杯一只，放进龙井茶叶，用开水适量泡开，不必加盖，泡1分钟即可，泡后的茶叶和茶汁待用；

（4）炒锅上火，用油滑锅后，下熟猪油，烧至四五成热，放入虾仁，并迅速用筷子炒散，约15秒钟后取出，倒入漏勺沥油；

（5）炒锅内留油少许置火上，将虾仁倒入锅中，并迅速倒入茶叶和茶汁，倒入黄酒，加盐和味精，颠炒几下，即可出锅装盘。

功效：具有补肾壮阳、通乳托毒的功效。

27 凉拌椿芽

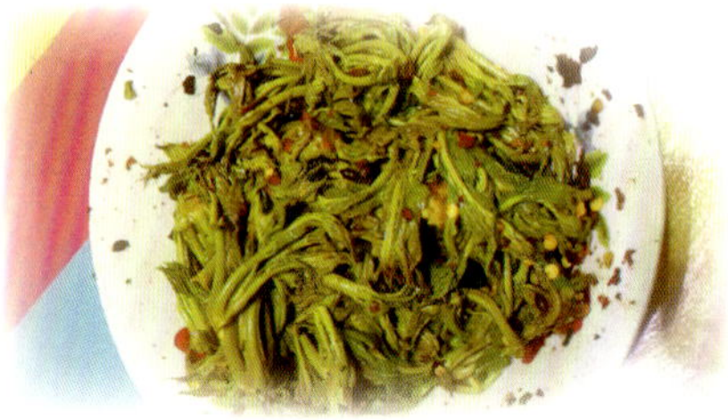

食材：香椿200克，蒜、干辣椒、盐、醋、生抽、香油各适量。

做法：（1）香椿洗净，入开水中焯2分钟至变绿色，将焯好的香椿入凉水中浸泡，5分钟后捞出，挤掉水分后切去根蒂；

（2）蒜切末，干辣椒切小段备用；

（3）锅中油烧热，爆香蒜末和干辣椒；

（4）关火下入香椿，最后加入盐、醋、生抽、香油拌开即可装盘。

功效：本品顺应节气，且具有清热解毒、健脾开胃的功效。

春季的养生汤品

1 炖鲜腊

食材：鲜猪五花肉50克，咸猪肉50克，春笋20克，葱、姜、黄酒、盐、味精各适量。

做法：（1）将猪五花肉洗净、煮熟、切块；咸猪肉洗净、切块；

（2）将春笋洗净、切段；葱切段，姜切片；

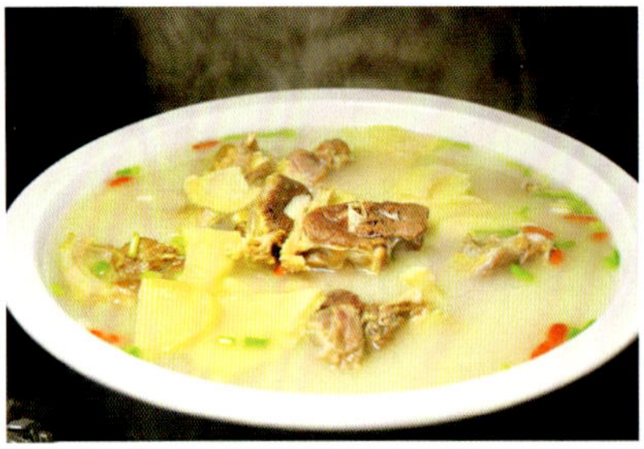

（3）用砂锅一只，锅内加清水、猪肉块、咸肉块，用大火烧开；

（4）再加黄酒、葱段、姜片，改用中火慢慢煮至肉半熟，再加入春笋、盐、味精，继续炖至熟透，最后撇尽浮沫，取去葱段、姜片即成。

功效：本品具有滋阴、益气、养胃的功效。

2 木耳豆腐汤

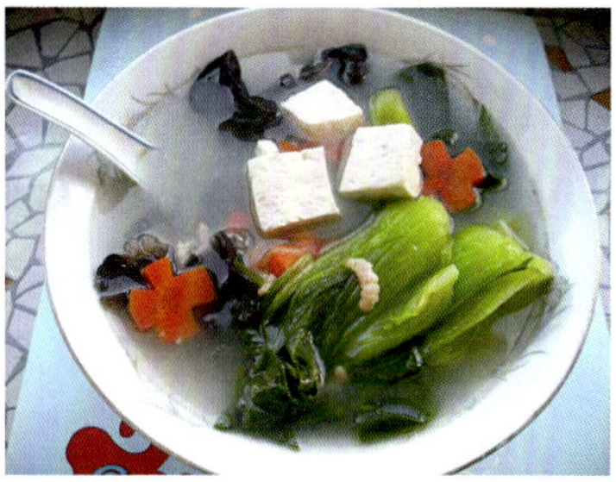

食材： 干黑木耳2克，豆腐100克，香菇10克，胡萝卜30克，生姜、香菜、盐、水淀粉、香油、味精各适量。

做法：（1）将黑木耳浸软洗净、去蒂、撕开；豆腐洗净，切小块；胡萝卜去皮、香菇去蒂，分别洗净切小丁；生姜切丝，香菜洗净、切末；

（2）砂锅内加入适量水，倒入黑木耳、胡萝卜、香菇，加姜丝、香菜、盐煮沸，放入豆腐、味精，水淀粉勾薄芡，淋上香油即可。

功效： 清热解毒、凉血润燥，尤适于春季食用。

3 扁豆瘦肉汤

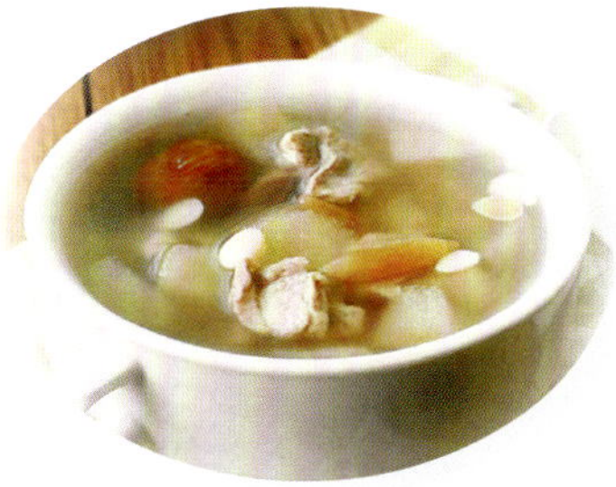

食材： 白扁豆50克，橘子皮1~2片，猪瘦肉50克，盐、生姜各适量。

做法：（1）把猪瘦肉洗净、切块，白扁豆、橘子皮洗净，生姜切片；

（2）把上述食材一同放进砂锅内，加入适量清水，先用大火煮沸后，改为小火煲1~1.5小时，最后加入适量盐调味即可。

功效： 清热祛湿、健脾养胃。

4 猪龙骨春笋汤

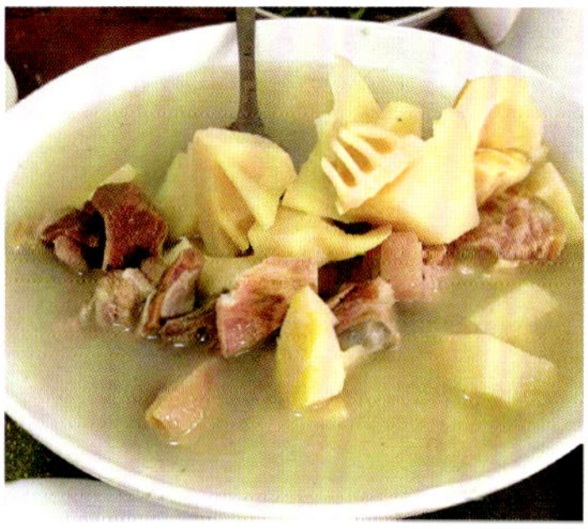

食材： 猪龙骨500克，春笋100克，盐、鸡精各适量。

做法：（1）春笋先剥去外壳，洗净后去掉老根，斜刀切成长块；

（2）猪龙骨洗净，用砍刀砍成小块，焯

水后捞出洗净血沫；

（3）将切好的春笋同猪龙骨一同倒进砂锅，大火煮沸后，转中小火炖2～3个小时，以猪龙骨肉软烂即可；

（4）最后加入适量盐、鸡精调味即可。

功效：利气祛痰的春笋搭配补虚强壮的猪龙骨，有滋阴、补虚、利气之功用。

5 桂莲蛋汤

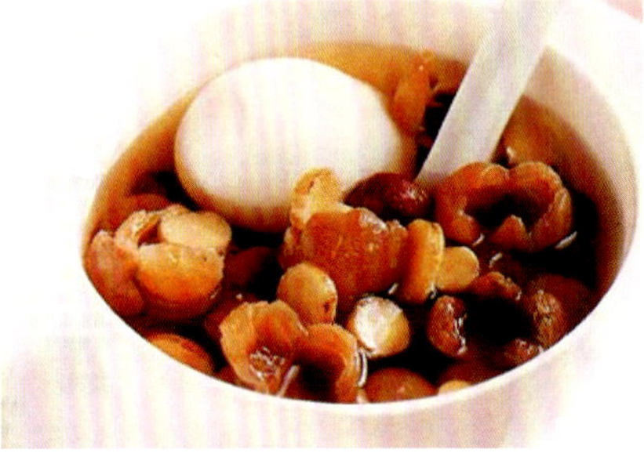

食材：桂圆肉15克，莲子10克，鸡蛋2个，生姜1块，大枣4枚，盐少许。

做法：（1）将鸡蛋隔水蒸熟，去壳，用清水冲洗干净；

（2）将桂圆肉、莲子肉、生姜、大枣分别用清水洗净；莲子肉去心，保留红棕色莲子衣；生姜去皮，切两片；大枣去核；

（3）砂锅内放入适量清水，先用大火煲至水沸，然后放入以上原料，再改用小火煲2小时左右，最后加入盐少许即可。

功效：桂圆肉及莲子皆为养血安神之品，搭配鸡蛋血肉有情之品补血之力更强，本品具有宁心安神、养血润肤的功效。

6 猪肝菠菜汤

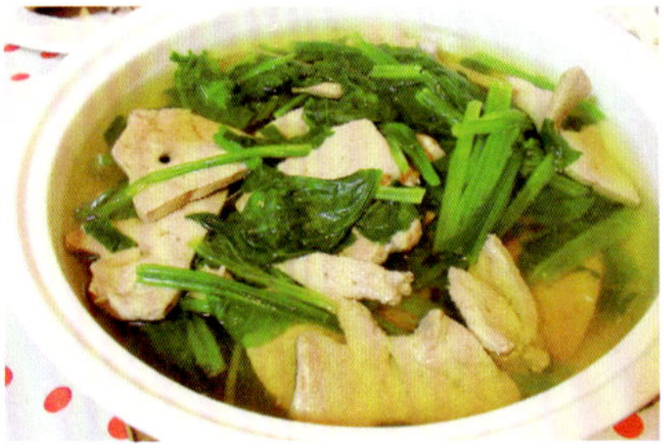

食材：猪肝150克，菠菜150克，生姜3片，鸡汤1碗，盐、料酒、胡椒粉各适量。

做法：（1）猪肝洗净拭干水，用刀切成薄片；

（2）菠菜去除根部，洗净后从中间切半；生姜去皮切成丝；

（3）将猪肝片放入滚水汆烫10秒，去除血水，捞起沥干水待用；

（4）锅中油烧热，爆香姜丝，注入1碗鸡汤和1碗清水，加入少许料酒、适量胡椒粉、盐搅匀大火煮沸。

（5）最后放入菠菜拌匀以中火煮沸，再倒入猪肝片搅匀，即可起锅。

功效：养肝明目，补血行血，是一道春季调养肝血的佳品。

7 韭菜虾仁汤

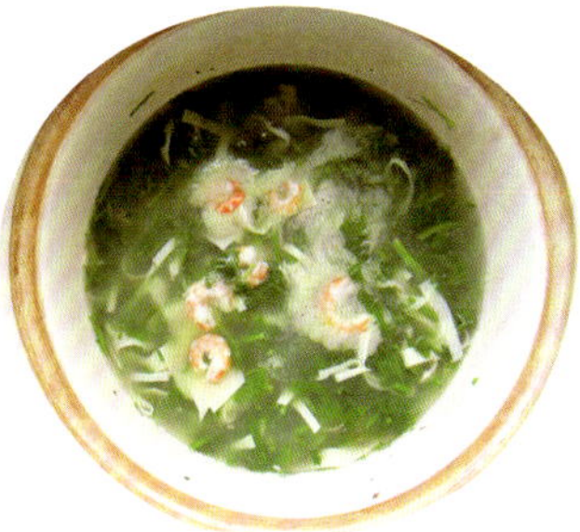

食材：韭菜100克，虾仁20克，鸡蛋1枚，淀粉、盐、香油各适量。

做法：（1）韭菜洗净，切约5厘米长的段；

（2）虾洗净，去除虾线，剥壳、去头；

（3）把鸡蛋打入碗中，搅匀；再倒入虾仁、淀粉、适量盐拌好待用；

（4）锅里倒入清水煮沸，下入虾仁蛋液，煮至刚熟时，放入韭菜，待熟后放适量盐和香油即可食用。

功效：补肾壮阳、下乳通便。

8 竹荪肝膏汤

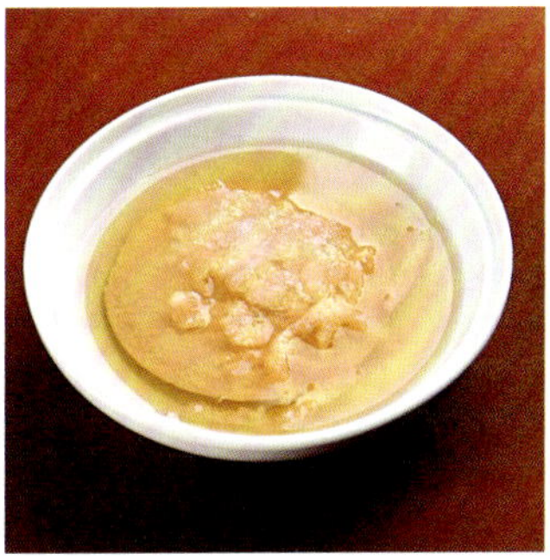

食材：猪肝100克，竹荪10克，鸡蛋清、姜、葱、盐、胡椒粉、料酒、味精各适量。

做法：（1）将竹荪用温水泡发10分钟，去蒂洗净，横切成2厘米长的段，再将每段切成4个小瓣，放入水中漂洗干净，然后在汤锅中汆一下捞出；姜切片，葱切段备用；

（2）将猪肝去筋膜剁成茸，盛入汤碗内，加入清汤调匀，用细箩或纱布滤去肝渣，留用肝汁；将葱段、姜片放入肝汁中浸泡5分钟拣出，再加入鸡蛋清、盐、料酒在碗内调匀，入锅蒸10分钟，使肝汁凝结成膏；

（3）锅中加入清水、盐、胡椒粉、味精、料酒烧沸，放入竹荪，略煮1~2分钟即可盛入汤碗内，再将蒸好的肝膏取出，用细签轻轻将肝膏沿碗壁划一圈，扣入竹荪汤内即成。

功效：滋补强壮、益气养血、补肝健脑，适合长期脑力工作者服用。

9 鱼腥草炖鸡

食材：鱼腥草250克，鸡300克，盐、生姜、胡椒粉、味精各适量。

做法：（1）将鱼腥草洗净、焯水备用；鸡洗净，生姜切片备用；

（2）将姜片及整只鸡放入锅中炖煮，50分钟后放入鱼腥草；

（3）用中火焖煮10分钟左右，放入胡椒粉、盐调味即可。

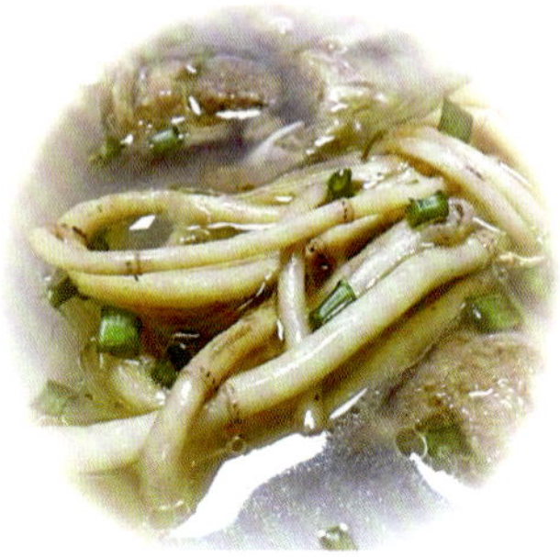

功效：滋补阴阳，增强免疫力，尤适宜女性服用。

春季的养生主食

1 十全粥

食材：燕麦、荞麦、黑芝麻、糙米、黑米、粳米、绿豆、红豆、红枣、桂圆各10克，红糖适量。

做法：（1）将燕麦、荞麦、黑芝麻、糙米、黑米、绿豆、红豆洗净后泡水2个小时；桂圆去壳，红枣、粳米洗净待用；

（2）上述原材料一起入锅煮粥，粥熟后，调入适量红糖即可。

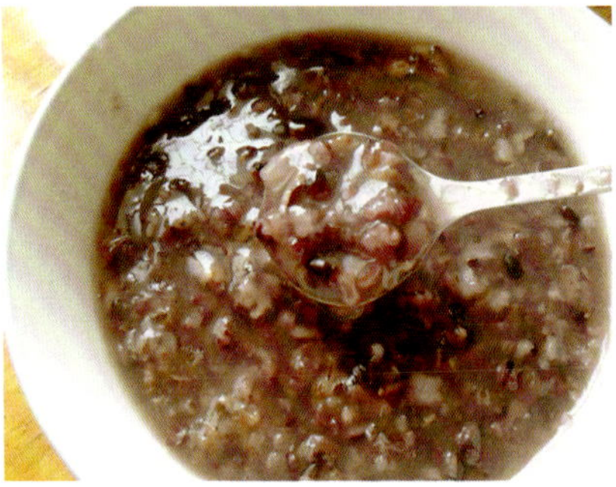

功效：春季阳气开始生发，多食用种子有助于身体绽放生机，本品含有多种谷类和豆类食物，具有益肝和胃、滑肠通便、强壮补虚的功效。

2 芹菜粥

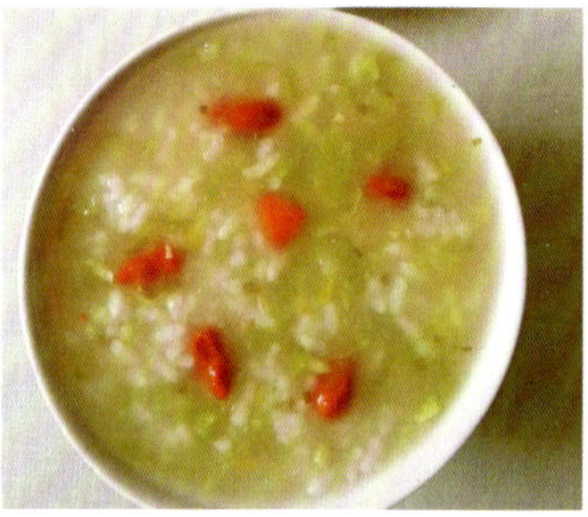

食材： 芹菜100克，粳米50克，盐、味精各适量。

做法：（1）芹菜连根洗净，切成小段；

（2）将粳米淘洗干净，入锅，倒入芹菜段，同煮成粥；

（3）粥成后，加入适量盐、味精，搅匀即可。

功效： 具有清肝热、降血压的功效，为春季清肝佳品。

3 黑红粥

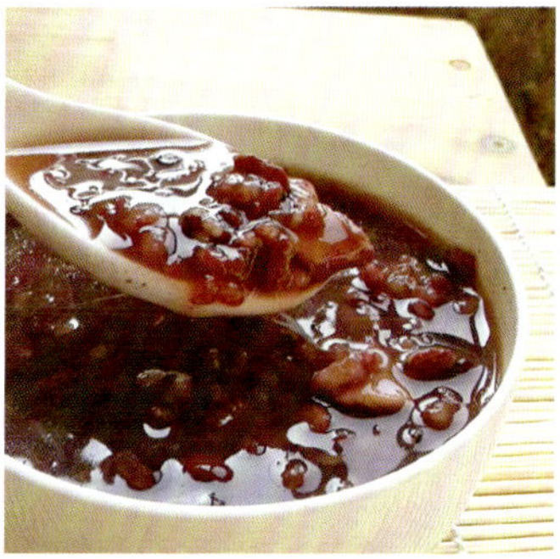

食材： 黑豆20克，红糖30克，大米50克。

做法：（1）将黑豆洗净，用清水泡软，大米淘洗干净，备用；

（2）锅内加入适量水，放入黑豆、大米煮粥，待粥熟后调入红糖即成。

功效： 黑豆可补肝益肾，红糖养血柔肝，本品具有补肝、养血、散寒的功效。

4 菠菜粥

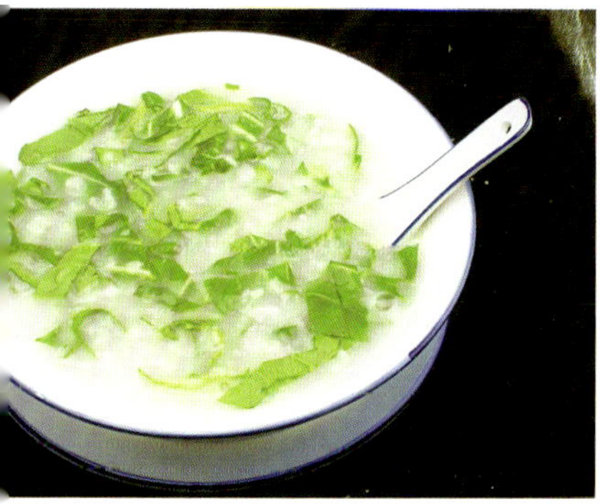

食材： 菠菜100克，粳米50克，盐、味精各适量。

做法：（1）将菠菜洗净，在沸水中烫一下，切段；

（2）粳米放入锅内，加水适量，熬至粳米熟时，将菠菜放入粥中，继续煎熬直至成粥时停火，再放入盐、味精即成。

功效： 养血、平肝，本品对因肝血不足引起的高血压、头痛目眩、贫血、糖尿病等都有较好的辅助治疗作用。

5 荠蛋饺

食材：荠菜100克，鸡蛋1枚，小麦面粉100克，盐、葱、姜、植物油适量。

做法：（1）荠菜去根取嫩叶、洗净，放入沸水中汆烫大概半分钟，捞出放入冷水中降温，去水之后切碎备用；

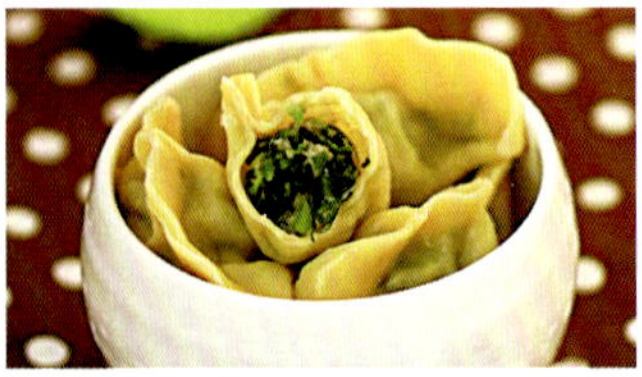

（2）将鸡蛋打成蛋液，锅中油烧热，倒入蛋液炒熟后盛出，切碎备用，待鸡蛋凉后与荠菜拌匀；

（3）将葱、姜切碎后混入上述食材中，调入适量盐、植物油，搅拌均匀；

（4）将面粉放入盆内，倒入水和成面团，饧约1个小时，揉透搓成长条，分成每个约10克的小剂子，逐个按扁，擀成圆形、边缘较薄、中间较厚的饺子皮，包入馅料即饺子生坯；

（5）锅中水烧开，下入饺子生坯煮熟即可。

功效：解热明目、健脾开胃。

6 扁豆面

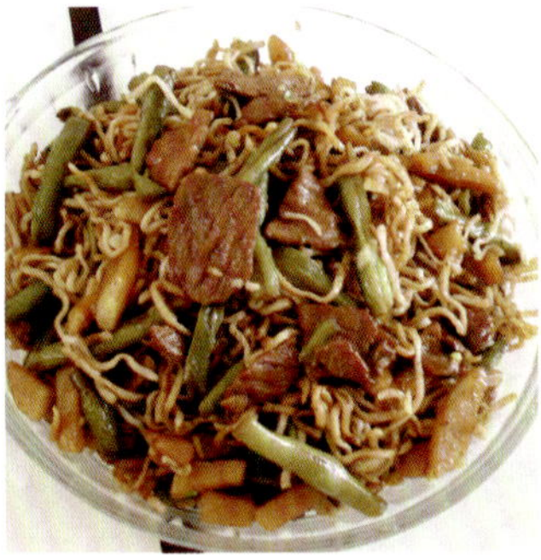

食材：扁豆100克，面条100克，猪肉片50克，葱花、姜丝、蒜粒、酱油、盐、味精各适量。

做法：（1）扁豆两头去筋，掰两节；面条切成约10厘米长的段；

（2）锅中油烧热，爆香葱花、姜丝后放入肉片，炒至肉片发白倒入酱油，酱油汁沸腾后放入扁豆，翻炒至扁豆呈翠绿色，加水至稍低于扁豆为宜；

（3）开锅后，把面条抖散，均匀、松散地码在扁豆上，盖上锅盖，调小火焖5分钟，当汤汁剩少许、扁豆熟软时关火，放盐、味精、蒜粒，用筷子拌匀即可。

功效：春季雨水节气后日渐潮湿，容易导致脾胃不适，本品具有健脾养胃祛湿的功效，尤适于此时食用。

7 香煎饼

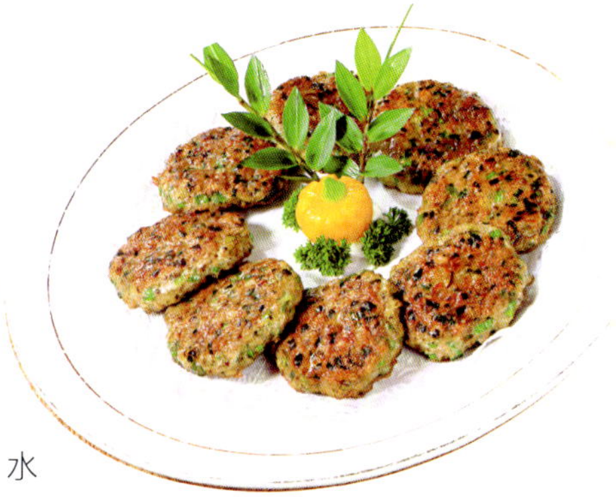

食材： 蚬肉50克，五花肉50克，韭菜50克，盐、淀粉、胡椒粉、香油、姜汁、料酒、花生油各适量。

做法：（1）五花肉洗净剁成肉酱备用；

（2）锅内倒入清水，加入少量姜汁、料酒，水开后加入蚬肉焯一下，即取出晾凉备用；

（3）韭菜洗净、切碎，与肉酱、蚬肉、盐、淀粉、香油、胡椒粉拌匀，做成饼状；

（4）平底锅中油烧热，用中火将蚬肉饼两面煎香至熟即成。

功效： 蚬肉味甘咸、性寒，有清热、利湿、解毒的作用，搭配五花肉和春季的韭菜，具有益气祛湿的功效。

8 豆沙饼

食材： 面粉100克，酒酿50毫升，白砂糖20克，豆沙50克。

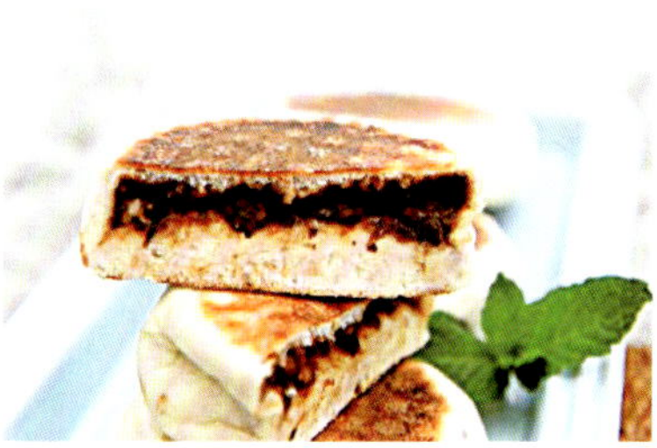

做法：（1）先将酒酿、白砂糖、温水混合，再倒入面粉中拌匀，慢慢淋入温水，揉成光滑的面团，盖上湿布放在温暖处，使其发酵约4小时；

（2）见面团膨胀成双倍大时，搓揉成长条状，再分10等份小块，每块包入豆沙少许，先搓圆再按扁；

（3）平底锅烧热，用摊上少许油，再放下酒酿饼小火烘烤，约15分钟，见两面金黄时即取出。

功效： 有益气、生津、活血的功效。

春季的养生茶酒

1 枣桂饮

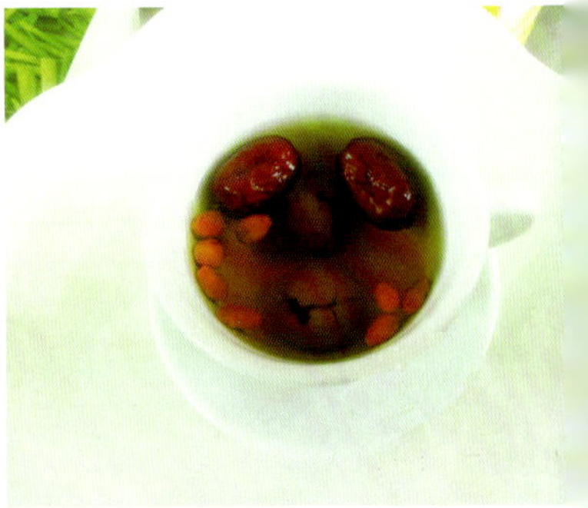

配料： 红枣20克，桂圆肉20克。

制法： 将红枣、桂圆分别洗净，锅中加水适量，炖烂即可。

功效： 补血安神、健脾和胃、益气养血，为春季安神佳品。

2 茉莉花茶

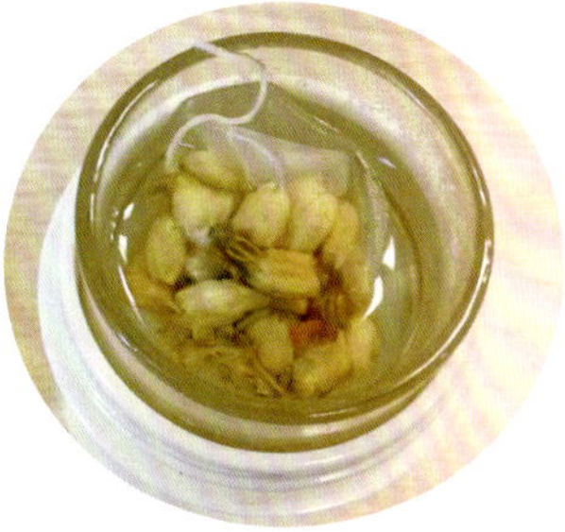

配料： 茉莉花3~5克，绿茶3克。

制法： 置茶杯中，沏入初沸稍凉至90度左右之开水，加盖浸泡10~15分钟即可饮用。

功效： 清热解表、提神解郁、中下气及利湿，可有效解除春困。

3 韭籽酒

配料： 韭菜籽50克，米酒500毫升。

制法： 将韭菜籽研碎，浸于米酒中，7天后即可饮用，每次50毫升。

功效： 韭菜籽味辛、性温，归肝、肾经，具有温补肝肾、壮阳固精的功效，是春季养阳佳品。

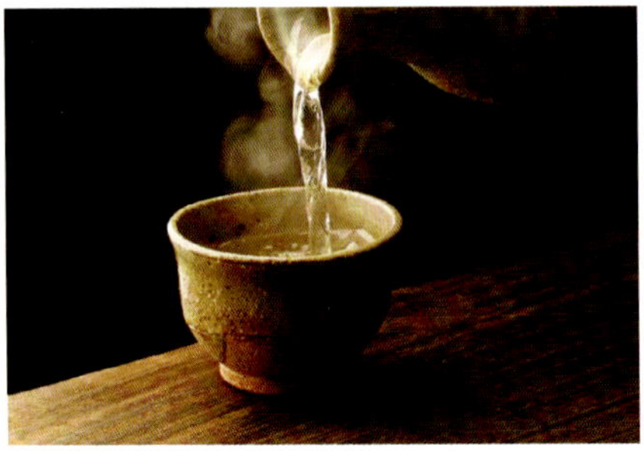

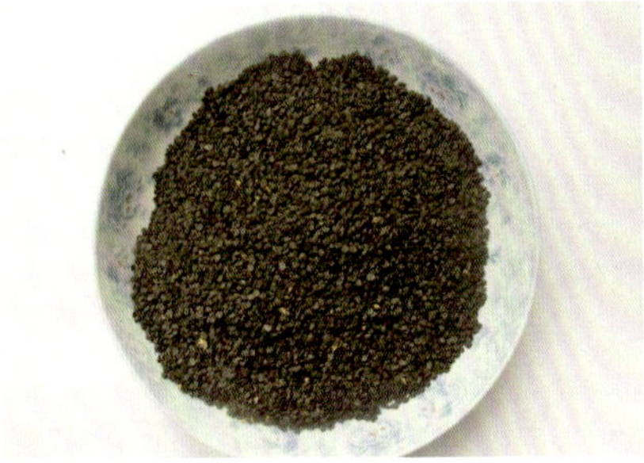

4 桃红酒

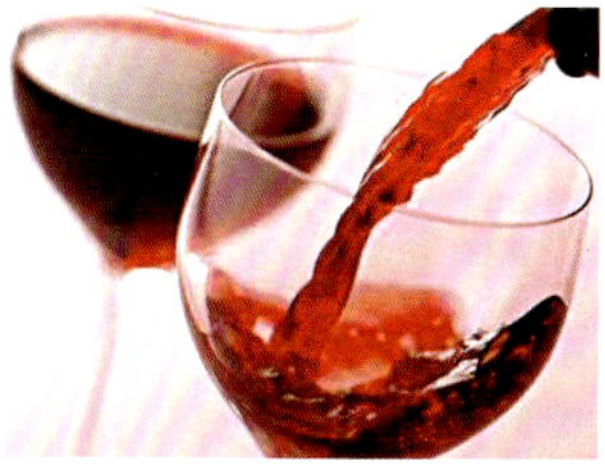

配料： 核桃仁60克，红枣30克，甜杏仁10克，白蜜100克，酥油50克，白酒1000毫升。

制法：（1）将杏仁用清水泡胀去皮，晒干；红枣去核；

（2）将杏仁与核桃仁、红枣共捣碎；

（3）将白蜜、酥油溶化，与上述食材共同置入盛有白酒的容器内浸泡，密封瓶口，7天后弃渣取酒，即可饮用，每次50毫升。

功效： 益肝养血，乌发养颜，为春季美容佳品。

5 樱桃酒

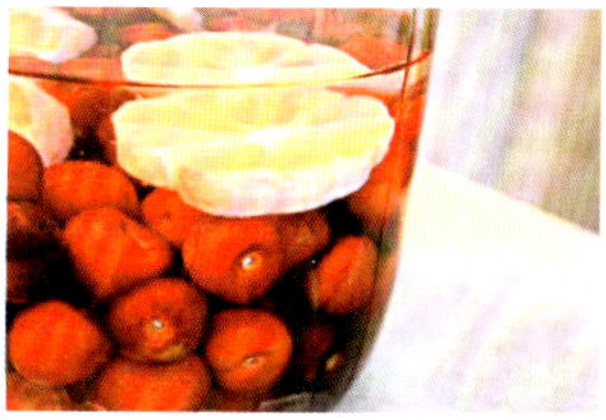

配料： 新鲜樱桃100克，米酒1000克。

制法： 将樱桃洗净、捣烂，然后浸入米酒中，10天即可取服，每次50毫升。

功效： 樱桃为春季第一果，制成酒品则具有补肝肾、祛风湿的功效。

春季特殊人群的养生饮食

1 猪肝羹

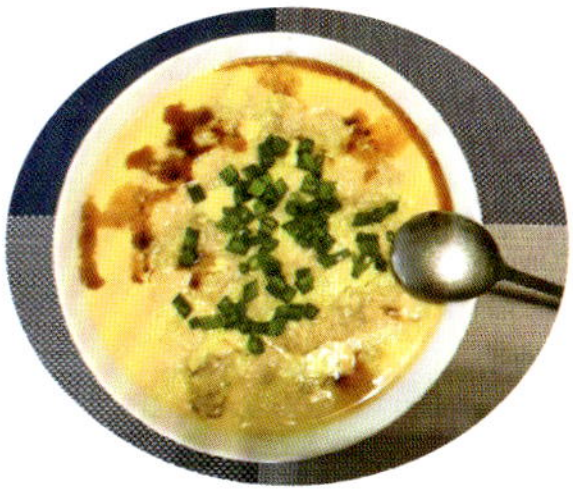

食材： 猪肝100克，鸡蛋1只，葱1根（切碎），豆豉10克，胡椒粉、味精少许。

做法：（1）猪肝洗净，切薄片；

（2）以500毫升清水煮豆豉成汁；

（3）将猪肝片下入豆豉汁中，临熟，向锅中打入鸡蛋，搅匀，稍煮，最后加入葱末、胡椒粉、味精少许即可。

功效： 补血养肝明目。适于贫血体弱者食用。

2 核桃鸡

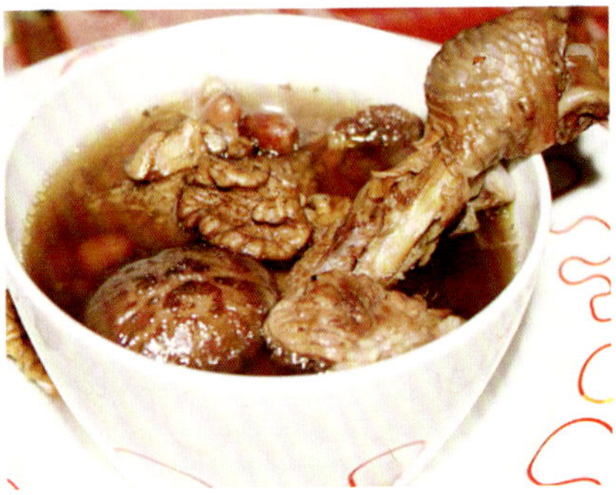

食材：鸡胸肉100克，核桃肉50克，西兰花5克，蛋清半只，香油、酱油、味精、料酒、盐、胡椒粉、淀粉各适量。

做法：（1）核桃肉用开水泡5分钟，用牙签剔去皮待用；

（2）鸡胸肉切丁，加入鸡蛋清，调入盐、酱油、淀粉少许；

（3）将油锅烧至5成热，将核桃肉放入翻炒至香，沥干油盛出；

（4）锅中加入油，将鸡肉丁炒散变色后，漏勺沥干捞出；

（5）锅中留底油，投入鸡胸肉加入料酒、盐、胡椒粉、核桃一起炒，加水淀粉少许勾芡，淋上香油即可。

功效：健脑益气，尤适于儿童食用。

3 牡蛎南瓜羹

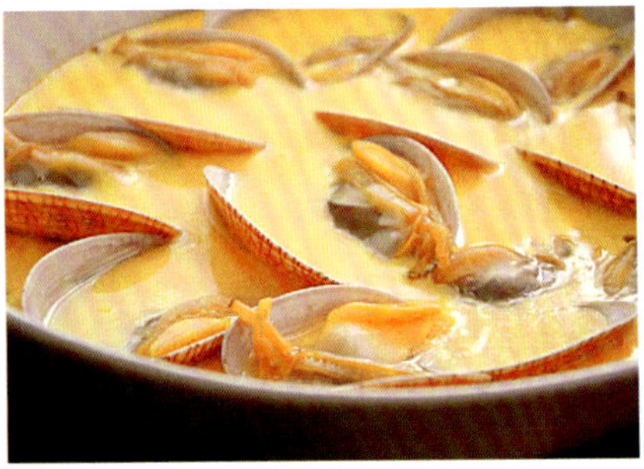

食材：南瓜150克，鲜牡蛎50克，盐、味精、葱、姜各适量。

做法：（1）南瓜去皮、瓤，洗净，切成细丝；牡蛎洗净，切成丝；葱、姜分别洗净，切丝；

（2）砂锅置火上，加入适量清水，放入南瓜丝、牡蛎丝、葱丝、姜丝，加入盐调味，大火烧沸，改小火煮，盖上盖熬至成羹状关火，放入味精搅匀即可。

功效：滋阴补血强壮。适于孕妇、产妇食用。

4 木瓜烧带鱼

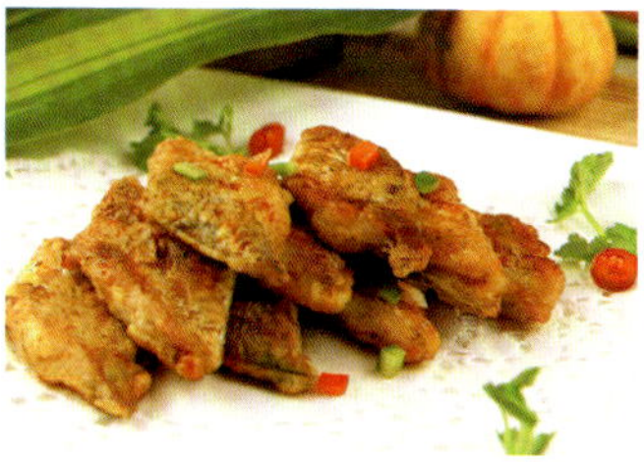

食材：鲜带鱼100克，生木瓜50克，葱段、姜片、醋、盐、酱油、黄酒、味精各适量。

做法：（1）将带鱼去鳃、内脏，洗净，切成3厘米长的段；生木瓜洗净，削去瓜皮，除去瓜核，切成3厘米长、2厘米厚的块。

（2）砂锅置火上，加入适量清水、带鱼、木瓜块、葱段、姜片，醋、盐、酱油、黄酒、烧至熟时，放入味精即成。

功效：养阴、补虚、通乳。适于产后乳汁缺乏者食用。

5 花生炖猪蹄

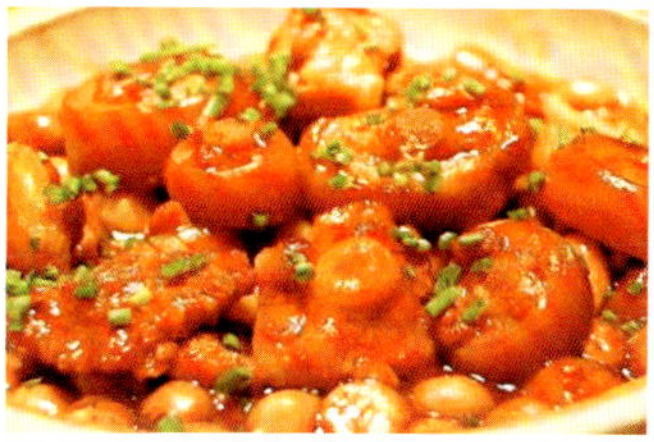

食材：猪前蹄250克，花生仁（生）50克，盐、葱、姜、黄酒各适量。

做法：（1）猪蹄洗干净，从趾缝处剖成两片，切块，放入沸水中氽烫后放入砂锅中；

（2）加入花生、葱白（切段）、姜（切片）、黄酒及适量水，用大火煮沸，撇去浮沫，再改用小火炖到熟烂；

（3）最后加盐调味，略炖即成。

功效：益阴血，通乳汁。适于产妇失血过多或身体虚弱，乳汁缺少。

6 木耳蒸鲫鱼

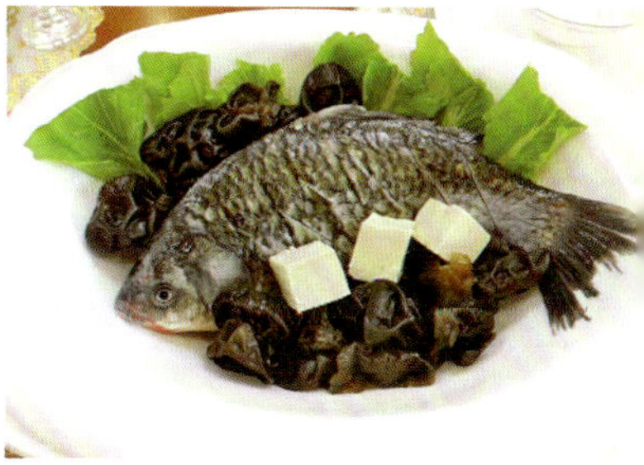

食材：干黑木耳5克，鲜香菇10克，鲜鲫鱼250克，姜、葱、料酒、盐、白砂糖、猪油各适量。

做法：（1）浸软洗净木耳，撕成小片；香菇洗净，去蒂后切片；鲫鱼洗净备用；姜切片、葱切段；

（2）将鲫鱼放入碗中，加入姜片、葱段、料酒、白砂糖、盐、猪油，然后覆盖木耳、香菇片，上锅蒸半小时，取出即可。

功效： 温中补虚，健脾利水。适于病后体虚、年老体弱者食用。

7 香菇鹌鹑蛋汤

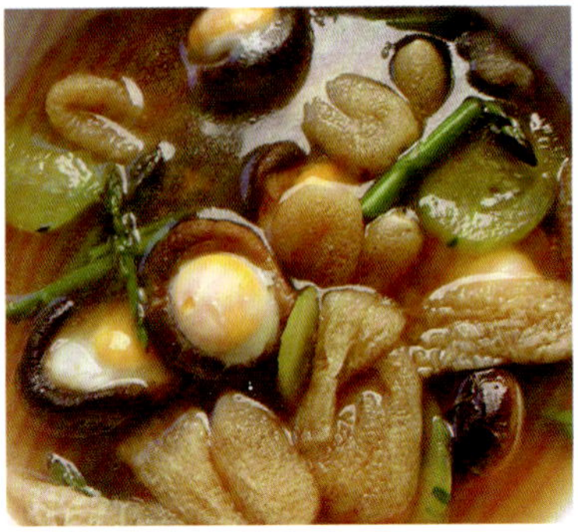

食材： 鲜香菇100克，鹌鹑蛋5个，青豆20克，葱、姜、植物油、盐、味精、胡椒粉各适量。

做法：（1）将香菇去蒂，浸发洗净，切片，备用；葱切花、姜切丝；

（2）锅中油烧热，爆香葱花、姜丝，放入香菇翻炒，然后放青豆，加入适量水，煮熟后倒入汤盆；

（3）将鹌鹑蛋打入碗内（不搅），然后倒入滚水中，浸熟即捞起放入汤盆中，撒上胡椒粉；

（4）把锅内余下的蛋汤调入适量盐、味精，煮至微沸撇去汤沫，倒入盆内即成。

功效： 益气补虚、增强体质，尤适于年老体弱、病后体虚者食用。

8 香菇油菜

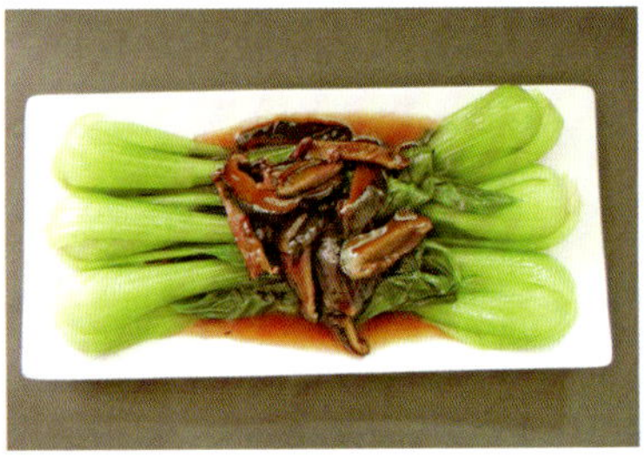

食材： 油菜200克、水发香菇30克，盐、生抽、水淀粉各适量。

做法：（1）油菜洗净，香菇去根蒂、洗净。

（2）锅中水煮沸后加点盐，放入油菜焯熟摆盘；

（3）再起热锅，倒油烧热，将香菇入锅炒出香味，加适量生抽、盐及清水，大火煮沸后再小火焖烧10分钟；

（4）最后用水淀粉勾芡，出锅，浇于油菜之上即成。

功效： 香菇和油菜皆善于降血脂。两品搭配具有降低血脂、宽肠通便的功效，适宜于春季便秘的人群食用。

六 春季常见疾病的食疗

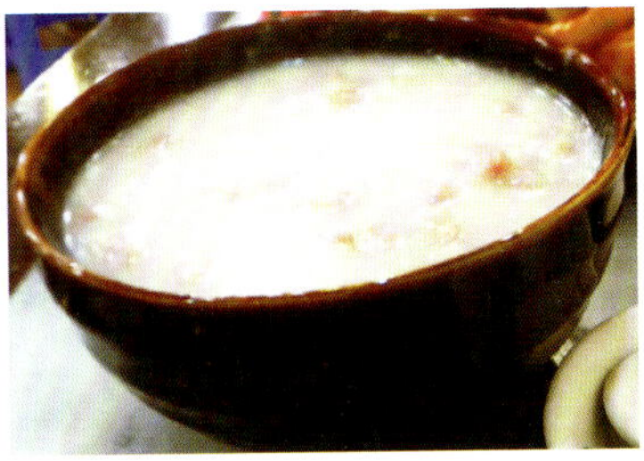

春季感冒

1 姜葱粥

食材： 生姜15克，葱白10克，大米60克，红糖30克。

做法：（1）将生姜、葱白分别洗净，切成碎末，大米淘洗干净，备用；

（2）锅内加适量水，放入大米煮粥，煮至五成熟时，加入生姜末、葱白末、红糖，再煮至粥熟，即可服食。每日一次，连服5~7日。

功效： 辛温散寒，益胃和中。适用于风寒感冒初起或预防。

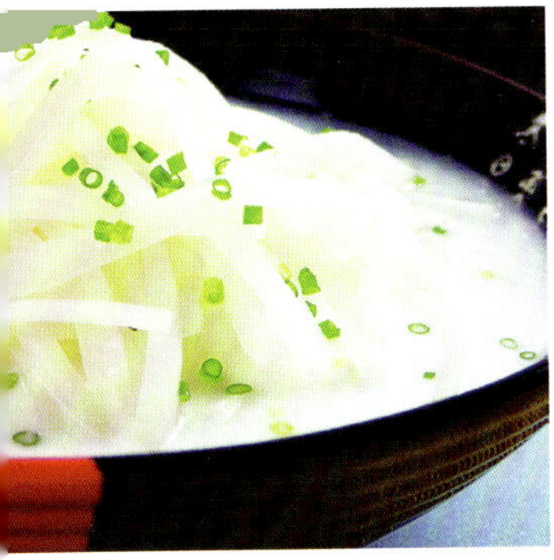

2 白菜萝卜汤

食材： 白菜100克，白萝卜60克，食盐适量。

做法：（1）将白菜、白萝卜分别洗净，白菜切条，白萝卜切丝；

（2）将白菜、白萝卜一同水煎后放入盐，吃菜饮汤。

功效： 适用于预防风热感冒。

3 香菜粥

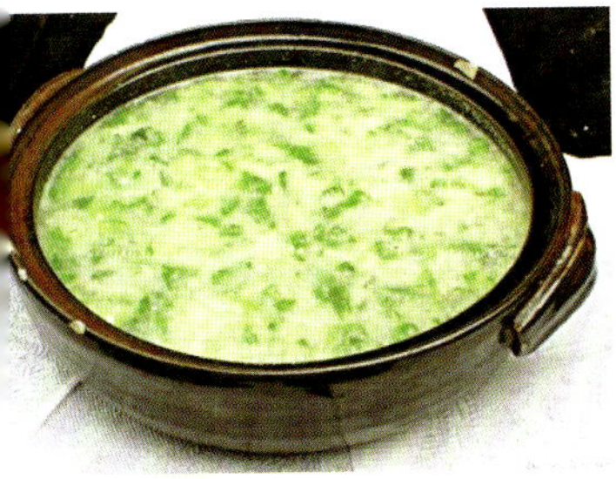

食材： 香菜30克，大米50克，麦芽糖20克。

做法：（1）将香菜洗净，切末，大米淘洗干净，备用；

（2）锅内加适量水，放入大米煮粥，米熟后加入香菜末、麦芽糖，再煮一二沸即成。

功效： 发汗解表、消食下气、醒脾和中。适用于风寒感冒的预防和辅助治疗。

4 葱白豆腐汤

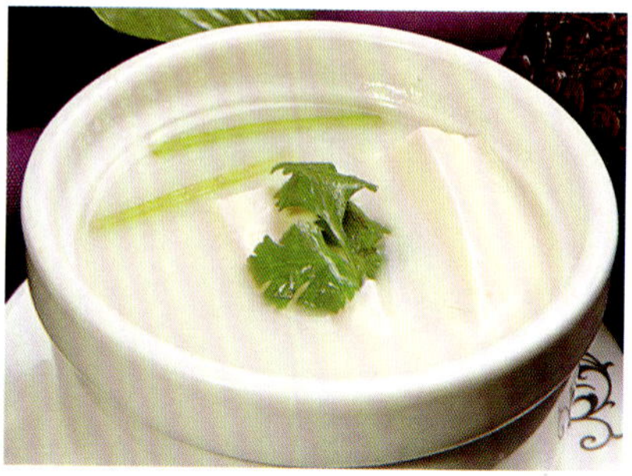

食材： 白豆腐50克，生姜15克，葱白15克，豆豉12克，盐适量。

做法：（1）将豆腐洗净、切块，放在油锅内略煎；葱白切末备用；

（2）再放入豆豉，加盐，加水一碗半煮至大半碗，最后加入豆腐、生姜、葱白，稍煮起锅，趁热服用。

功效： 散寒发汗，健胃宽中。适用于风寒感冒的预防和辅助治疗。

5 核桃葱姜茶

食材： 核桃仁20克，葱白、生姜各15克，茶叶5克。

做法：（1）将核桃仁、葱白、生姜洗净，共捣烂；

（2）将上三味与茶叶一同放入砂锅内，加水煎汤，去渣，一次服下。服后卧床盖被以微汗出为佳。每日2剂。

功效： 解表散寒，发汗退热。适用于风寒感冒所致发热、头痛、无汗等。

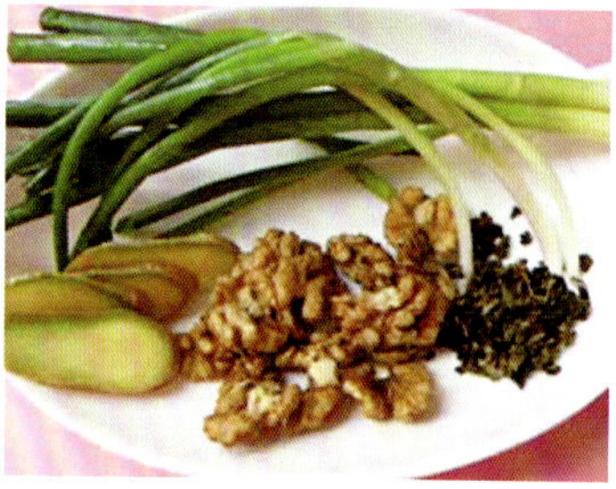

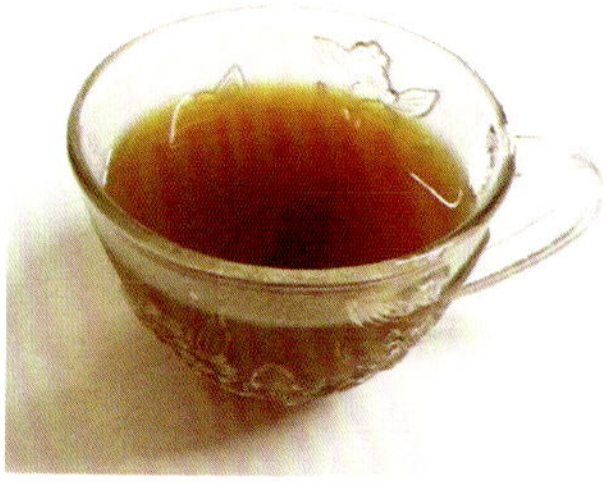

6 生姜红枣粥

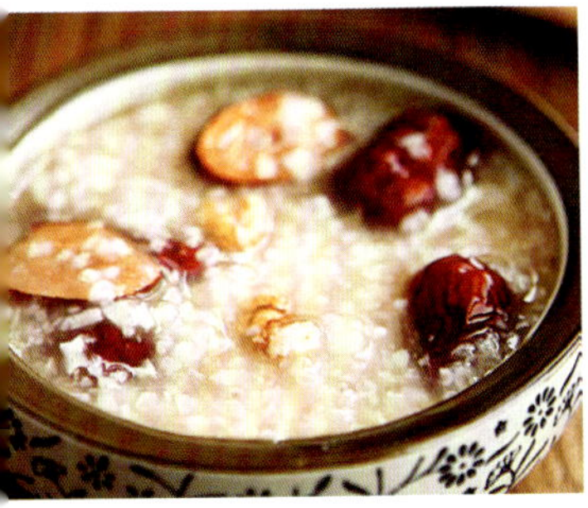

食材： 生姜5克，红枣5克，粳米50克。

做法： 将生姜切片，红枣掰开，粳米淘洗干净，放入锅中，加清水煮粥即可。每日早晚各一次。

功效： 清肺透邪。此粥辛温而不燥烈，扶正而不滞邪，可用于年老体虚外感证。

7 白萝卜橙子汁

食材： 白萝卜50克，橙子50克。

做法： 白萝卜去皮，橙子去皮、核，分别切成适当大小的块，再将二者一同放入榨汁机榨成汁即可。

功效： 本品具有生津止渴，和胃消食，预防感冒的功效。

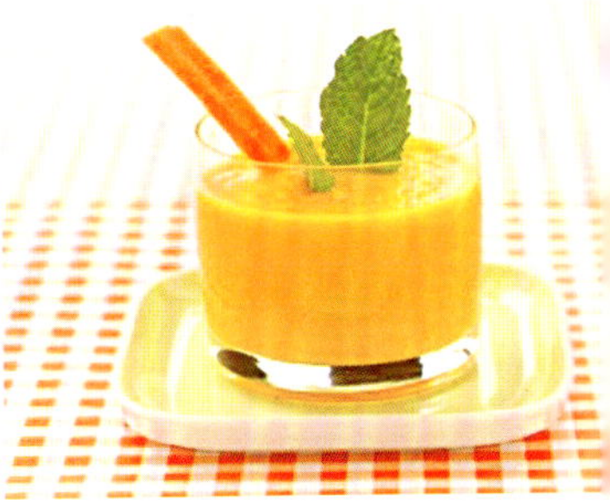

【哮喘】

1 姜汁蜂蜜饮

食材： 生姜30克，蜂蜜60克。

做法： 将生姜捣烂后取汁，加入蜂蜜，分3次用开水冲服。

功效： 温肺散寒，化痰平喘。对痰色白、舌淡苔薄白的寒哮型哮喘有辅助治疗作用。

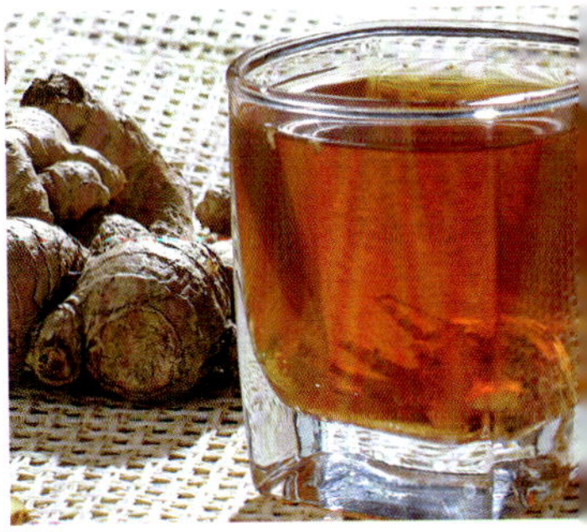

2 萝卜蜂蜜汤

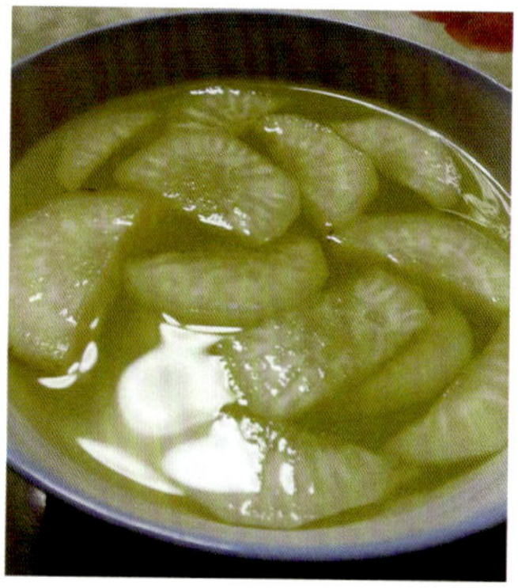

食材： 白萝卜200克，蜂蜜50克。

做法： 白萝卜洗净、切块，放入锅中加水，大火烧开后改用小火炖20分钟，加入蜂蜜调味即可。

功效： 清热润肺，化痰平喘。适用于痰黏色黄、舌红苔薄白或薄黄的热哮型哮喘缓解期。

3 双仁粳米粥

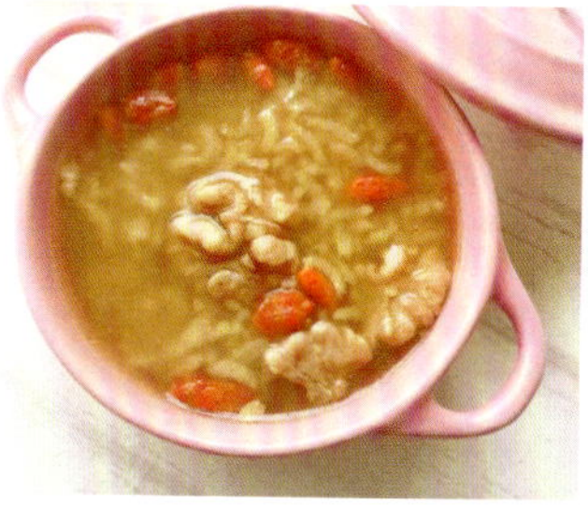

食材： 核桃仁、杏仁各10克，粳米50克，蜂蜜适量。

做法： 先将杏仁水研滤汁，取其汁与核桃仁、粳米共煮粥。粥成后调入少量蜂蜜，分两次空腹服用。

功效： 止咳平喘。适用于喉中微痰鸣、痰色白质清、自汗怕风、舌淡苔薄白的肺气虚型哮喘的辅助治疗。

4 牛肺萝卜汤

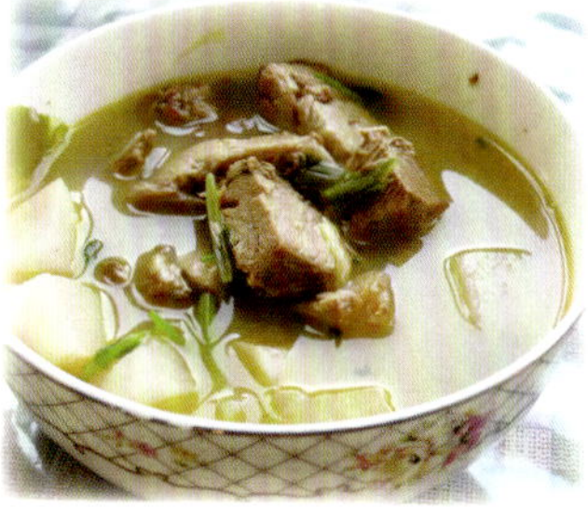

食材： 牛肺300克，白萝卜500克、盐、姜片各适量。

做法： 将牛肺、白萝卜分别洗净切块，入锅加水、盐、姜片适量，炖至软烂，分两次服食用。

功效： 补肺纳肾。适用于慢性咳喘，经久不愈的日常饮食调理。

5 南瓜红枣汤

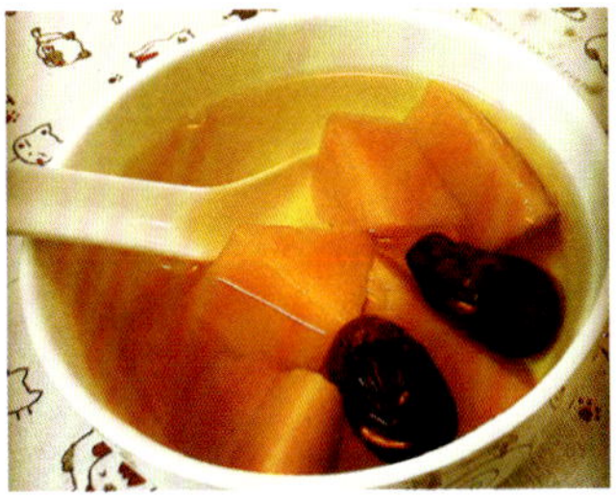

食材： 南瓜250克，红枣25克，红糖适量。

做法： 将南瓜洗净切块，红枣洗净去核，同入锅中，加水2碗，煮10~15分钟即可，分2次服用。

功效： 南瓜有补中益气、止咳定喘之功，适用于反复发作多年不愈的哮喘的日常饮食调理。

6 麻姜糖膏

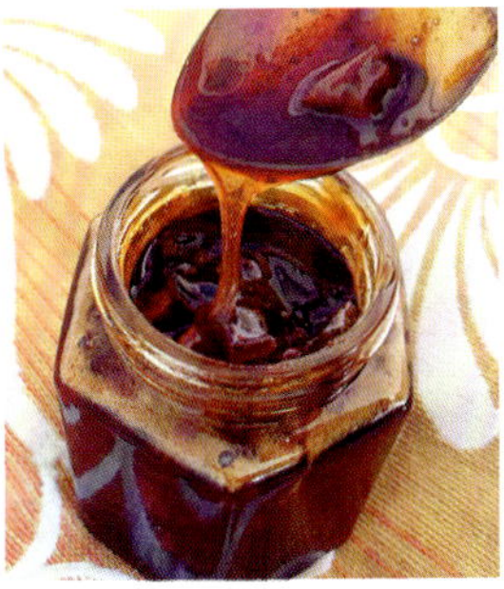

食材： 黑芝麻250克，生姜30克，冰糖50克，蜂蜜50克。

做法：（1）将黑芝麻炒熟；再将生姜洗净、切碎，捣烂用纱布包扎绞汁；

（2）另将冰糖放碗里入锅蒸溶，将蜂蜜与冰糖汁混合调匀；

（3）黑芝麻轧碎，与生姜汁拌合，再炒，放冷，与糖蜜混合拌匀即可。每日早晚各服1汤匙，数日可见疗效。

功效： 补肝血、纳肾气，适用于寒哮型哮喘缓解期的的日常饮食调理。

风疹

1 梅姜粥

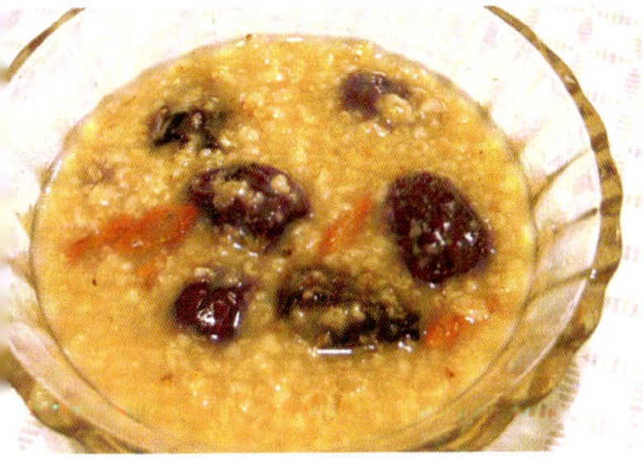

食材： 乌梅30克，生姜20克，粳米100克。

做法： 先将乌梅水煎取汁，备用。再将生姜洗净切片，粳米淘洗干净，一同入锅，加水煮粥，待粥熟后兑入乌梅汁即成。每日1剂，分2次服。

功效： 辛温解表，宣肺散寒。用于风寒袭表型风疹的食疗。

2 南瓜炒牛肉

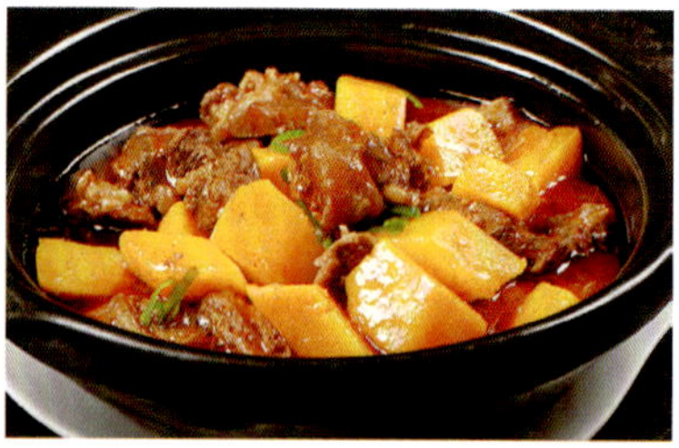

食材：牛肉300克，老南瓜500克，盐适量。

做法：先将牛肉炖至七成熟，捞出切条。再将老南瓜去皮、瓤，洗净切条，与牛肉同炒，加适量牛肉汤即可，分三次服。

功效：固表散寒。适用于风寒袭表型风疹的食疗。

3 绿豆豆腐汤

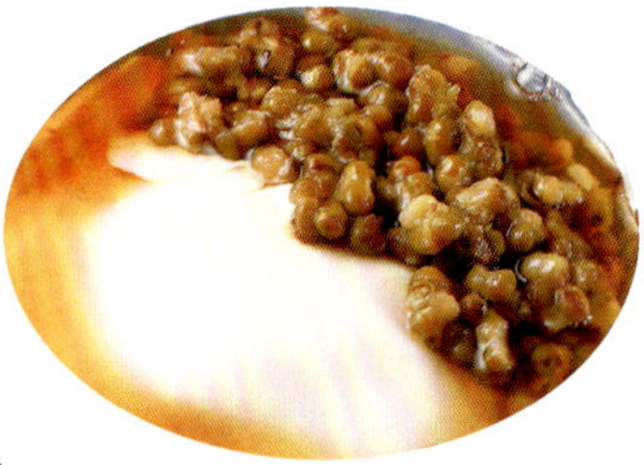

食材：绿豆15克，豆腐30克，冰糖适量。

做法：（1）将绿豆淘洗干净，豆腐洗净切块；

（2）将绿豆放入锅中，加水适量，浸泡一小时后煮烂，加入豆腐，再煮20分钟，调入冰糖，使之融化即可。

功效：清热解毒，用于热毒侵袭的风疹的辅助治疗。

4 竹笋鲫鱼汤

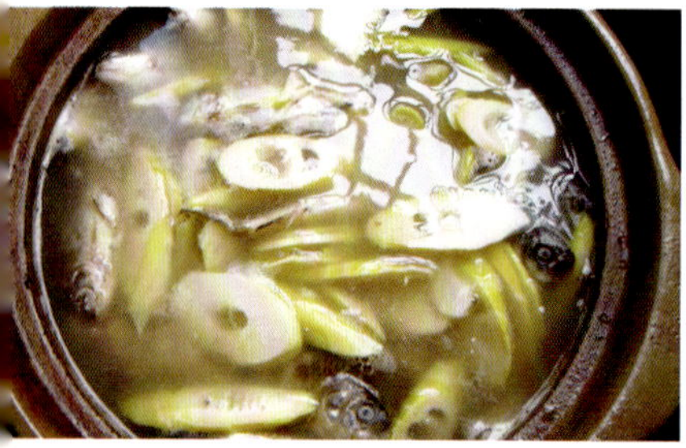

食材：鲫鱼200克，鲜竹笋50克，盐适量。

做法：（1）将鲫鱼去鳞及内脏，洗净；

（2）鲜竹笋洗净切片；

（3）将鲫鱼、笋片放入锅内，加入适量清水，以旺火烧开，撇净浮沫；

（4）改用小火慢煮至鲫鱼、竹笋熟，出锅前加适量盐调味即可。

功效：清热化痰，益气养阴，清解郁热。善治小儿麻疹、风疹或水痘初起，有速透早愈之功。

过敏性鼻炎

1 山冬柿饼粥

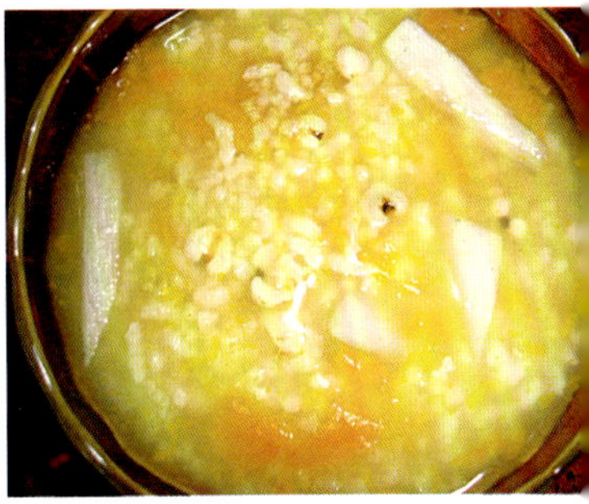

食材： 山药20克，冬瓜仁30克，柿饼10克。

做法：（1）将山药洗净、切成小块；柿饼切小块；冬瓜仁洗净备用；

（2）锅内加入适量水，将山药、柿饼与冬瓜仁同煮烂为糊粥即可。

功效： 补脾益肺。适用于肺脾气虚型过敏性鼻炎的日常饮食调理。

2 山香粥

食材： 山药20克，葱白、香菜各10克，粳米50克，盐适量。

做法：（1）将山药洗净、切成小块；粳米淘洗干净；葱白、香菜切成末；

（2）将山药块同粳米煮粥，粥熟时放入葱白、香菜末，搅匀，煮沸，最后调入适量盐即可。

功效： 补肺健脾，辛温通窍。适用于肺脾气虚型过敏性鼻炎的日常饮食调理。

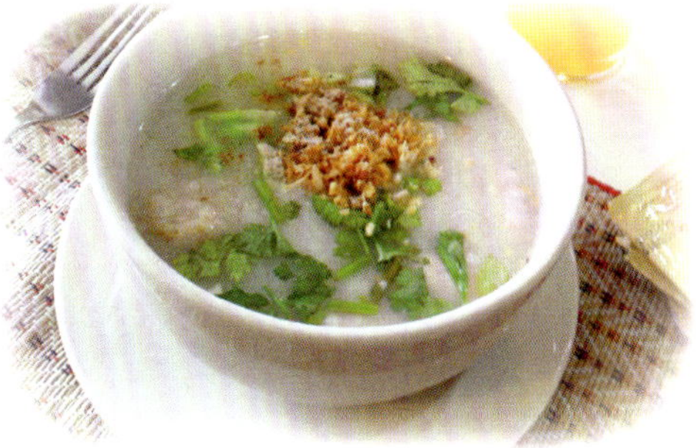

3 山枣糕

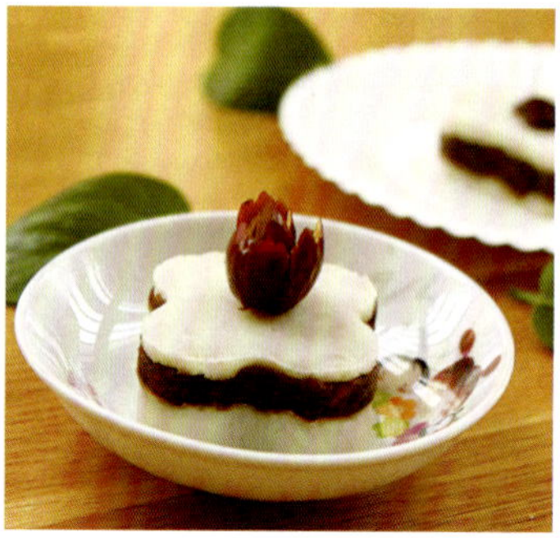

食材： 山药20克，大枣10克，糯米粉50克。

做法：（1）将山药切块，大枣去核，放入锅内蒸软；

（2）大枣去皮，将山药、枣肉捣成泥状待用；

（3）再将糯米粉加水和软面，放入蒸糕模型中，在中间加一层山药枣泥，共同蒸制成糕。

功效： 补肺健脾。适用于肺脾气虚型过敏性鼻炎的日常饮食调理。

4 红枣膏

食材： 红枣10克，杏仁10克，蜂蜜10克，生姜10克。

做法：（1）红枣去核切碎，杏仁研末，生姜切碎搅汁；

（2）将红枣、杏仁与蜂蜜、生姜汁同入锅中，小火慢熬成膏即可。

功效： 益肺健脾，通鼻窍。适用于肺脾气虚型过敏性鼻炎，症见食欲不振、怕冷、精神萎靡。

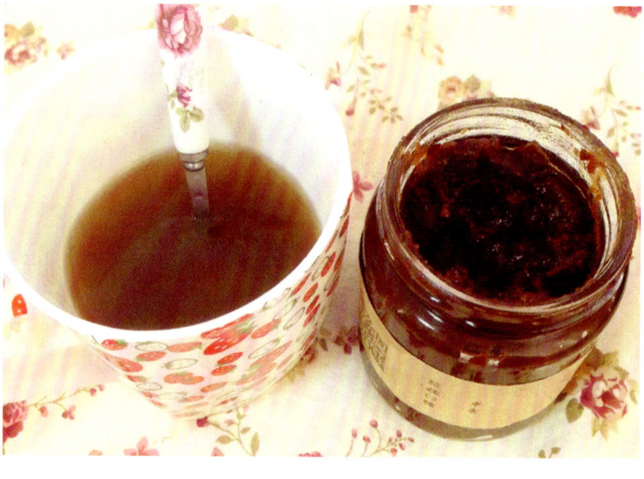

5 姜桃饮

食材： 生姜10克，核桃仁10克。

做法：（1）将生姜洗净、切片备用；

（2）将核桃仁放入锅中加水，煮沸20分钟后，放入生姜片，再煮5分钟即可。

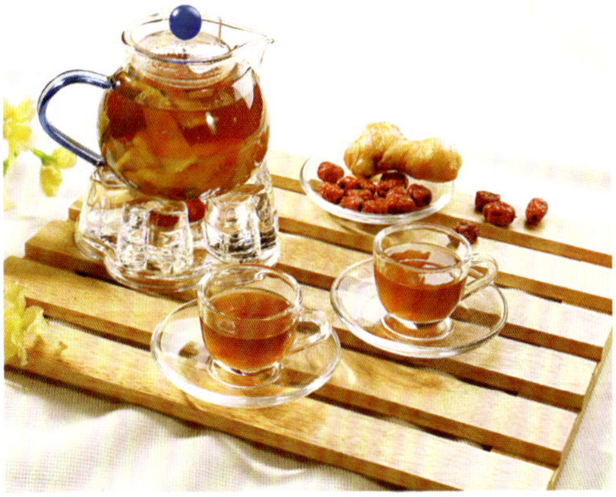

功效： 发散风寒，补肾温肺。适用于肺肾阳虚型过敏性鼻炎。

6 鳝鱼猪肾煲

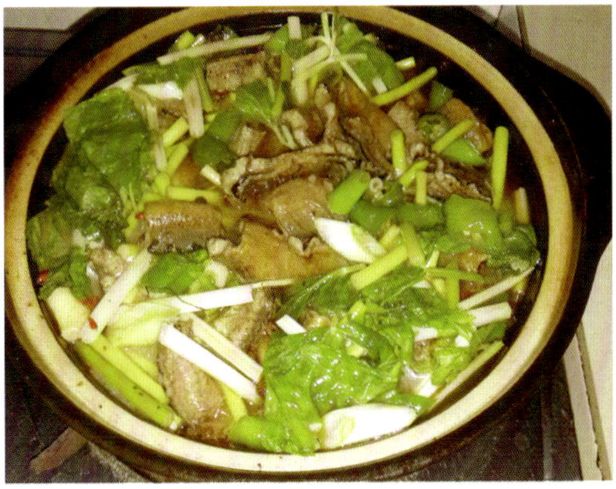

食 材： 鳝鱼100克，猪肾50克，生姜5克，盐适量。

做 法：（1）鳝鱼去除内脏、洗净、切段；猪肾去筋膜、洗净、切块。

（2）上述食材同入锅煲熟，最后加适量盐即可食用。

功效： 适用于肾虚型过敏性鼻炎。症见鼻流清涕，喷嚏频频，鼻痒不适，经常反复发作，早晚为甚；腰膝酸软，形寒肢冷，遗精早泄，夜尿多，舌淡苔白。

7 红枣鸡肉粥

食材：红枣10枚（去核），葱白20克，鸡肉50克，香菜10克，生姜10克，粳米50克，盐适量。

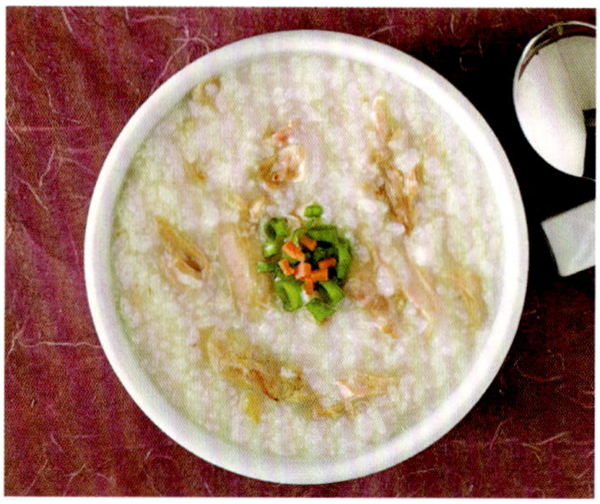

做法：（1）将鸡肉洗净、切丁，葱白、香菜切末，生姜切片，粳米淘洗干净备用；

（2）将粳米、鸡肉、生姜、红枣先煮粥，粥成后再加入葱白、香菜、适量盐即可。

功效：适用于风寒型过敏性鼻炎。鼻塞、喷嚏、流清涕、舌淡苔薄白。

8 葱姜糯米粥

食材：糯米50克，姜、葱白、醋各适量。

做法：（1）将糯米淘洗干净后放入砂锅，倒入适量的水；

（2）开大火煮，煮开后关小火熬；

（3）葱白洗净切小段，姜切片；

（4）当糯米熬成稠状粥后，加入葱白和姜再煮5分钟；

（5）最后加入醋，拌匀即可。

功效：发散风寒。适用于风寒型过敏性鼻炎。

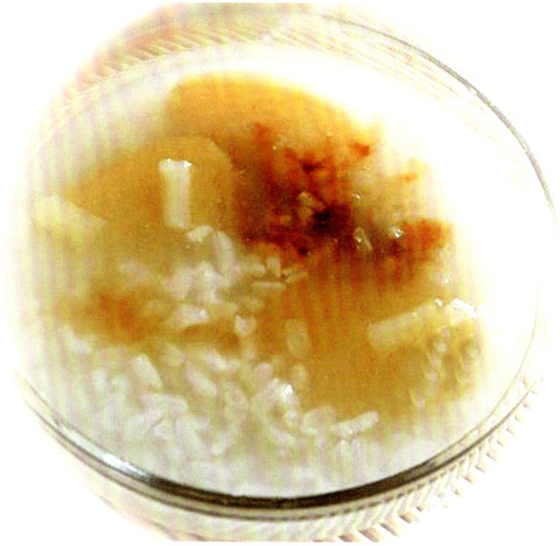

高血压

1 竹笋鸡

食材： 公鸡肉100克，芹菜100克，竹笋10克，生姜、豆瓣酱、白砂糖、料酒、酱油、醋、盐、淀粉、味精、植物油各适量。

做法：（1）鸡肉切成小块，用沸水焯后捞出备用；芹菜切断，竹笋切细条，生姜切末；

（2）淀粉兑成湿粉，取一半和酱油、料酒、醋、盐放入同一碗内拌匀，将鸡肉放入其中腌制10分钟；另一半湿淀粉和白砂糖、味精拌匀成调味汁备用。

（3）锅中油烧热，先煸鸡块至水分将干时，放进竹笋条、豆瓣酱、生姜末用大火快炒至九成熟，加入切好的芹菜，略炒一会儿，倒入调味汁，随炒随搅至熟起锅即成。

功效： 补虚安神，适用于高血压、冠心病、营养不良、术后恢复期患者食用。

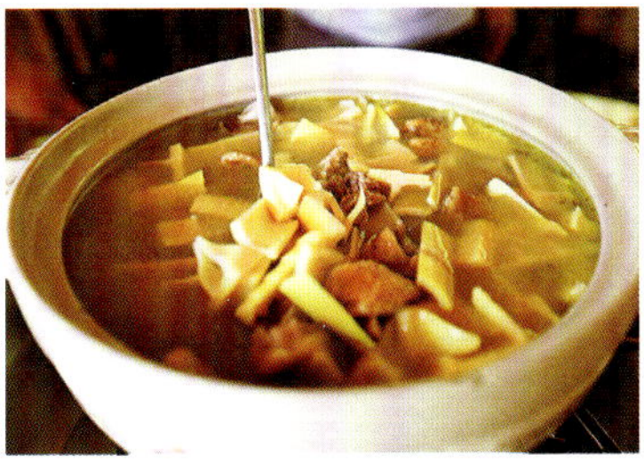

2 白菜口蘑

食材： 白菜250克，口蘑3克，酱油、白砂糖、盐、味精、植物油各适量。

做法：（1）白菜洗净切成3厘米段，口蘑用温水泡发。

（2）锅中油烧热后，将白菜入锅炒至七成熟，再将口蘑入锅翻炒，调入酱油、白砂糖、盐，炒熟后，放入味精搅拌均匀即成。

功效： 清热除烦，益胃气、降血脂。适宜于高血压、冠心病、牙龈出血者。

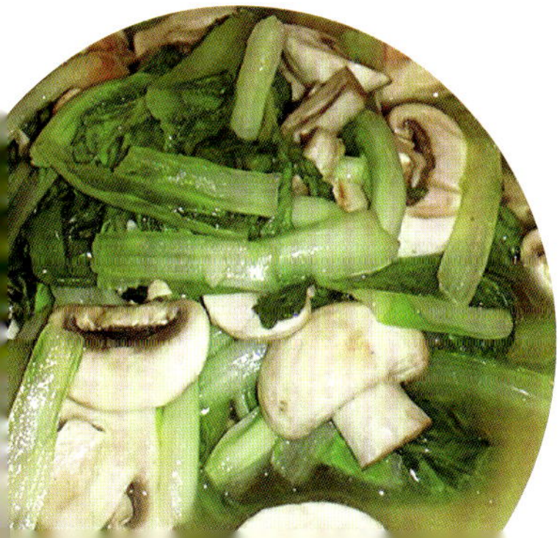

3 丝竹汤

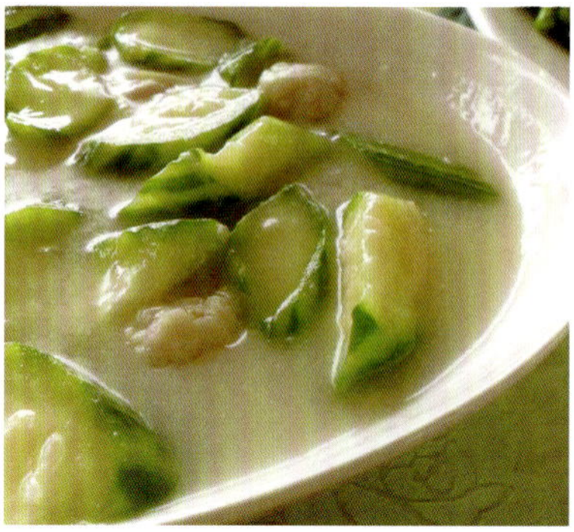

食材： 丝瓜100克，竹笋60克，盐、酱油、香油、米醋各适量。

做法：（1）将丝瓜去皮、洗净，切片；竹笋洗净、切片；

（2）锅内油烧热，加入竹笋煸炒一下，调入适量盐、酱油，加水煮沸；

（3）再向锅中加入丝瓜，煮熟即成。

功效： 通经活络，利尿降压。

4 五色降压汤

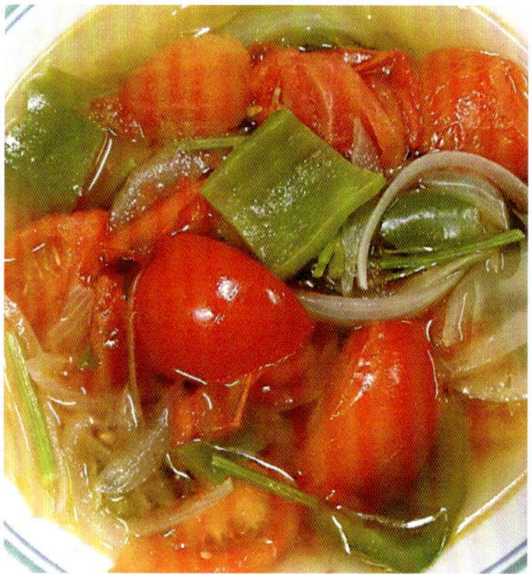

食材： 荸荠50克，西红柿50克，芹菜50克，洋葱20克，干紫菜10克，胡椒粉、味精、盐各适量。

做法：（1）将紫菜用清水浸泡、去沙；芹菜洗净切段；西红柿切片；荸荠去皮切成小块；洋葱切丝备用；

（2）锅内加入适量清水，将上述材料一起放进锅内，共煮半小时后，加入适量胡椒粉、味精、盐调味即可。

功效： 滋阴，平肝，降压。适用于高血压患者。

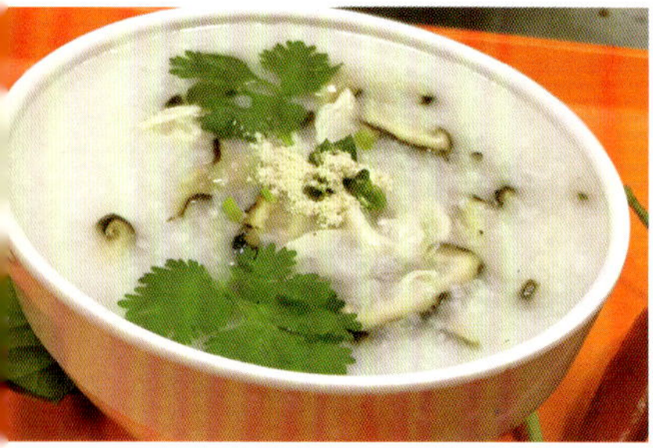

5 香菇豆腐粥

食材： 水发香菇20克，豆腐50克，大米50克，蒜片5克、姜丝2克，盐、味精、香油各适量。

做法：（1）将水发香菇去蒂，洗净，切成小块；豆腐切成小块；大米淘洗干净，备用；

（2）锅内加水适量，放入大米煮粥，五成熟时加入香菇块、豆腐块、蒜片、姜丝、盐，再煮至粥熟，最后调入味精、香油即成。

功效：补虚，降压，润燥。

6 芹菜肉丝

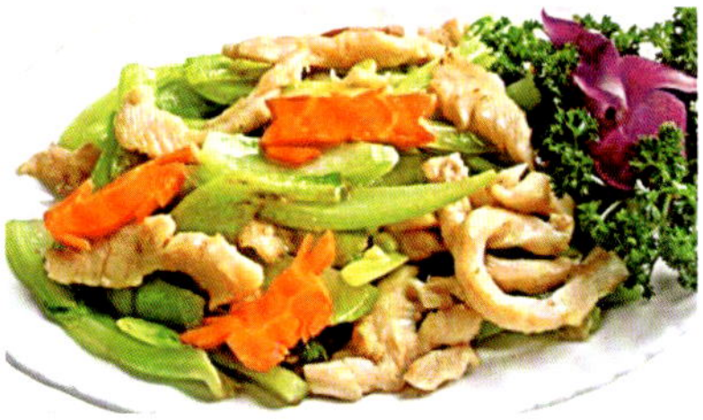

食材：水芹菜250克，瘦猪肉100克，料酒、盐、味精、酱油、葱花、姜末各适量。

做法：（1）将水芹菜洗净切段，入沸水锅焯一下，捞出洗净。猪肉洗净切丝；

（2）锅烧热，放入肉丝煸炒，加入酱油、葱、姜煸炒，再加入精盐、料酒和少量水烧至肉熟而入味，投入水芹炒至入味，加入味精，出锅即成。

功效：降压，滋阴，除烦。

7 凉拌芹菜

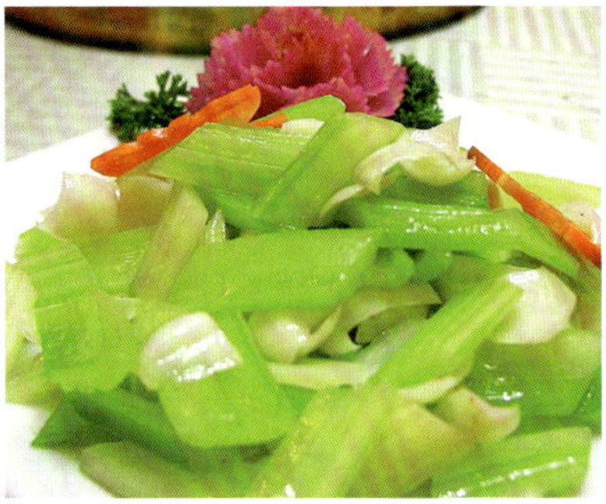

食材：芹菜200克，姜、醋、味精、盐、香油各适量。

做法：（1）芹菜洗净、切丝，放入开水锅中烫一下立即捞出；姜切末备用；

（2）姜末、醋、味精、盐放入碗中调成汁，倒在芹菜丝上，浇上香油，拌匀即可食用。

功效：本品有助于降低血脂、血糖、血压，能防治心脑血管疾病。

1 黄豆芽汤

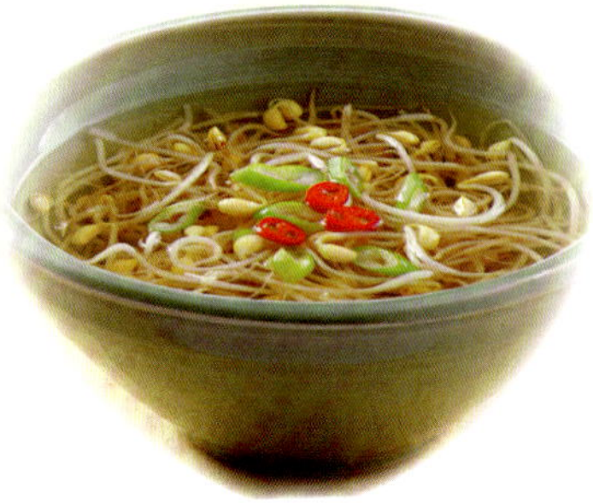

食材： 黄豆芽100克，姜丝20克，大红椒1个，植物油、醋、湿淀粉、鸡汤、盐、香油、味精各适量。

做法：（1）锅中油烧热，下黄豆芽煸炒几下，放入适量醋炒至八分熟，出锅备用；大红椒洗净、切丝备用；

（2）将锅内放入鸡汤、姜丝，烧开后将红椒丝入锅再次滚开后，将黄豆芽、盐入锅，再用湿淀粉勾芡，淋上香油出锅即成。

功效： 祛风除湿，活血通络。对筋骨拘挛，腰膝疼痛者更为适宜。

2 木瓜粥

食材： 木瓜50克，粳米50克，白砂糖20克。

做法：（1）将木瓜冲洗干净，用冷水浸泡后，上笼蒸熟，趁热切成小块；

（2）粳米淘洗干净，用冷水浸泡半小时，捞起，沥干水分；

（3）锅中加入适量水，放入粳米，先用大火煮沸后，再改用小火煮半小时，下入木瓜块，用白砂糖调好味，再煮至粳米软烂，即可盛起食用。

功效： 祛湿、舒筋、活络。木瓜性温味酸，有平肝和胃、舒筋活络、降血压的功效。适用于风湿性关节炎患者日常饮食。

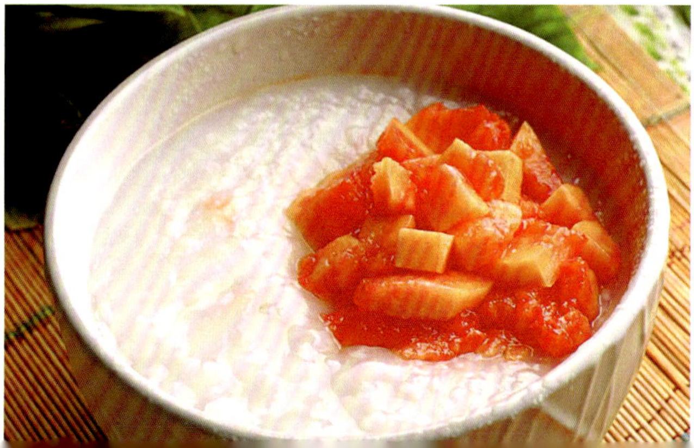

3 红枣蹄筋汤

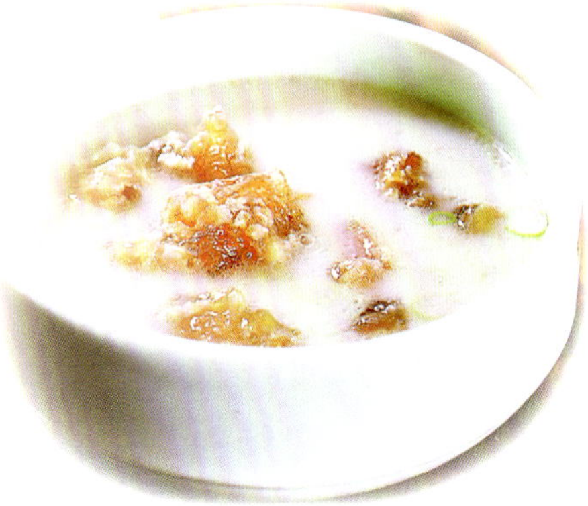

食材： 蹄筋（牛、猪皆可）50克，红枣10克，花生10克，黄酒、生姜片、盐、味精各适量。

做法：（1）蹄筋切成小条形，汆水后装碗，放入洗净的红枣、花生；

（2）碗内注入适量水，加盐、味精、黄酒、生姜片，上笼蒸30分钟即成。

功效： 强筋活络补虚。

4 姜糖瓜仁粥

食材： 冬瓜仁50克，生姜10克，白砂糖30克。

做法：（1）将冬瓜仁洗净；生姜洗净、切片；

（2）将冬瓜仁、生姜入锅加水煮成粥，最后调入白砂糖即可。

功效： 散寒除湿，通络止痛。适用于风湿寒痹型关节炎日常饮食。

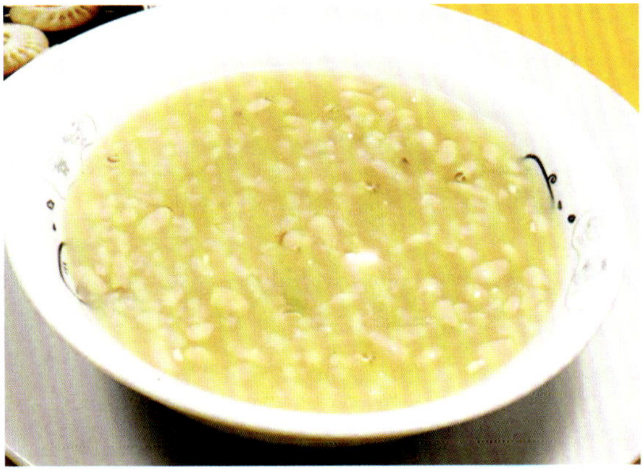

5 黄花猪蹄汤

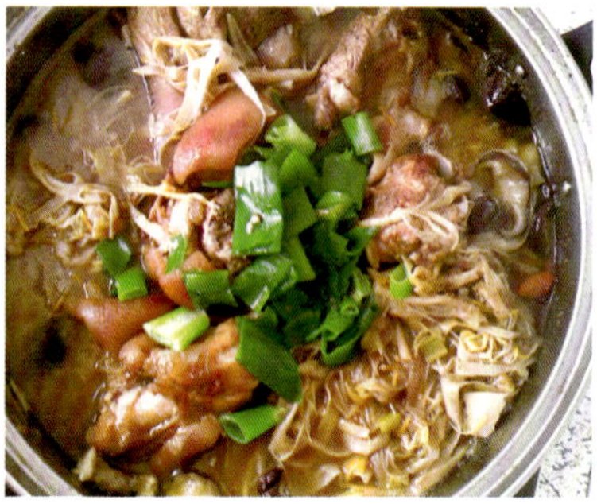

食材：干黄花菜20克，猪蹄200克，黄酒、盐、味精、姜片、葱段各适量。

做法：（1）将泡好的干黄花菜去根洗净、切段，将猪蹄去毛洗净，放入开水锅中煮5分钟，捞出；

（2）锅内加入适量水，放入猪蹄、料酒、盐、姜片、葱段，用大火烧开后，改用小火煨炖，大约1小时后，放入黄花菜，烧至肉烂时，放入味精调味即可出锅。

功效：清热利湿强筋健骨。适用于风湿性关节炎、老年骨节酸痛的日常饮食。

[肝病]

1 鲫鱼冬红汤

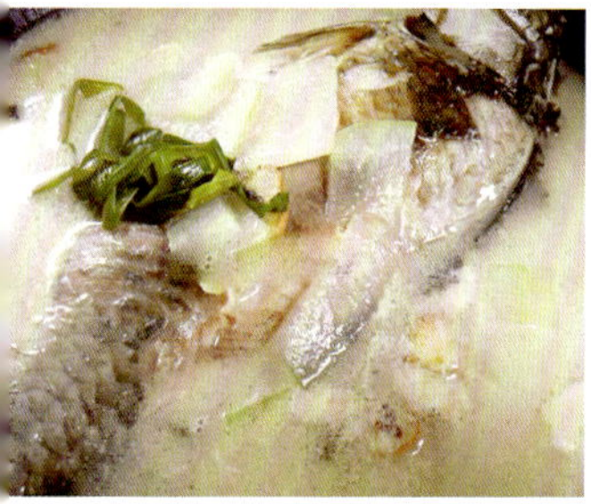

食材：鲫鱼400克，冬瓜200克，红豆30克，盐适量。

做法：（1）将冬瓜洗净切片；鲫鱼洗净备用；

（2）将红豆洗净后放入锅内先煮，至七成熟时，放入冬瓜和洗净的鲫鱼，加水适量，煮至豆酥鱼熟即可。

功效：健脾、利水、消肿。为慢性肝炎或肝硬化患者保健之品。

2 荸楂肉片

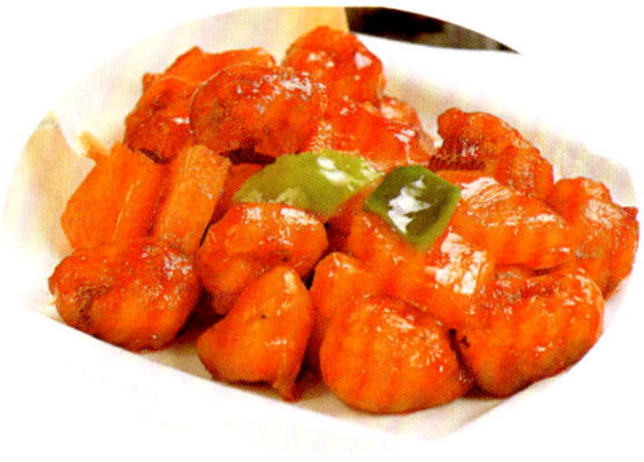

食材：猪腿肉100克，荸荠30克，山楂10克，鸡蛋清50克，白砂糖20克，淀粉5克，面粉15克，猪油、植物油、盐各适量。

做法：（1）山楂去核，水煮提取山楂取汁100毫升；猪肉切成薄片；荸荠切片；将鸡蛋清与淀粉、面粉调成糊；

（2）锅中植物油烧至五成热时，将猪肉逐片蘸糊下锅炸至肉片胀起，呈黄白色后捞出；

（3）锅内添水半碗，加入白砂糖炒搅，待糖汁浓时，加入山楂缩汁和猪油少许，搅匀，倾入荸荠片和肉片，使红汁包住肉片。

功效：养肝健脾，开胃消食。

3 山桂甲鱼

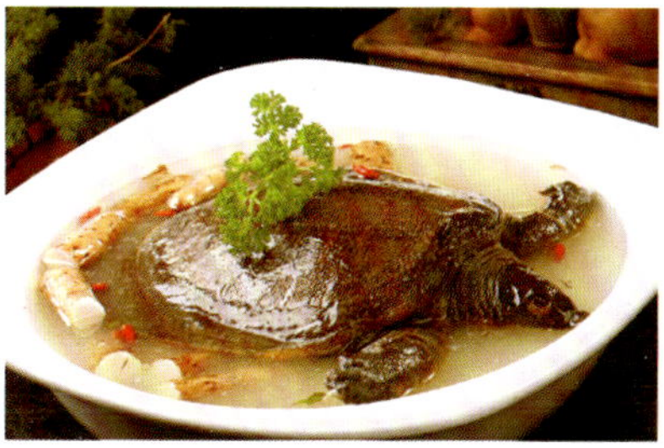

食材：鲜山药50克，桂圆肉20克，甲鱼300克，盐适量。

做法：（1）先将甲鱼宰杀，洗净去内脏；鲜山药去皮、洗净、切块；

（2）将甲鱼连甲带肉加适量水，与山药块、桂圆肉一同炖至熟，最后调入适量盐即可。

功效：滋阴潜阳，软坚散结。适用于肝硬化、慢性肝炎患者的辅助治疗。

4 红豆粥

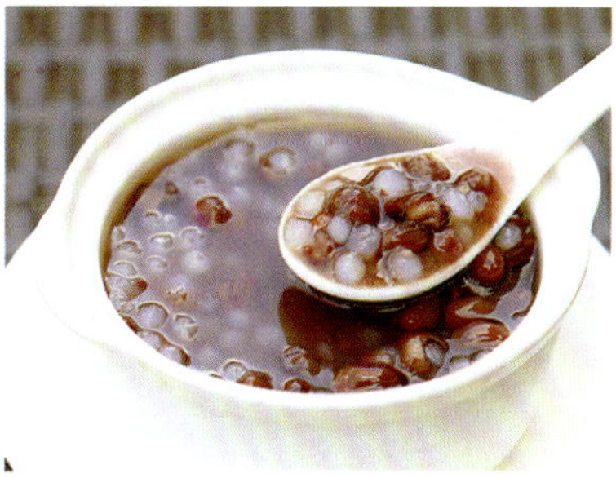

食材：赤小豆60克，粳米60克。

做法：（1）将赤小豆先用温水浸泡2~3小时，粳米淘洗干净备用；

（2）锅中加入适量水，先将赤小豆煮至破壳，再将粳米放入赤小豆汤内，共煮为稀粥即可。

功效：清热解毒，利湿消肿。

夏天篇

夏天，是一年中第二个季节，其间包括立夏、小满、芒种、夏至、小暑、大暑六个节气。夏季是一年之中阳气最为旺盛的季节，对于人体来说，此时的新陈代谢也会随之加快。

一 夏季的气候特点

夏季，由于阳气外盛，阴气内敛，所以气温高是最显著的气候特征，在夏天的三个月，天暑下迫，地热上蒸，气候炎热。也正因为充足的光照和适宜的温度给植物提供了万物生长所需的条件，因此万物繁荣秀丽，一派生机盎然之象。同时，因地域、干湿环境的不同，会产生炎热干燥或者湿热多雨的气候。

二 夏季的常见疾病

中暑

中暑是炎热夏季的最常见疾病，初期多为体温升高，乏力，眩晕等，严重的会危及生命。一般来讲，工作强度过大、时间过长、睡眠不足、过度疲劳等，都是易于中暑的诱因，重体力劳动者、年老体弱者、慢性病患者、孕妇等容易发生中暑。“办公室一族”虽然是在空调房里办公，由于外环境温度波动幅度过大，中暑的几率也是很大的。中医学认为，多因夏天阳热有余，阴津不足，阳失制约，亢扰心神所致。

夏季感冒

夏季闷热，湿度比较大，人们易于贪凉，如吹空调或裸身夜卧等，因此又常易感受风寒之邪，出现鼻塞、清涕、发热等外感表现。

急性胃肠炎

夏天气温高，细菌和微生物很容易在食物上繁殖，吃了变质的食物引发胃肠道的感染，进而引起炎症。就会产生肚子痛、恶心、呕吐、稀便，甚至是水样便，有的还会发热。且夏季过度饮冷会刺激胃肠道黏膜，引起胃肠道痉挛，也会导致腹部绞痛和腹泻。中医学认为，多与夏天虽然炎热，但暴雨较多，湿热入侵，困伤脾胃有关。

湿疹

夏季雨水增多，天气炎热，尤其南方，形成了以“湿”和“热”为主的季节性特征。这非常容易引起皮肤瘙痒，甚者流出渗出液的湿疹。

焦虑、狂躁

夏季，在高温笼罩下，常使心神不安，从现代来讲，对人体下丘脑情绪调节中枢的影响明显，因而人们不仅特别容易疲劳，更容易焦躁、发脾气、失眠、情绪波动等，甚至狂躁。

心悸

心悸，即自感胸闷、心跳、心慌、惊惕不安、气短的症状。夏季的高温天气下，人们汗出量多，阴津亏损，有如今天所说的体内水分及电解质大量流失，从而使身体较弱的朋友或者老年人很容易出现心悸。

三 夏季的养生要求

促进阳气的生发、生长

夏天是万物生长最茂盛繁华的季节，人体阳气处于蓬勃向外发散的状态，气血运行旺盛，且活跃于机体表面。养生就应当促进和维持这种趋势，饮食起居要防因暑取凉，适当运动促其发散。

顾护脾胃

夏季气候炎热，汗出较多，毛孔开泄，脾胃功能相对虚弱。长夏的湿热也最易伤及脾阳，而出现脘腹胀满、食欲不振、大便溏泄、小便不利、皮肤渗液、水肿、四肢不温等各种症状。所以夏天养生，在清暑热的同时，也要注意养护阳气，尤其脾胃功能原本较弱的人更要顾护脾胃之气。

养心护心

中医学认为夏季属火，与心配属，热扰心神，暑热导致的汗出、乏力、心情浮躁、心悸、失眠等多种表现都与心的功能失调相关，所以夏季养心非常重要。

因此，夏季的饮食原则应有：

【清淡、易消化】

清淡的饮食能清热、防暑、敛汗、补液，还能增进食欲。同时少吃煎炸油腻、辛辣食品。

【新鲜蔬果】

新鲜蔬果既可满足人体所需营养，又可预防中暑。可以适当吃些苦味的蔬菜，清解暑热。

【忌贪凉饮冷】

吃冷饮要适度，不可过多吃寒凉之品，尤其冰冻食品，否则会损伤脾胃而导致腹泻、消化不良、胃痛等，甚至影响五脏阳气的生长输布，不利健康。

四 夏季的常用食材

冬瓜

冬瓜是瓜菜中唯一不含脂肪的瓜菜，并富含能抑制糖类物质转化为脂肪的丙醇二酸，且有较强的利尿作用，可增加减肥效果，故冬瓜有“减肥瓜”之称。中医学认为，冬瓜有清热、化痰、利水、消肿、解毒的功能。

苦瓜

夏季正是食用苦瓜的最佳季节。苦瓜的维生素C含量丰富，且含有一种具有抗氧化作用的物质，可预防动脉硬化。中医学认为，苦瓜具有清热、解暑、解毒的功效，是夏季解暑佳品。

丝瓜

丝瓜所含各类营养在瓜类食物中较高，特别是所含皂苷类物质、丝瓜苦味质、黏液质、木胶、瓜氨酸、木聚糖和干扰素等特殊物质具有一定的特殊作用，药用价值很高，全身都可入药。中医学认为，丝瓜有清热化痰、凉血解毒、解暑除烦、通经活络的功效。

黄瓜

黄瓜是夏季常见的蔬菜，富含蛋白质、糖类、维生素、胡萝卜素、尼克酸、钙、磷、铁等营养成分，还可以收敛和消除皮肤皱纹以美容养颜。中医学认为，黄瓜具有清热利尿、生津止渴的功效。

空心菜

空心菜中的叶绿素有“绿色精灵”之称，它的粗纤维素的含量较丰富，具有促进肠蠕动、通便解毒作用。可洁齿防龋除口臭，健美皮肤，其菜汁对金黄色葡萄球菌、链球菌等有抑制作用。中医学认为空心菜有清热、凉血、止血的功效。

西瓜

西瓜堪称“盛夏之王”，清爽解渴，味道甘味多汁，是盛夏佳果，西瓜除不含脂肪和胆固醇外，含有大量葡萄糖、苹果酸、果糖、蛋白氨基酸、番茄素及丰富的维生素C等物质，是一种富有很高营养的水果。中医学认为，西瓜具有解暑除烦，生津止渴的功效。

桑椹

夏季正是桑椹上市的好时节，中医学认为，桑椹味甘酸、性寒，有补益肝肾、滋阴养血的功效，对白发有特效。

绿豆

绿豆是夏令饮食中的上品。绿豆富含B族维生素、葡萄糖、蛋白质、淀粉酶、氧化酶、铁、钙、磷等多种成分，常饮绿豆汤能帮助排泄体内毒素，促进机体的正常代谢。中医学认为，绿豆具有清热解暑、祛火解毒的功效。

玉米

玉米中含有大量的营养保健物质，所含的谷胱甘肽是抗癌因子，核黄素、维生素等营养物质对预防心脏病、癌症等疾病有很大的作用。同时玉米中还含有大量的植物纤维素能加速排除体内毒素，其中天然维生素E则有促进细胞分裂、延缓衰老、降低血清胆固醇、防止皮肤病变的功能。中医学认为玉米有益气、养心、安神的功效。

马齿苋

马齿苋有“天然抗生素”之称，它含有多种营养成分，尤其是维生素A、维生素C、核黄素等维生素和钙、铁等矿物质。其ω-3脂肪酸含量在绿叶菜中占首位。中医学认为，马齿苋具有清热解毒、凉血止痢的功效。

西红柿

西红柿营养丰富，每人每天食用50~100克鲜番茄，即可满足人体对几种维生素和矿物质的需要。中医学认为，西红柿具有健胃消食、生津止渴、清热凉血的功效。

鸭肉

民间有“大暑老鸭胜补药”的说法。由于夏季炎热，应以清淡、滋阴食品为主，即“清补”。鸭肉就是暑天的清补佳品，它不仅营养丰富，而且因其常年在水中生活，性偏凉，中医学认为它有滋阴清热、补血行水、养胃生津的功效。

大蒜

不仅营养丰富，还含有广谱抗菌物质，能活化细胞，增加抗菌及抗病毒能力，加快新陈代谢、缓解疲劳。中医学认为大蒜具有温中健胃、消食理气、解毒杀虫的功效。

五 夏季的养生饮食

夏季的养生菜品

1 冬瓜盅

食材： 冬瓜100克，香菇20克，猪肉50克，鸡肉50克，虾仁10克，火腿丁10克，姜片、盐、料酒、胡椒粉、鸡精、淀粉各适量。

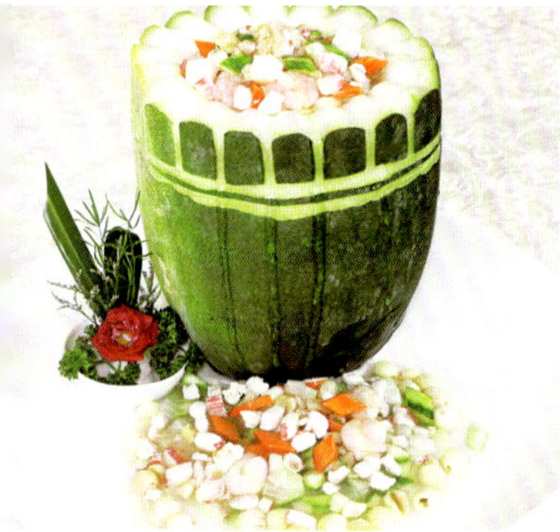

做法：（1）将猪肉、鸡肉分别洗净切成丁；虾仁洗净备用；将香菇洗净、切成小丁；将猪肉及鸡肉丁和虾仁加少许盐和淀粉拌匀，入开水锅中焯1分钟，捞出沥干水分待用；

（2）冬瓜洗净，从带蒂的一头下刀，将冬瓜切成一大一小的两部分，小的带蒂的这头做冬瓜盅的盖子，另一部分就是冬瓜盅，将瓜瓤用勺子掏去、洗净；

（3）锅中油烧热，倒入焯好的猪肉丁、鸡肉丁和虾仁，略为翻炒后下香菇丁，翻炒均匀后烹入少许料酒，加入适量清水、鸡精，煮开后盛入冬瓜盅内，放入火腿丁、姜片；

（4）将冬瓜盅放入锅中隔水蒸至熟，最后调入适量胡椒粉即可。食用时，用勺刮下冬瓜肉与馅料同食。

功效： 清热、益气、养阴，夏季食用可解暑止渴补虚。

2 凉拌莴笋

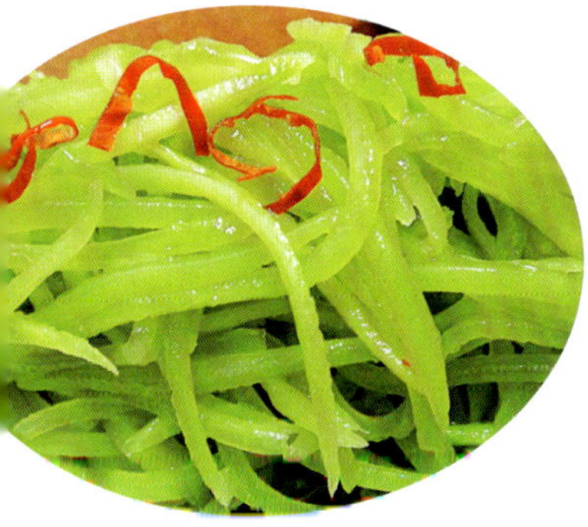

食材： 莴笋200克，葱头、花椒、醋、酱油、鸡精、香油各适量。

做法：（1）莴笋切成细丝放于盘中；用植物油油炸熟花椒，出香即可；

（2）将花椒、葱头剁成细末，与其余调味料调匀，淋在莴笋上即可。

功效： 清肠、开胃、利水，是夏季减肥佳品。

3 素蒸豆瓜米

食材：豇豆100克，南瓜100克，玉米30克，大米粉50克，五香粉、盐各适量。

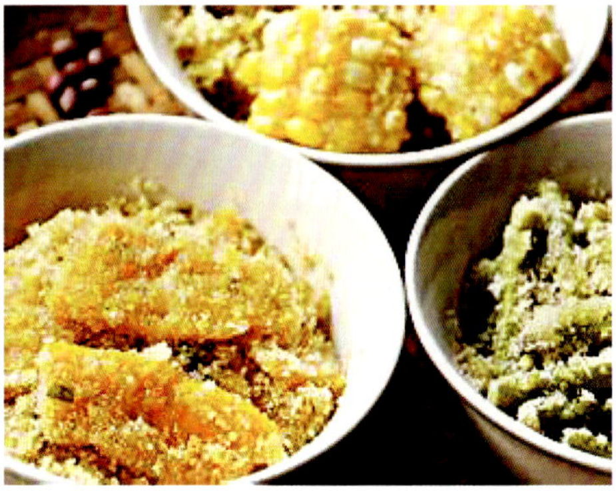

做法：（1）将豇豆、南瓜、玉米分别洗净，豇豆切段，南瓜去皮切片，玉米切成小段备用；

（2）锅内倒入少量油烧热，放入大米粉，转小火炒至米粉出香，煸炒均匀，倒入五香粉、盐搅拌均匀，关火；

（3）把豇豆、南瓜、玉米先后倒入炒好的米粉里，都裹上一层米粉，码入盘中，放入锅中大火蒸20分钟左右即可。

功效：本品具有健脾开胃、益气养血、除湿通便的功效，尤适于夏季食用。

4 鱼腥草拌莴笋

食材：鱼腥草100克，莴笋100克，蒜、葱、姜、盐、酱油、醋、味精、香油各适量。

做法：（1）折耳根摘去杂质老根，洗净切段，用沸水焯后捞出，加盐搅拌腌渍待用；

（2）莴笋削皮去叶，冲洗干净，切成粗丝，用盐腌渍沥水待用；

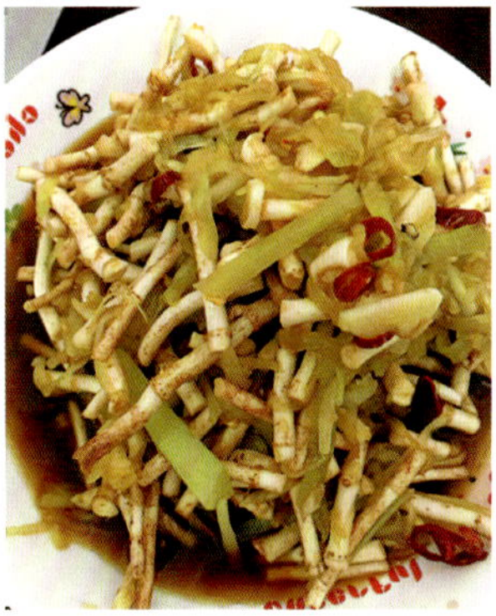

（3）将葱、姜、蒜切成葱花、姜末、蒜米待用；

（4）将莴笋丝、折耳根放在盘内，加入酱油、味精、醋、葱花、姜末、蒜米搅拌均匀，淋上香油即成。

功效：清热解毒，利湿祛痰。尤适于夏季肺热咳嗽，痰多黏稠，小便黄少等症的饮食调理。

5 冬鱼煲

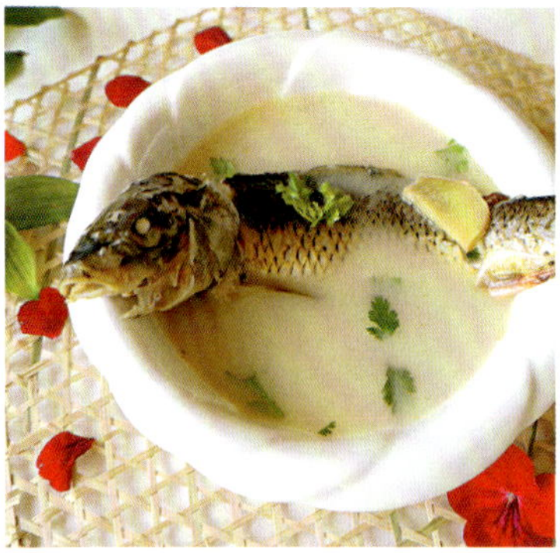

食材： 冬瓜200克，草鱼250克，盐、味精、植物油各适量。

做法：（1）冬瓜去皮，洗净切三角块，草鱼剖洗干净待用；

（2）锅中油烧热，将草鱼煎至两面金黄色；

（3）取砂锅一个，其内放入清水适量，把草鱼、冬瓜一同放入砂锅内，先大火烧开后，改用小火炖半小时左右，汤见白色，加入盐、味精调味即可。

功效： 益气，利湿，除热。是夏季解暑、解乏、祛湿的佳品。

6 素面筋

食材： 水面筋100克，西红柿100克，葱、姜、盐、淀粉、植物油、味精各适量。

做法：（1）将水面筋切薄片，西红柿切块，葱、姜洗净分别切段、切片备用；

（2）油锅烧热，将面筋入锅，煸炒至焦黄，加葱段、姜片煸炒数分钟，加水1碗，加西红柿、盐略煮几分钟，待面筋熟透后，放入味精，再用淀粉勾芡，汤汁明透即可。

功效： 本品有解热、除烦、止渴的功效，适宜夏季食用。

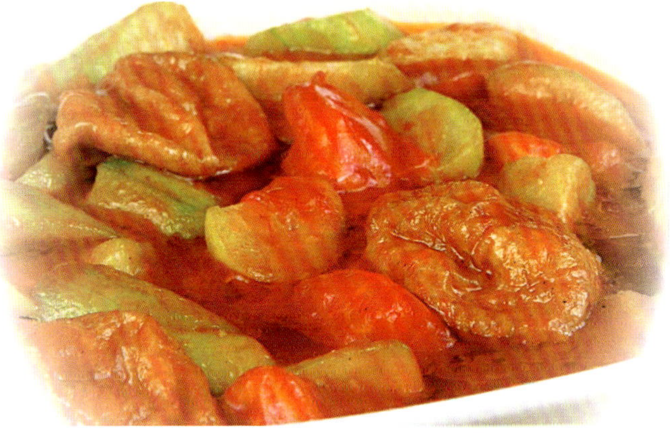

7 酸辣鸡胗

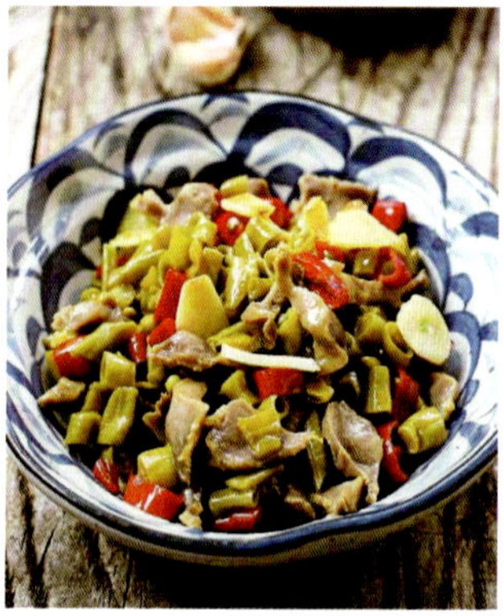

食材： 鸡胗100克，酸豇豆、红辣椒、蒜、姜、白酒、醋、盐、白砂糖各适量。

做法：（1）将鸡胗洗净，去掉外皮上的白色筋膜，切成片；酸豇豆、红辣椒、姜、蒜分别洗净切碎备用；

（2）锅中油烧热，爆香姜、蒜、辣椒碎，放入鸡胗大火煸炒至变色；

（3）烹入少量白酒、醋，倒入酸豇豆碎炒出香味，调入盐，翻炒约1分钟即可。

功效： 本品具有开胃、消食、健胃的功效，为一道夏季开胃小菜。

8 苦瓜炒蛋

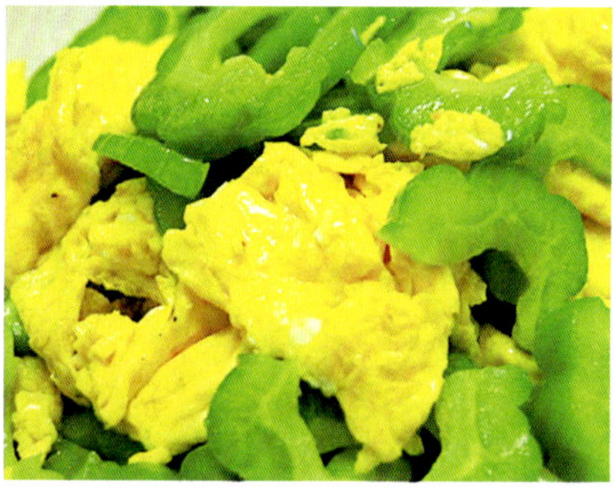

食材： 苦瓜100克，鸡蛋2只，盐、味精各适量。

做法：（1）把苦瓜对半切开后去掉内芯，切成薄片；鸡蛋打入碗中，搅成液；

（2）锅中油烧热，倒入鸡蛋液翻炒，炒好后盛出备用；

（3）锅中再倒适量的油，把苦瓜放入翻炒；

（4）快出锅时再把炒好的鸡蛋倒入，调入盐、味精即可出锅。

功效： 清热解暑、消肿解毒，是夏季必备的解暑菜肴。

9 凉拌茄子

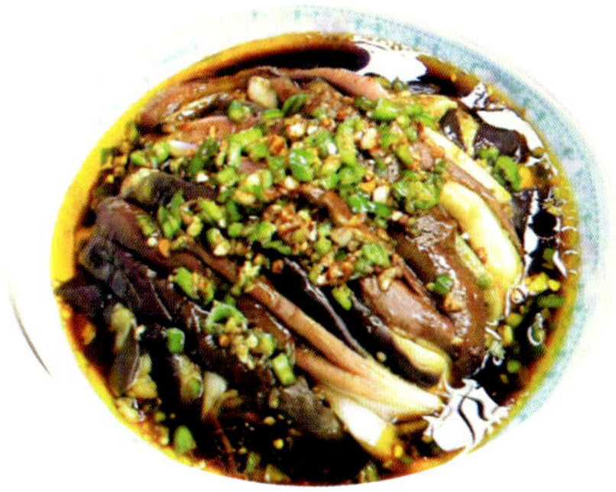

食材： 嫩茄子200克，香菜15克，蒜、米醋、白糖、香油、酱油、味精、盐、花椒各适量。

做法：（1）茄子洗净削皮，切成小片，放入碗内，撒上少许盐，再投入凉水中，泡去茄褐色，捞出放蒸锅内蒸熟，取出晾凉；蒜捣末备用；

（2）将炒锅置于火上烧热，加入香油，下花椒炸出香味后，连油一同倒入小碗内，加入酱油、白糖、米醋、精盐、味精、蒜末，调成汁，浇在茄片上;香菜择洗干净，切段，撒在茄片上，即成。

功效： 清热消肿、利尿健脾，适于夏季去火解暑之用。

10 清蒸黄花鱼

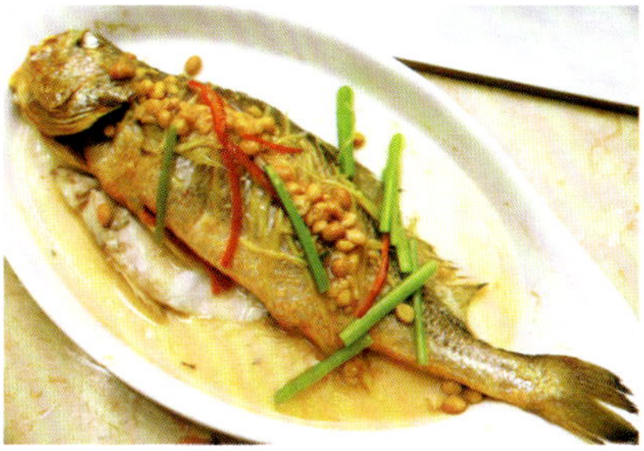

食材： 黄花鱼250克，料酒、盐、姜、葱、蒜、鸡精各适量。

做法：（1）黄花鱼洗净，去鳞、肠、腮等，再次冲洗干净，控净水，在鱼身上每隔半公分切斜一字刀；

（2）蒜拍切成蓉，加适量盐拌匀，拎起鱼尾，两面抹上蒜蓉（切开的鱼肉处也要抹进一些）腌制20分钟；姜葱切丝，放在鱼身上，将料酒均匀地洒在鱼身上；

（3）蒸锅烧开，将鱼放在锅里，同时用一小容器装上蒸鱼豉油，盖盖大火蒸8分钟，再虚火蒸2~3分钟取出，去掉葱姜；

（4）将已蒸熟的豉油淋在鱼上；将一至两汤勺的油加热至八九成热，浇在鱼肉上即可。

功效： 健脾养胃、安神益气，适于夏季脾胃保健之用。

11 豆腐炖泥鳅

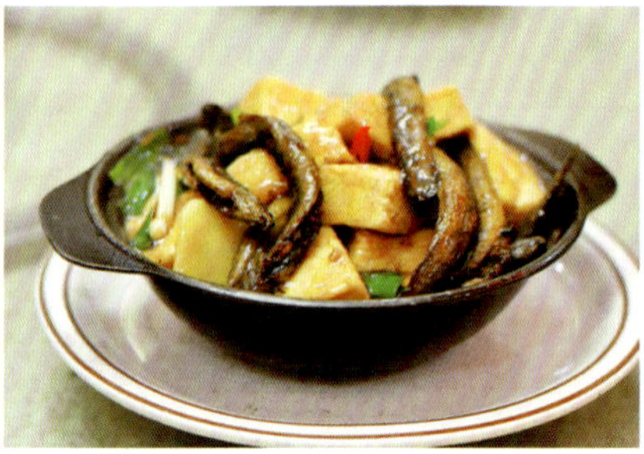

食材：泥鳅250克，豆腐100克，盐适量。

做法：（1）把泥鳅去鳃及内脏，洗净；豆腐切块；

（2）泥鳅入锅，加盐、清水适量，置大火上，炖至五成熟时，加入豆腐，再炖至泥鳅熟烂即可。

功效：清热、利湿、补虚，适合夏季食用。

12 西瓜盅

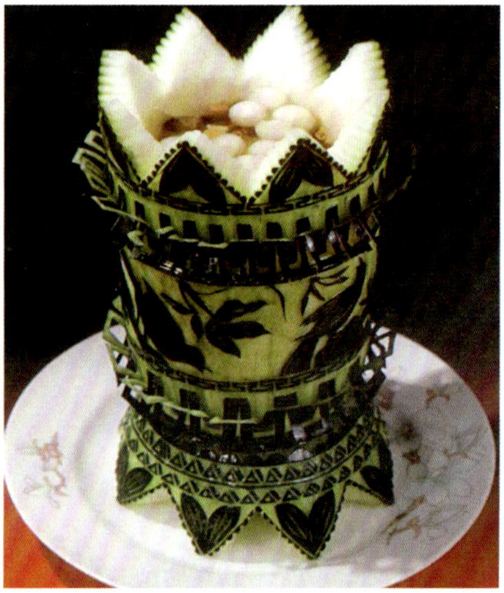

食材：西瓜1个（约1000克），莲子肉20克，龙眼肉20克，核桃仁20克，松子仁20克，鸡肉50克，火腿50克。

做法：（1）将西瓜外皮洗净，在瓜蒂下切开为盖，挖去瓜肉；将鸡肉、火腿分别切丁；

（2）将莲子肉、龙眼肉、核桃仁、松子仁、鸡肉丁、火腿丁放入西瓜内，盖上瓜盖；

（3）将西瓜放入锅内，隔水炖3~4小时，用筷子插西瓜皮，易穿破瓜皮即可。

功效：西瓜是夏季解暑降温的最佳水果，其瓜皮清热利尿之力最强。西瓜盅中，西瓜皮与里面的馅同食，更具有清热解暑、除烦安神、益气滋阴的功效。

13 鸡鸭荷叶包

食材：鲜荷叶三张，鸡脯肉100克，鸭脯肉50克，绿豆芽100克，姜丝、葱丝、胡椒粉、味精、鸡蛋、淀粉、盐、植物油、猪油各适量。

做法：（1）鸡脯肉、鸭脯肉切成细丝；葱、姜丝在沸水锅中烫一下捞起；荷叶烫软冷水中浸凉，切成大小均匀的数张；鸡蛋去黄留清，用淀粉调好待用；

（2）将鸡丝、鸭丝用盐、胡椒粉、味精、姜葱丝，拌匀腌渍5分钟；再用蛋清淀粉浆与绿豆芽、猪油、葱姜丝、盐、味精拌匀；

（3）先将一份豆芽放在荷叶上面，再放一份鸡鸭丝然后包好，如此包好所有荷叶片；

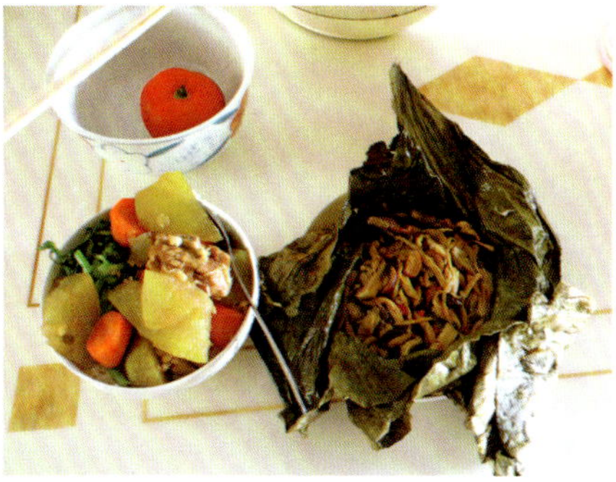

（4）锅中注入植物油，将油烧至九成热时，将荷叶包放在漏勺上面，反复淋以热油，大约5分钟即熟，装盘。

功效：益气滋阴、清热解暑，是一道夏季时令佳肴。

14 平菇炖豆腐

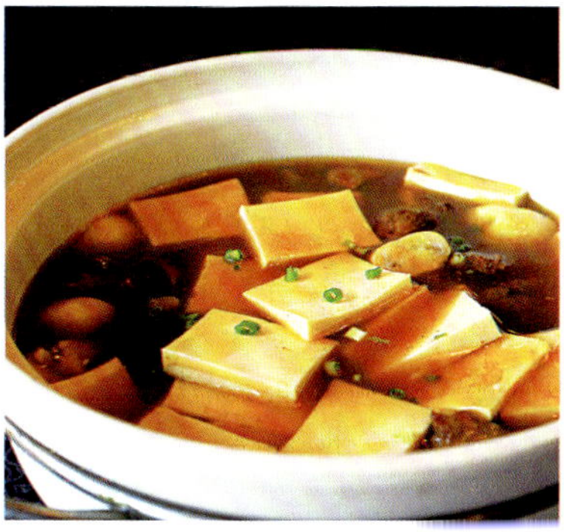

食材：平菇100克，豆腐100克，盐、味精、酱油、香油各适量。

做法：（1）先将平菇洗净，切成小片备用；将豆腐放在锅里略煮，捞出沥水，切成小方块备用；

（2）将平菇、豆腐放入砂锅，加入酱油、盐，加适量清水炖，炖至至豆腐、平菇熟后，调入味精，淋上香油即可。

功效：舒筋活血、降压降脂。

15 苦瓜肥肠

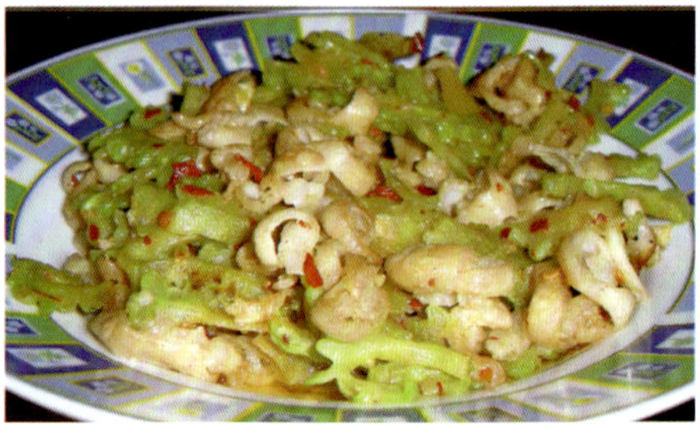

食材： 苦瓜200克，猪大肠100克，红椒1个，酱油、料酒、白糖、姜、蒜、胡椒粉、水淀粉各适量。

做法：（1）将苦瓜洗净，剖开去籽，切成条状；猪大肠洗净，放入锅中煮烂后取出，剖开切条；红椒洗净、切丝，姜切丝，蒜切末；

（2）锅中油烧热，加入蒜末、姜丝炝锅，再放入猪大肠同炒，接着放苦瓜条、红椒丝，加入酱油、料酒、白糖、胡椒粉，翻炒均匀；

（3）锅中加入少量水，转小火烧至汤汁将尽时，用水淀粉勾芡即可。

功效： 清热解毒、润肠通便。

16 糖醋鲤鱼

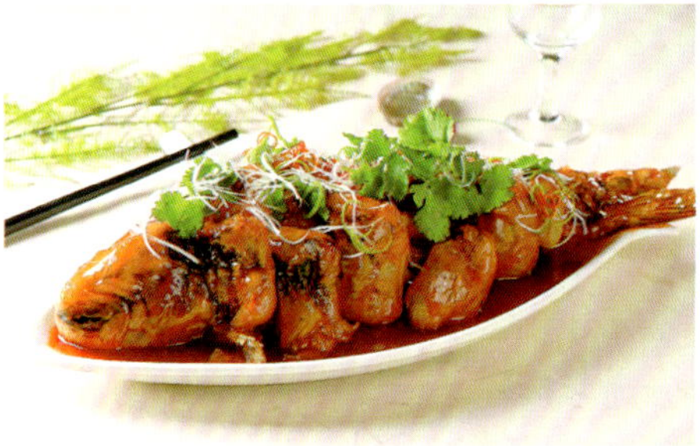

食材： 鲤鱼300克，白砂糖50克，酱油、料酒、葱段、姜片、蒜茸、醋、盐、水淀粉各适量。

做法：（1）鲤鱼去鳞、内脏、两腮，鱼身两侧各用刀划几道口，将料酒、盐撒入刀口稍腌；

（2）用适量清水、酱油、料酒、醋、白砂糖、盐、水淀粉兑成芡汁；

（3）在鱼身刀口处撒上水淀粉后放在七成热的油中炸至外皮变硬，皮色金黄，捞出摆盘，余油盛出；

（4）锅中油烧热，下入葱、姜、蒜炸出香味后倒入兑好的芡汁，起泡时用炸鱼的沸油冲入汁内，加以略炒迅速浇到鱼身上即可。

功效： 本品具有开胃健脾，清热祛湿的功效。

17 醋溜土豆丝

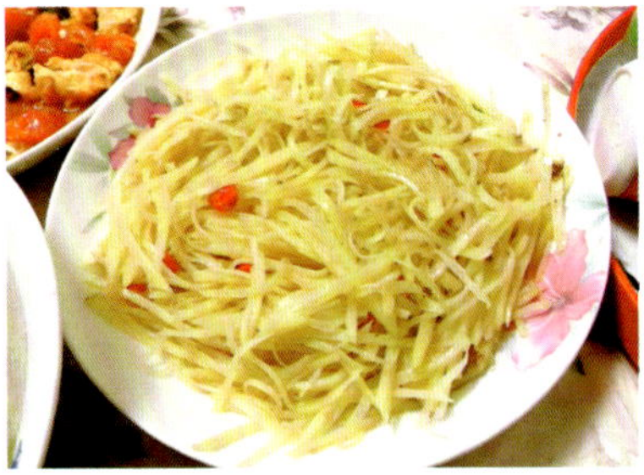

食材： 土豆100克，红尖椒20克，花椒、干红辣椒、葱花、醋、白砂糖、盐、水淀粉各适量。

做法：（1）土豆洗净、切丝，红尖椒洗净、切丝；准备1碗清水，滴入少许醋，将土豆丝放入浸泡一会，然后用清水冲洗2次，把淀粉洗出去，沥干；

（2）锅中加少许油烧微热，放入花椒，待闻到花椒香味时，关火，拣出花椒留油；

（3）开火将油烧热，放入干红辣椒、葱花爆香后，倒入土豆丝煸炒熟；

（4）随后依次放入醋、糖和盐大火翻炒半分钟，加入青椒丝继续炒半分钟，最后加入水淀粉，翻炒均匀即可。

功效： 本品具有开胃健脾、益气调中的功效。

18 荸荠肉片

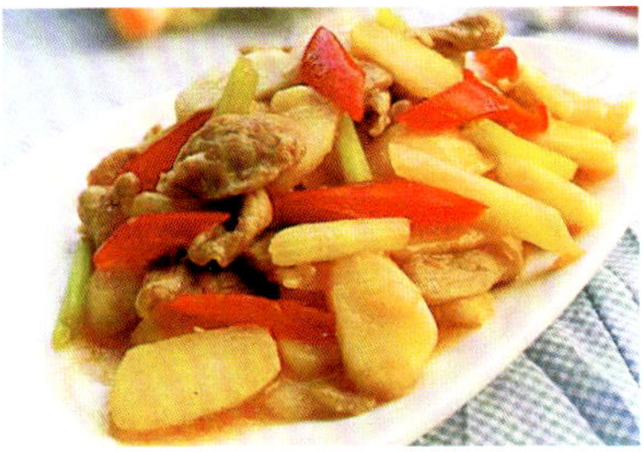

食材： 猪腿肉100克，荸荠100克，鸡蛋清1个，青红尖椒、葱、盐、料酒、味精、猪油、水淀粉各适量。

做法：（1）猪肉切成薄片，加盐、蛋清、水淀粉上浆；荸荠去皮、焯熟，切成圆片；小青红椒洗净，切丁；葱切段；取小碗放盐、料酒、味精、水淀粉调成芡汁；

（2）锅置大火上烧热，下入猪油，四成热时投入肉片划散、滑熟，倒入漏勺沥去油；

（3）锅留油少许，放入青红椒丁、葱段、荸荠片稍炒，倒入肉片，淋入芡汁，翻炒均匀，装盘即成。

功效： 清热生津、润燥通便。

19 黄瓜肉丁

食材： 黄瓜150克，猪瘦肉200克，葱花、姜丝、盐、酱油、淀粉、姜粉、味精各适量。

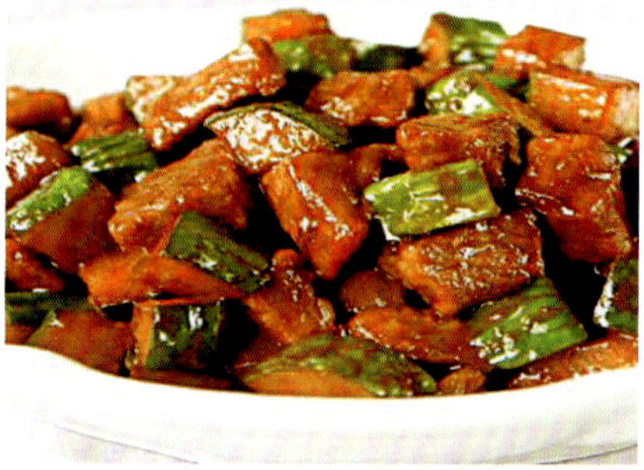

做法：（1）黄瓜洗净、切成丁备用；猪肉洗净，切成与黄瓜相似的小丁，放入碗里，加入盐、酱油、姜粉、淀粉、味精，抓拌均匀，放一边备用；

（2）锅中油烧热，将腌好的肉丁下入锅中，炒至八九成熟，盛入碗中；

（3）锅里再放少许油，油热后放葱花、姜丝爆香，然后放入黄瓜丁翻炒，加入盐、酱油翻炒均匀，最后将炒好的肉丁下进去，炒匀炒熟即可盛盘。

功效： 清热滋阴、生津止渴。

20 冬瓜焖鸭

食材： 冬瓜200克，鸭肉100克，盐、姜片、料酒、蚝油各适量。

做法：（1）冬瓜去皮，洗净后切块备用；鸭肉斩块、洗净备用；

（2）锅内放入少许油（如鸭子较肥的话可不放油），下入鸭块，炒至鸭块变色出油，加入姜片、料酒、蚝油、盐、少量清水，加盖焖煮直到收汁时，盛起备用；

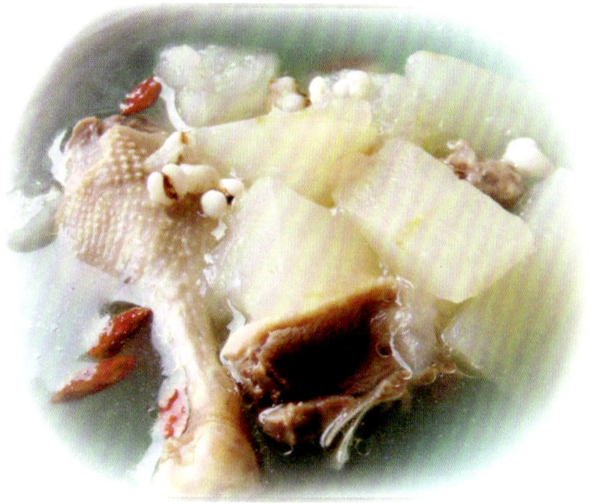

（3）另起锅倒入少许油，下入冬瓜翻炒，加入刚才煮过的鸭肉，加盖再烧10分钟，最后翻炒均匀即可装盘食用。

功效： 养胃滋阴、利水消肿。

21 蒸排骨

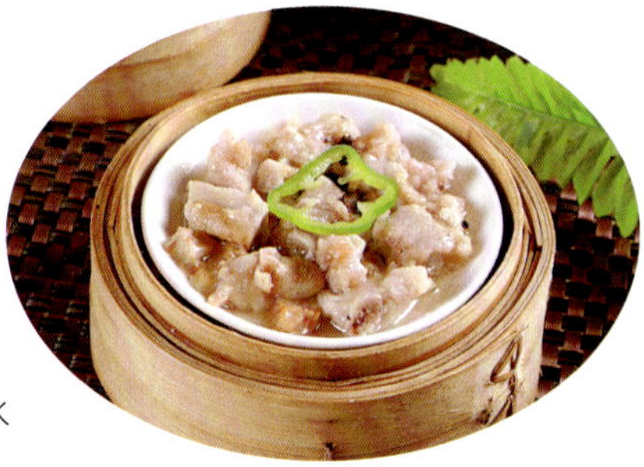

食材： 猪排骨500克，豆豉、蒜茸、白糖、水淀粉、鸡精、料酒、生抽各适量。

做法：（1）将猪排骨洗净、切块；将排骨与豆豉、蒜茸、白糖、料酒、生抽拌匀，腌制5分钟左右，再加入水淀粉搅拌均匀；

（2）取一个盘子，上面倒上油，码上腌制好的排骨；

（3）锅中水烧沸，将排骨上笼蒸60分钟即可。

功效： 本品能够和胃、除烦、解腥毒、去寒热。

22 醋溜肥肠

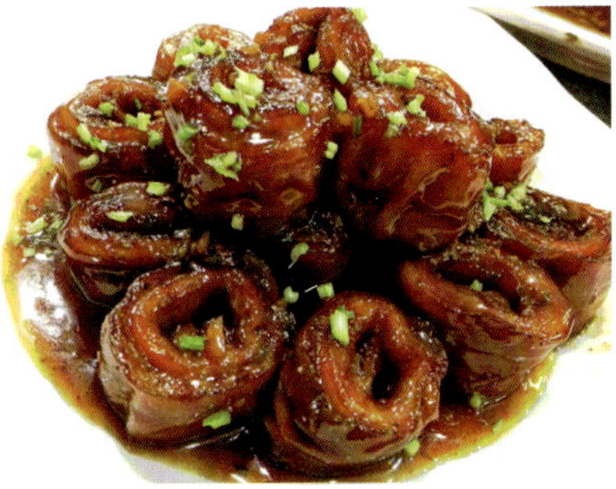

食材： 猪大肠200克，青椒、红椒、淀粉、葱、姜、蒜、料酒、酱油、味精、盐、醋各适量。

做法：（1）青红椒分别洗净、切小块；葱姜蒜切末备用；

（2）猪大肠洗净后用开水焯过，捞出洗净浮沫后再入锅继续煮至熟，捞出，切成5厘米长、2厘米宽的条，挂淀粉糊入油锅炸透，再用热油过一遍；

（3）锅中留底油，下入葱姜蒜末爆香，再烹入少许料酒、醋，加酱油、盐、味精调味，用水淀粉勾浓芡，大火收汁，放入炸大肠条、青红椒块翻炒均匀即可。

功效： 本品开胃、润肠、通便，适于夏季食用。

23 茄烧西红茄

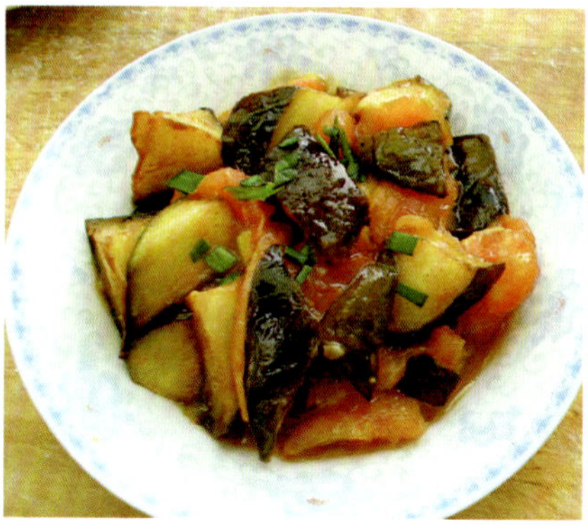

食材： 茄子100克，西红柿100克，青椒50克，葱、姜、蒜、盐、白砂糖、生抽、鸡精、香油、水淀粉各适量。

做法：（1）茄子洗净、切滚刀块；西红柿洗净、切小块；青椒洗净去籽、切块；葱姜蒜切末备用；

（2）锅中油烧热，倒入茄子翻炒，炒至茄子皮发皱变软微黄，再放入葱姜蒜末炒香，加入西红柿块继续翻炒；

（3）再加入生抽、白砂糖、盐和适量清水烧制，让其入味，烧至汤汁快干时加入青椒翻炒，淋入适量的水淀粉，加入少许鸡精、淋入香油翻炒均匀即可。

功效： 清热利尿、消食开胃，经常食用可以预防癌症。

24 香菇蒸鳕鱼

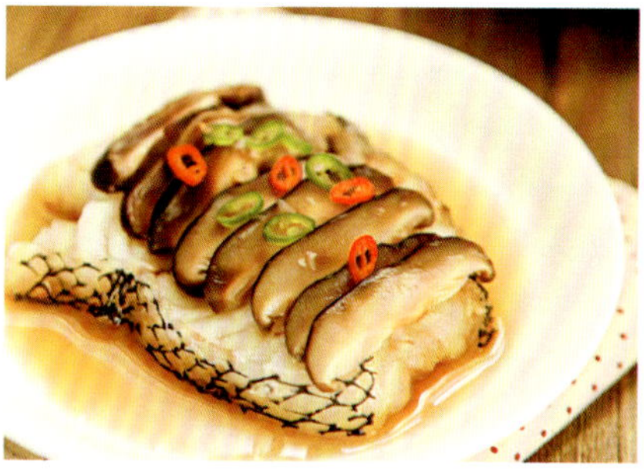

食材： 鳕鱼200克，香菇10克，小红辣椒10克，香葱、盐、料酒、蒸鱼酱油各适量。

做法：（1）鳕鱼洗净沥干水分；香菇洗净切薄片；辣椒洗净切碎，香葱切末；碗内加入蒸鱼酱油、料酒、盐，搅拌均匀，做成调味汁；

（2）把鳕鱼放入盘中，香菇片摆在鳕鱼上，均匀的浇上调味汁，放入蒸锅大火蒸6分钟，关火。撒入辣椒碎、葱末，再盖上盖用虚火蒸2分钟即可。

功效： 本品能活血、止痛、通便，尤适宜于骨质疏松人群。

夏季的养生汤品

1 胡萝卜鲫鱼汤

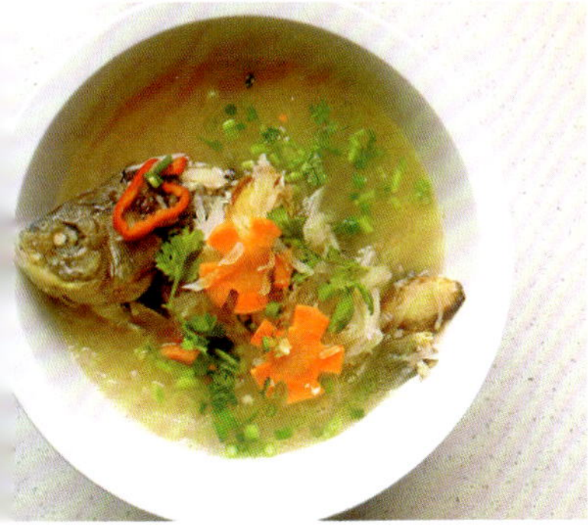

食材： 鲫鱼200克，猪瘦肉50克，胡萝卜200克，红枣10克，生姜3片，橘子皮1小片，盐适量。

做法：（1）胡萝卜去皮洗净，切厚片；红枣去核、橘子皮去白洗净；

（2）猪瘦肉洗净，切块；鲫鱼去鳞、鳃、内脏等，洗净，沥干水，下油锅稍煎黄；

（3）把全部食材放入炖锅内，大火煮沸后，中火煲2小时，加盐调味即可。

功效： 清补益气，健脾化滞。尤适用于夏季食欲不振、病后及术后体弱、饮食欠佳者。

2 南瓜绿豆汤

食材： 绿豆20克，老南瓜200克，盐少许。

做法：（1）绿豆用清水洗净，趁水气未干时加入盐少许搅拌均匀，腌制几分钟后，用清水冲洗干净；南瓜去皮、瓤，用清水洗净，切成2厘米见方的块待用；

（2）锅内加水烧开后，先下绿豆煮沸2分钟，淋入少许凉水，再煮沸，将南瓜入锅，盖上锅盖，用中小火煮沸约30分钟，至绿豆开花，加入少许盐调味即可。

功效： 清暑、解毒、利尿，生津益气。是夏季防暑最佳膳食。

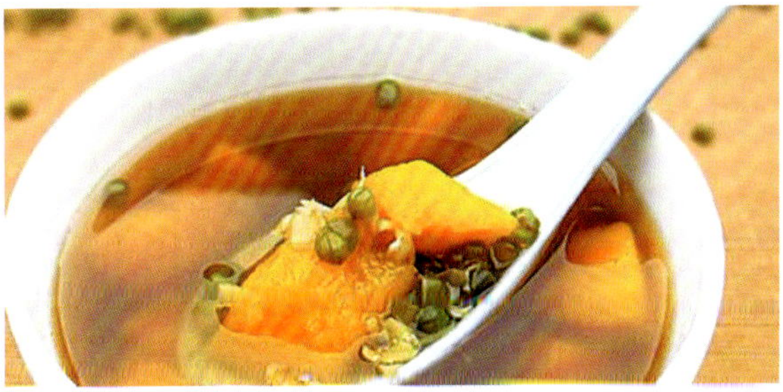

3 素三鲜汤

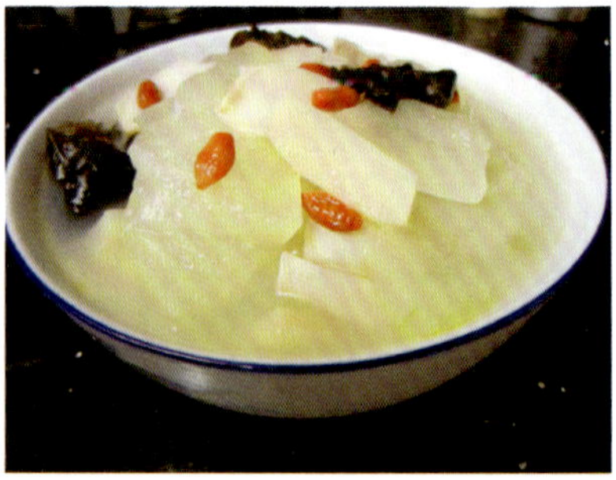

食材： 冬瓜150克，黑木耳10克，海米15克，鸡蛋1个，盐、水淀粉、味精、香油各适量。

做法：（1）将冬瓜去皮、洗净、切片；木耳（浸软）、海米洗净备用；鸡蛋打匀摊成蛋皮后切成宽片备用；

（2）锅内加适量水上火烧开，下入海米、木耳煮沸5分钟，再将冬瓜放入，开锅后撒入盐，加入水淀粉，起锅前倒入蛋皮，最后淋上香油即成。

功效： 生津除烦、清胃涤肠、滋补强身。

4 老鸭酸萝卜汤

食材： 老鸭500克，泡酸萝卜300克，老姜20克，花椒、盐适量。

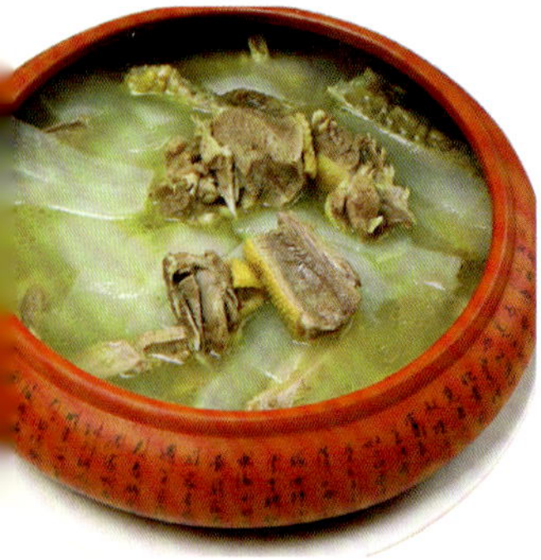

做法：（1）将鸭子洗净，取出内脏后切块；酸萝卜用清水冲洗后切片，老姜拍烂备用；

（2）锅中不放油，烧热后将鸭块倒入翻炒，待水分炒干即可；

（3）锅中水烧开后倒入炒好的鸭块、酸萝卜，加入老姜、花椒，用炖锅小火煨上两个半小时，最后加盐调味即可。

功效： 开胃生津、益气补虚、滋阴润燥。

5 绿豆海带排骨汤

食材： 绿豆30克，干海带30克，猪排骨500克，姜片、葱段、盐各适量。

做法：（1）海带用温水泡发，换几次水；绿豆洗净，温水浸泡1小时；

（2）排骨洗干净后，入沸水中焯水后捞出来冲去浮沫；

（3）锅中放入排骨、生姜、适量清水大火煮开后转小火炖半小时；

（4）将海带洗净后切成小块，和绿豆一起放至排骨汤中，小火炖至海带软烂、绿豆破壳，用适量盐调味即可。

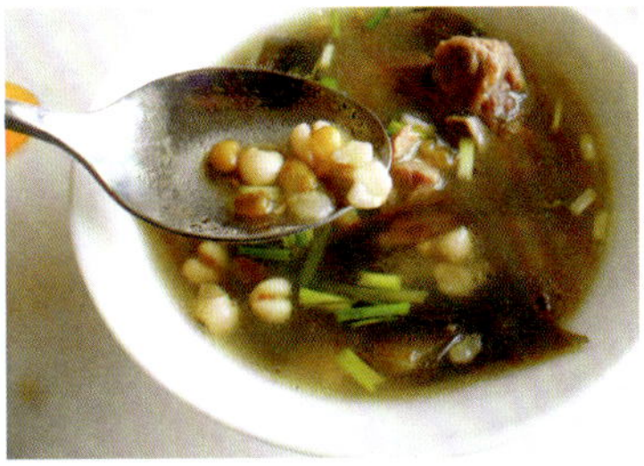

功效：清热利水，益气补虚。

6 苦蛤降火汤

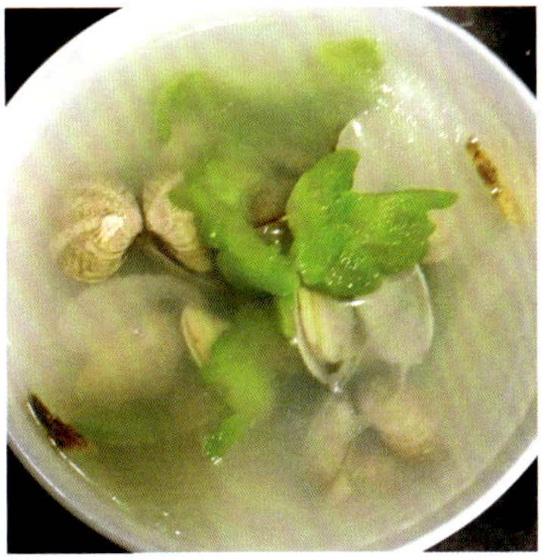

食材：苦瓜200克，蛤蜊100克，姜、葱、香油、盐各适量。

做法：（1）先将苦瓜洗净切成圈状，葱姜切丝备用；蛤蜊泡入水中，加入一点盐，使其吐沙；

（2）锅中加入冷水，放入苦瓜、姜丝，倒入洗净的蛤蜊，开大火煮沸，蛤蜊张口即可关火，加盐，最后放入葱花，淋入香油即可。

功效：滋阴润燥、利尿消肿、清热解暑，是一款夏季清火佳品。

7 皮蛋苋菜汤

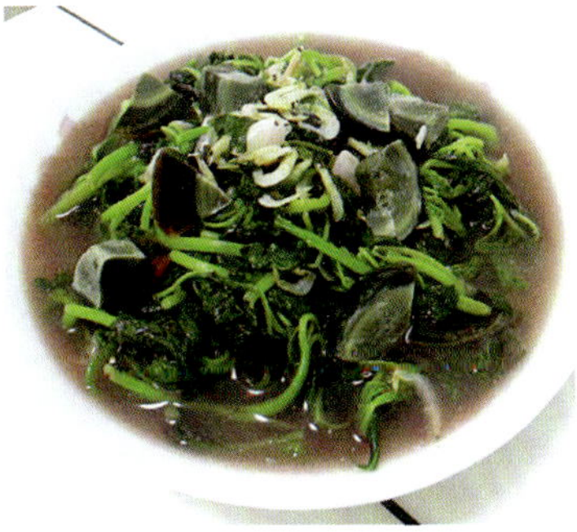

食材：苋菜250克，皮蛋100克，大蒜、姜、鸡精、盐各适量。

做法：（1）将苋菜洗净，放入沸水中焯一下，捞出；蒜切片，姜切丝，皮蛋切块；

（2）锅内油烧热，下入蒜片、姜丝爆香，放入切好的皮蛋，翻炒几下；

（3）锅内加入适量水，待煮沸后放入焯好的苋菜，盖上锅盖，煮6~8分钟，待苋菜煮软后，放入盐，鸡精调味即可。

功效：本品具有滋阴清热、除湿止泻的功效。

8 酸笋鸡皮汤

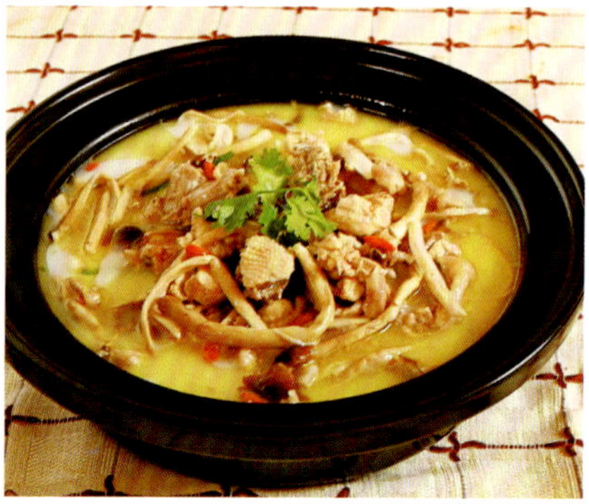

食材： 酸笋干50克，带皮鸡胸肉100克，芥菜茎10克，盐适量。

做法：（1）酸笋干用清水浸泡6小时，其间换几次水；将酸笋干放入清水或淘米水中煮20分钟，再换清水煮一次，最后把水倒掉，把酸笋干的水分挤干；

（2）将带皮鸡胸肉用刀切成薄片备用；

（3）把酸笋干和鸡胸肉片同放入水（鸡汤或骨汤为佳）中煮30分钟，然后再加入芥菜茎滚一下，加盐即可。

功效： 本品具有开胃健脾、解酒的功效，尤适于夏季食用。

9 玉米排骨汤

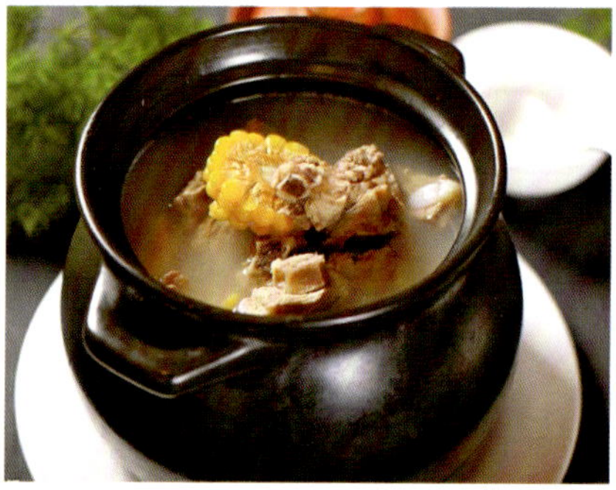

食材： 猪排骨500克，玉米棒150克，胡萝卜100克，生姜3~5片，红枣6枚，盐、味精、料酒各适量。

做法：（1）将排骨洗净、砍成块，玉米棒切段，胡萝卜去皮切块，红枣洗净备用；锅内加水，待水开时，投入排骨焯水捞出，洗净备用；

（2）将排骨、胡萝卜、玉米、生姜、红枣放入炖锅中，注入清水、少量料酒，大火煮开后，用小火煲1小时后，去掉姜，调入盐、味精再煲20分钟即可。

功效： 本品既能开胃益脾又可润肺养心，防癌抗癌，经常食用可延年益寿。

夏季的养生主食

1 甘蔗粥

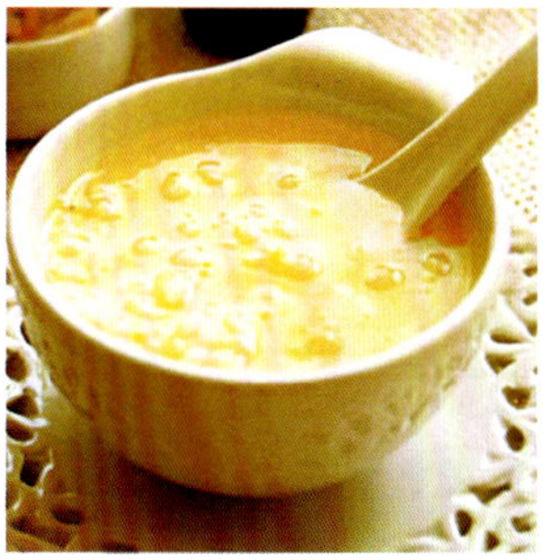

食材：甘蔗汁200毫升，高粱米50克。

做法：将高粱米淘洗干净，与甘蔗汁一同加入锅中，再加入适量的清水，煮成薄粥即可。

功效：补脾消食、清热生津。

2 西丝粥

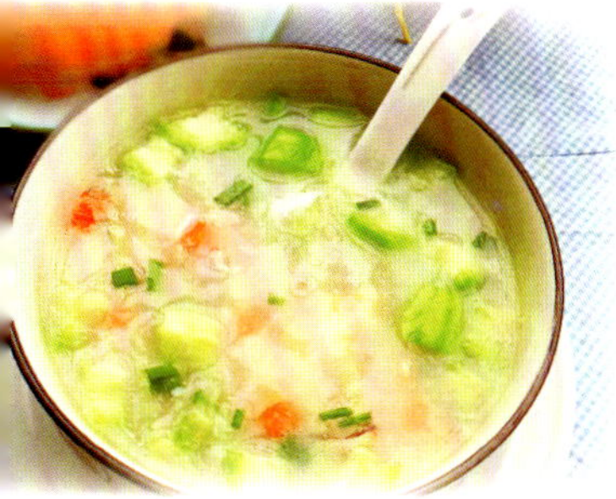

食材：西红柿50克，丝瓜50克，粳米50克，葱姜末、盐、味精各适量。

做法：（1）丝瓜洗净去皮、切小片，西红柿洗净、切小块备用。

（2）粳米洗净放入锅内，倒入适量清水置火上煮沸，改小火煮至八成熟，放入丝瓜、葱姜末、盐煮至粥熟，最后放西红柿、味精稍炖即成。

功效：清热化痰、生津除烦。

3 荷莲粥

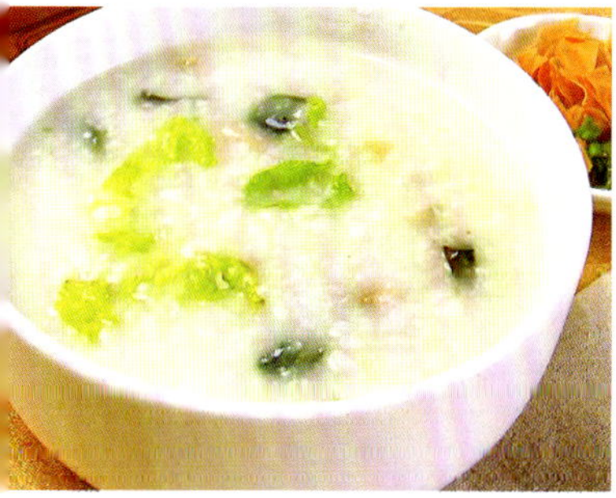

食材：新鲜荷叶50克，莲子5克，大米50克，冰糖适量。

做法：（1）将大米淘洗干净，浸泡20分钟；

（2）莲子洗净，跟大米一起放入锅中，加入适量水和冰糖，煮熟；

（3）荷叶洗净、切小片，盖在煮熟的莲子粥上，再盖上锅盖，焖15～20分钟即可。

功效：本品具有清热解毒、凉血止血、解暑安神的功效。

4 西红柿鸡蛋面

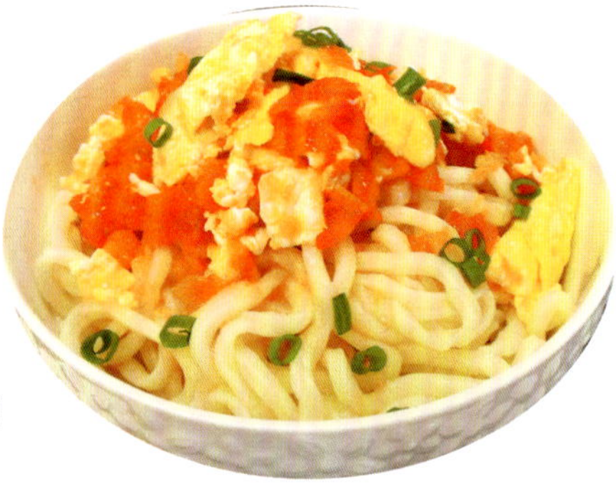

食材：西红柿50克，鸡蛋1只，面条100克，葱花、盐、味精各适量。

做法：（1）将西红柿洗净，用开水烫一下，剥去皮，切片，备用；鸡蛋打入碗中，用筷子充分打搅，使鸡蛋起泡；

（2）锅中油烧热，下入葱花炒香，倒入鸡蛋液，用筷子向一个方向拨动，让蛋凝成蛋块，盛出；

（3）锅中倒入少量油，烧热后将西红柿倒入锅中炒烂，再将蛋块倒入，翻炒几下，加盐、味精，倒入碗中；

（4）将面条加适量盐煮熟，捞入碗中，浇上西红柿鸡蛋拌匀即可；

功效：美容护肤、健脑益智、生津止渴补虚。

5 生姜饼

食材：生姜30克，面粉100克，红枣、葡萄干各适量。

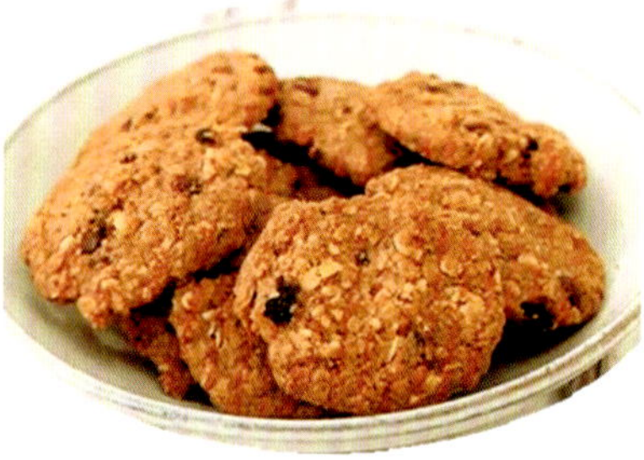

做法：（1）生姜洗干净，刮去外皮、切成小块，放入搅拌机中，加一点水，搅拌成姜蓉，将干净纱布铺在碗上，把打好的姜蓉倒入，用纱布过滤掉渣子，滤出姜汁待用；红枣去核切碎，葡萄干切碎，备用；

（2）将姜汁倒入面粉中，揉成面团，再将切好的枣碎和葡萄干碎揉入面团中，揉匀即可，将揉好的面团分成小份，捏成小饼状，放入盘中，上蒸锅蒸20分钟即可。

功效：生姜具有散寒暖胃祛湿的功效，加上红枣、葡萄干又能健脾益气，故本品用于平时脾胃虚弱，又因贪凉或过食冷饮等，使得脾胃有寒者有良效。

6 南瓜饼

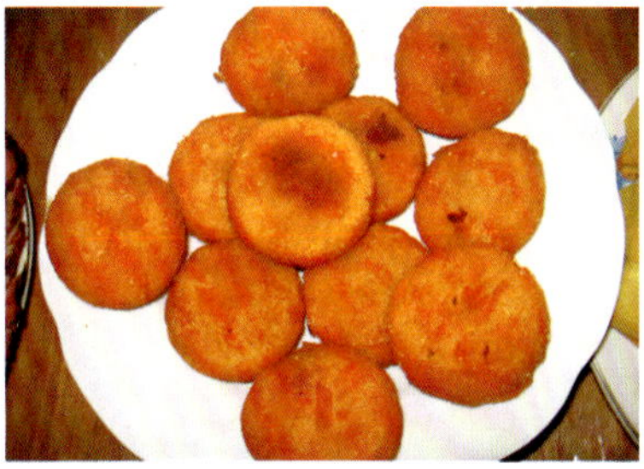

食材： 南瓜100克，糯米粉100克，白砂糖20克。

做法：（1）将南瓜去皮、洗净、切片，大火隔水蒸10分钟取出；将蒸熟的南瓜趁热用勺子压成南瓜泥，并拌入适量白糖；

（2）将南瓜泥和糯米粉以1：1左右的比例，拌匀活成面团，把面团分成若干小块，揉圆，把面团压扁，制成小饼状；

（3）平底锅放少许油，将南瓜饼煎至两面金黄即可。

功效： 本品具有补中益气、健脾和胃的功效，是夏季脾胃保健佳品。

7 红玉饺

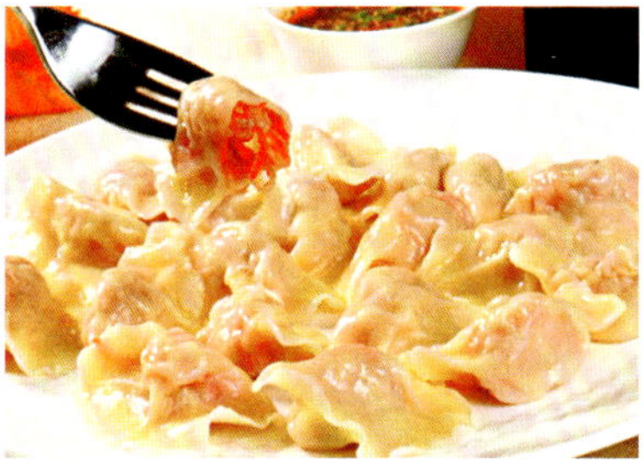

食材： 西红柿100克，鲜玉米粒30克，香菇5克，鲜虾仁20克，猪肉馅100克，鸡蛋2个，香葱、生姜、香油、白胡椒粉、生抽、盐、鸡精各适量。

做法：（1）将西红柿顶部用刀划十字，入开水中烫一下，撕去外皮，切成小丁；香菇洗净切粒，玉米掰成粒，葱姜各切末备用；鲜虾剥皮，去头、虾线，切成1厘米左右的丁备用；

（2）将西红柿放入锅内，置火上稍微熬煮，直至水分挥发变黏稠即可；

（3）将鸡蛋打散，另起锅炒熟，边炒边用铲子划散成小块，铲出；

（4）将猪肉馅、鲜虾丁、玉米粒、鸡蛋块、香菇粒与熬好的西红柿一起混合，向其中加入香油、白胡椒粉、葱姜末、生抽、盐、鸡精拌匀制成馅料；

（5）将调制好的馅料置冰箱冷冻5分钟，取出包成饺子，下锅煮熟即可。

功效： 夏季食用有开胃生津，益气补虚之功。

8 菠萝饭

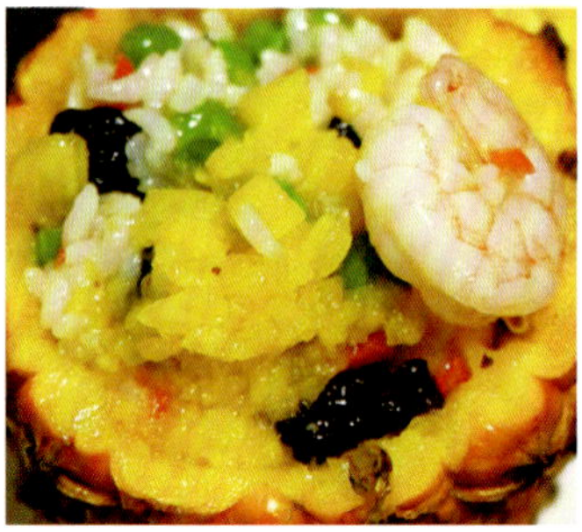

食材：米饭（蒸熟）100克，鲜菠萝1个，鸡蛋1个，青、红椒各3克，洋葱20克，鲜虾仁20克，葡萄干、熟腰果仁各少许，蚝油、植物油、盐、鸡精各适量。

做法：（1）将新鲜菠萝洗净、切半，用小刀将其肉挖出，切成小丁浸入盐水，保留1/2个菠萝壳做容器；将青红椒洗净、切丁；洋葱洗净、切碎；鸡蛋打入碗中，搅散成液；

（2）锅中油烧热，倒入鸡蛋液，炒成鸡蛋碎，盛出备用；虾仁过开水烫熟；

（3）锅内留底油，待热后依次放入洋葱碎、青红椒丁，翻炒片刻后，加入米饭，炒匀，向锅中加入鸡蛋碎、菠萝丁、葡萄干、虾仁炒匀，放入盐、蚝油、鸡精调味；

（4）最后将炒好的菠萝饭盛入菠萝碗中，撒上熟腰果仁即可。

功效：本品具有清热生津，消食开胃，养颜瘦身的功效，为夏令医食兼优的时令食品。

9 皮蛋瘦肉粥

食材：大米50克，皮蛋1个，猪瘦肉50克，油条1根，香葱、生姜、香菜、香油、胡椒粉、盐、味精各适量。

做法：（1）皮蛋剥壳，每个切成等大的8瓣；大米淘洗干净，拌入少量植物油；生姜洗净切丝，香葱洗净切成葱花，香菜切末备用；

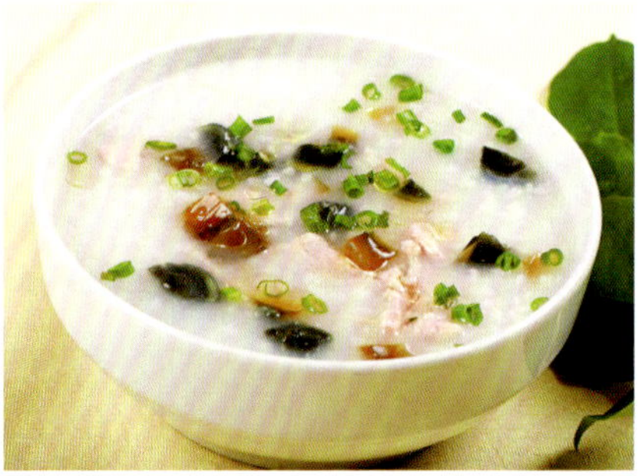

（2）猪瘦肉洗净沥干水，用盐腌3小时至入味，再放入蒸锅蒸20分钟取出切片；将油条切小段，放入热油锅中，以小火炸约30秒至酥脆后，捞起沥油；

（3）将大米放入粥锅，加水煮开，转中火煮约30分钟后，向粥中放入皮蛋、瘦肉片、生姜丝及其余调味料一起煮开后，再继续煮几分钟即熄火，食用前加入油条及香菜、葱花、胡椒粉即可。

功效：本品能滋阴益气，泻热清肠、醒酒。尤适于夏季食用。

10 素凉面

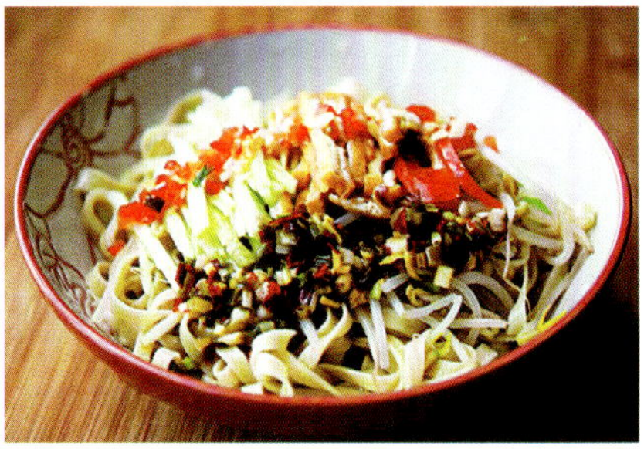

食材：面条（生）100克，黄瓜20克，绿豆芽30克，盐、醋、蒜、生抽、小葱、植物油各适量。

做法：（1）面条放入沸水中，煮熟捞出，放冰水中过凉，凉透后沥干，加入花椒油拌匀；

（2）将黄瓜洗净切丝，绿豆芽洗净开水中焯熟，蒜捣茸备用；

（3）将黄瓜丝、绿豆芽放入已凉透的面中，再加入盐、醋、蒜蓉、酱油、植物油即可；

功效：本品为炎热夏季开胃、通便佳品（蔬菜可以根据个人喜欢更改，多为夏季时令蔬菜）。

11 绿豆莲心粥

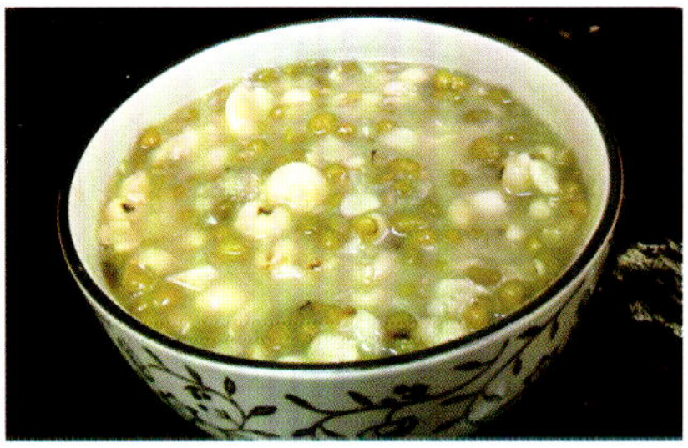

食材：绿豆10克，莲子心3克，大米50克，蜂蜜20克。

做法：（1）将绿豆、大米去杂，洗净；莲子心洗净，备用；

（2）锅内加水适量，放入绿豆、大米、莲子心煮粥，熟后调入蜂蜜即成。

功效：清热解毒、降压明目、利尿消肿等功效，可用于治疗高血压、暑热、便秘、夜盲症、小便赤热诸症。

夏季的养生茶酒

1 双西汁

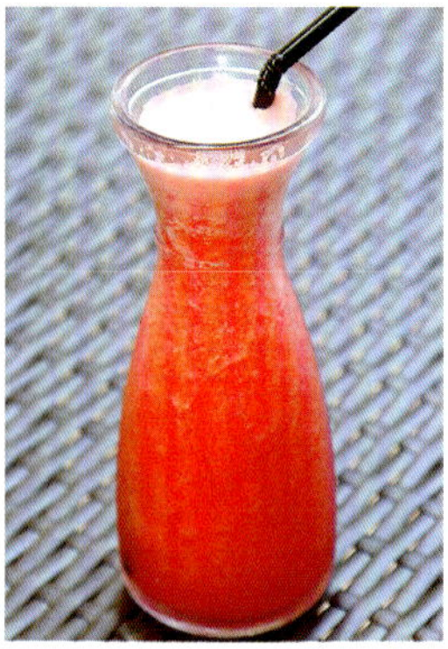

食材：西红柿100克，西瓜100克。

做法：（1）将西瓜洗净，去皮、去籽，取瓤，切成小块；

（2）西红柿洗净，用沸水冲烫片刻后去皮、去籽，切成小块；

（3）将西瓜瓤、西红柿一起放入到榨汁机中榨汁即可。

功效：清热消暑，生津止渴。可作为夏日消暑常备饮品。

2 绿豆茶

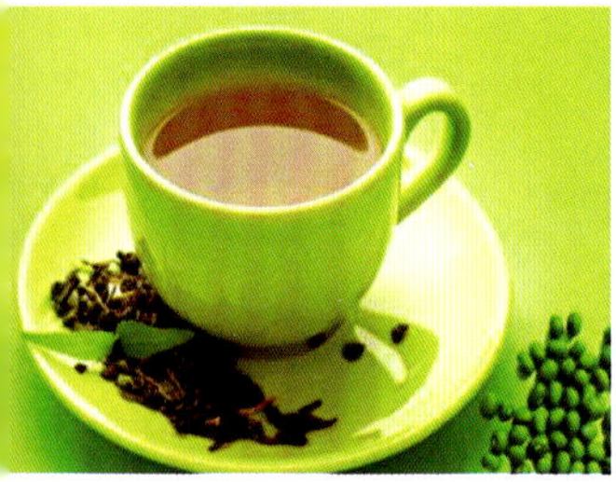

食材：绿豆10克，绿茶3克。

做法：（1）将绿豆洗净，放入锅中，加适量水，大火煮沸，转中火煮至绿豆破壳，取其汤汁；

（2）将绿茶放置杯中，以绿豆汤冲泡5分钟即可饮用。

功效：清热解毒，解暑生津的功效，尤适于夏季清解暑热、宁心定神。

3 姜奶

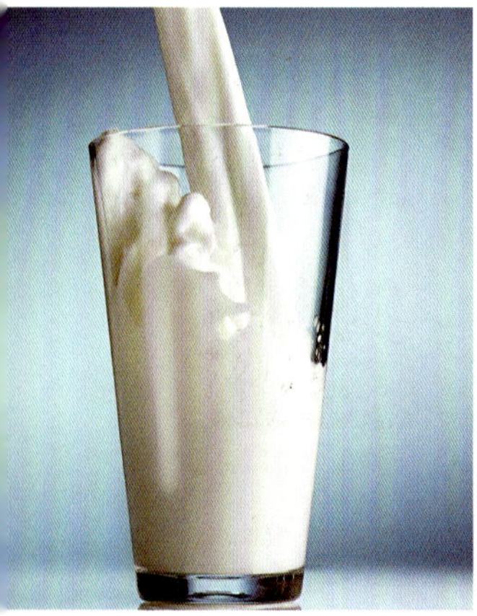

食材：牛奶150毫升，老姜汁20毫升，白砂糖适量。

做法：（1）老姜去皮，擦碎，挤出姜汁；

（2）牛奶加糖，加热到80℃，立即冲入姜汁中，静置3分钟，趁热食用。

功效：驱湿散寒、暖身健胃。适宜于脾胃虚寒体质人群夏日防止寒凉伤害。

4 二瓜饮

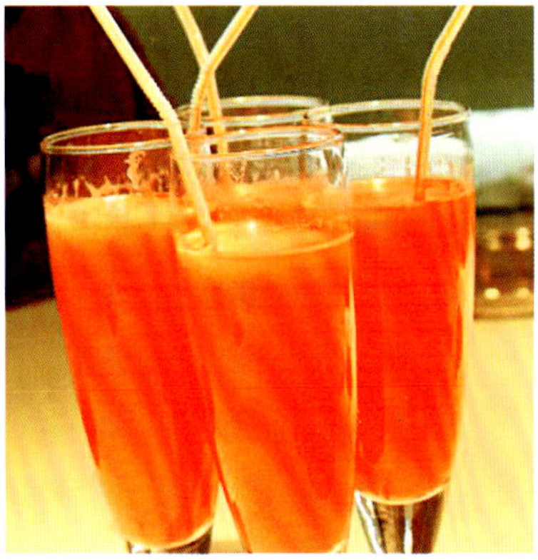

食材： 西瓜200克，冬瓜（带皮）200克。

做法： 将西瓜、冬瓜（带皮）洗净，切成小块，同放入搅汁机榨成汁即可。

功效： 本品西瓜搭配冬瓜，具有清热生津、利水消肿的功效。对于夏日湿热蕴结的发热、水肿、腹泻等有辅助治疗作用。

5 梨苹汁

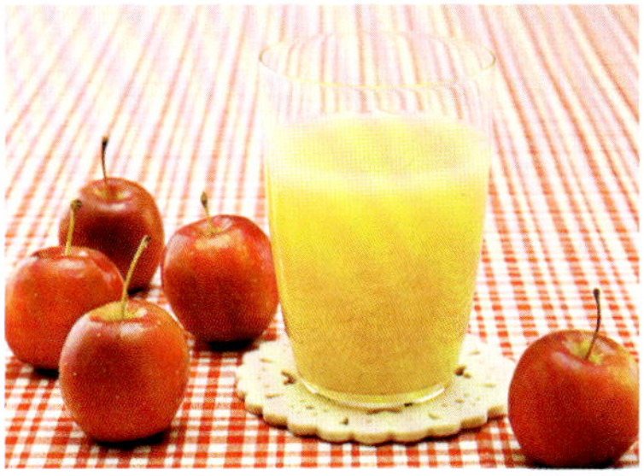

食材： 梨100克，苹果100克，白糖适量。

做法： 将苹果、梨去皮，去核，切成小块，同放入搅汁机榨成汁，加入白糖调味即可。

功效： 炎热夏季汗出量多，应多喝新鲜果汁，本品有解暑生津除烦的功效。

6 绿蜂饮

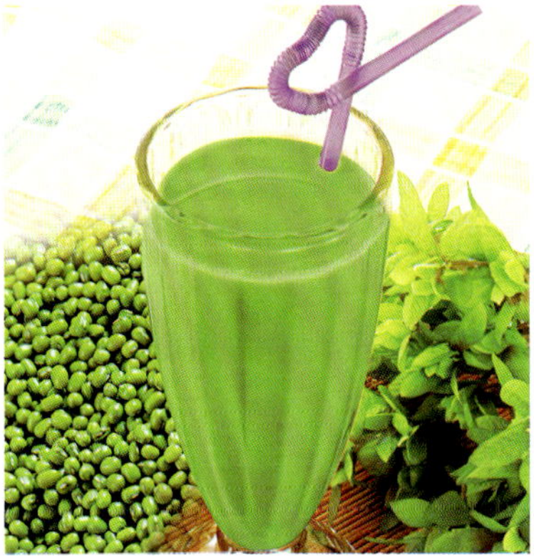

食材： 绿豆30克，蜂蜜30克。

做法： 将绿豆淘洗干净，放入锅中，加水适量，大火煮开后，转小火煮至绿豆破壳，取其汁，调入蜂蜜即可。

功效： 清热解毒，生津润肺。对于夏季的咳嗽，大便干燥有一定辅助作用，也可作为夏日消暑常备饮品。

7 酸梅酒

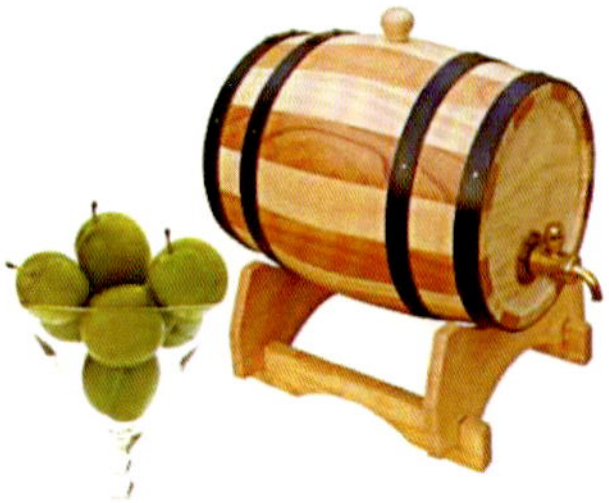

食材： 酸梅100克，冰糖100克，米酒1000克。

做法：（1）将酸梅洗净，入沸水氽烫一下，然后晾干表面水分备用；

（2）将酸梅、冰糖先放入空瓶中，然后倒入米酒，密封，半个月后即可饮用，每次50毫升。

功效： 本品不仅能开胃健脾，帮助消化，还能清泻肝火，对患有高血压的人群也有好处。

8 桑椹酒

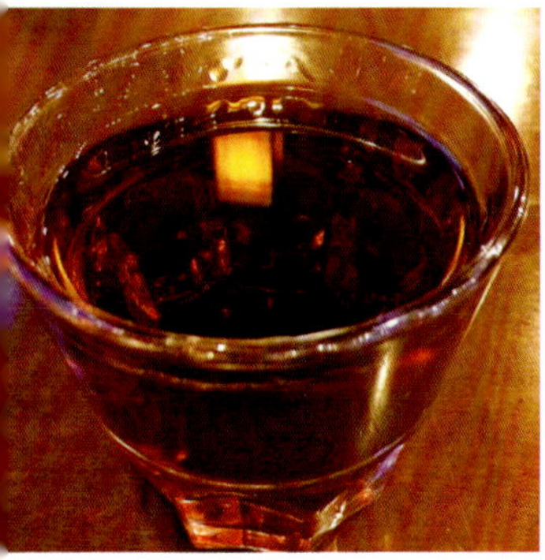

食材： 鲜桑椹500克，糯米600克，酒曲末适量。

做法：（1）将桑椹洗净、捣烂取汁；

（2）将桑椹汁入锅煮沸，待其冷却，与糯米、酒曲末混合，拌匀；

（3）将上述食材盛入瓮中，密封发酵半月，待熟后，滤取酒汁即可。

功效： 补肝益肾、养血通络、聪耳明目、益寿延年，为夏季养生佳品，每次50毫升。

夏季特殊人群的养生饮食

1 红豆虾仁

食材： 虾50克，西红柿100克，豌豆30克，鸡蛋清1个，大葱、姜、盐、味精、料酒、白砂糖、淀粉、各适量。

做法：（1）将虾去皮、头、尾，放碗内加盐、料酒拌匀，加蛋清、水淀粉上浆；西红柿用水烫后剥皮，去籽，切丁；葱姜切末；将豌豆入锅煮15分钟捞出；

（2）锅中油烧热，放入虾仁翻炒，肉色变白即铲出；锅

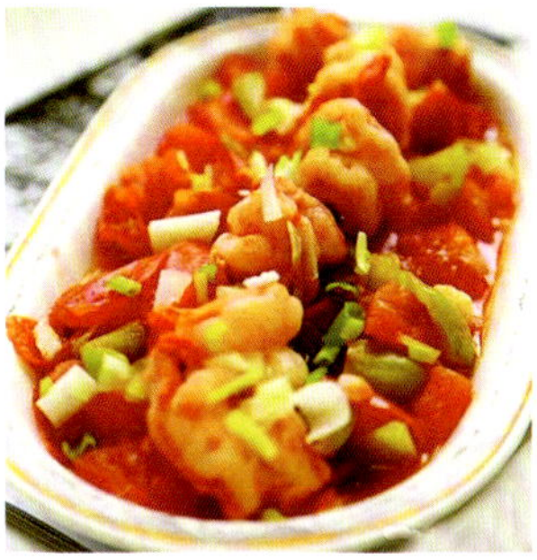

内留底油下入葱姜末炒出香味，加入西红柿丁煸炒，随即加入盐、味精、白糖、虾仁，用水淀粉勾稀芡，加入熟豌豆炒匀即可。

功效：开胃生津补虚，尤适于食欲不佳的孕妇及年老体弱者食用。

2 鲜菇鸡块

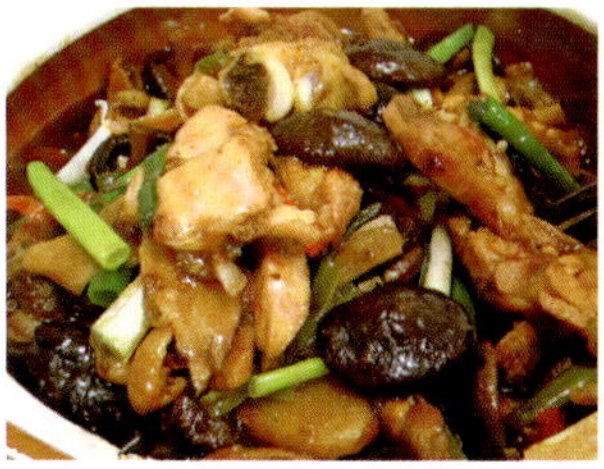

食材：鸡肉100克，鲜蘑菇100克，蚝油、盐、味精、胡椒粉、大葱、姜、淀粉各适量。

做法：（1）将葱、姜捣烂，调入料酒和少许清水，取其汁；蘑菇洗净、切片；

（2）将鸡肉洗净、切块，用葱姜汁、胡椒粉、盐腌制，用适量清水、蚝油、味精、盐、水淀粉调成汁备用；

（3）锅内放入油烧至五成热时，将鸡块下入油锅烧煎，捞出沥油；锅内留底油，下入蘑菇翻炒至熟，再倒入鸡块和调味汁，翻炒均匀即可。

功效：本品具有清热润肠、健脾养胃的功效，尤适于大便干燥的孕妇及年老体弱者食用。

3 地瓜饺

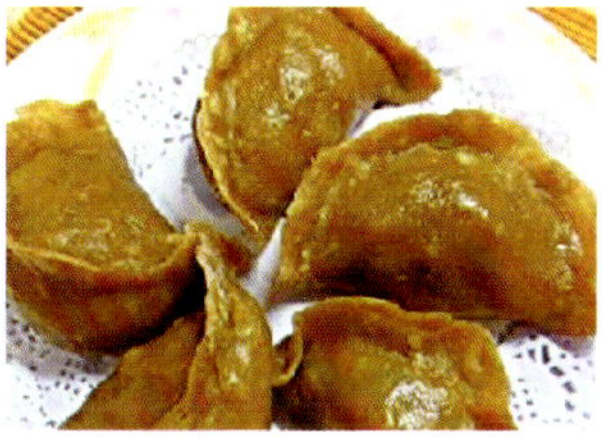

食材：猪里脊肉500克，四季豆300克，黑木耳100克，面粉300克，地瓜面（甘薯粉）200克，大葱、姜、酱油、盐、味精各适量。

做法：（1）将猪肉洗净、切丁，锅中油烧热，下入葱姜末爆香，放入猪肉丁与适量酱油炒熟备用；黑木耳洗净后切末；四季豆煮熟后切细末，与肉丁、木耳末、盐、味精、植物油搅匀成馅；

（2）将200克面粉与地瓜粉加入开水和匀，饧1个小时，制成烫面团；然后将剩余100克面粉用凉水和匀，再与烫面一起和匀，做成20个剂子，擀成皮，包上肉馅，捏上褶子成蒸饺，入笼蒸熟即可食用，每次50～100克。

功效：健脾、益气、滋阴，尤适于儿童、老人食用。

4 四色豆腐

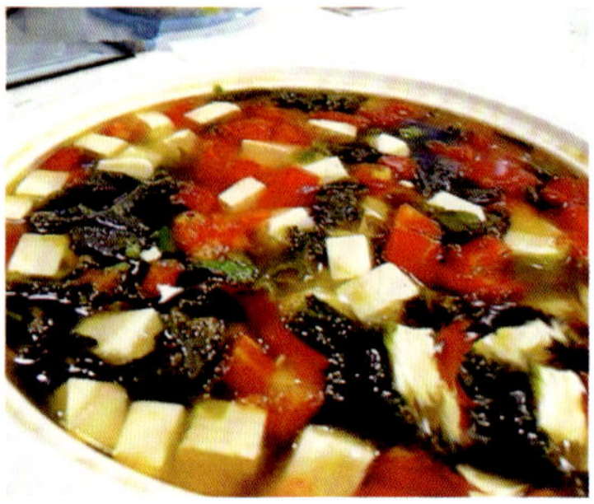

食材： 豆腐100克，四季豆50克，西红柿50克，水发黑木耳20克，盐、味精、葱末各适量。

做法：（1）将豆腐、四季豆、西红柿、黑木耳均洗净、切丁；

（2）锅内加水烧开，将豆腐、四季豆、西红柿、黑木耳下入锅中一同煮至熟；

（3）最后将葱末、盐、味精加入锅内，搅拌均匀即可。

功效： 本品具有生津止渴，健脾化湿，清暑解毒的功效，且口味清淡，易于消化，尤适于老人、幼儿食用。

5 木耳蒸鸭蛋

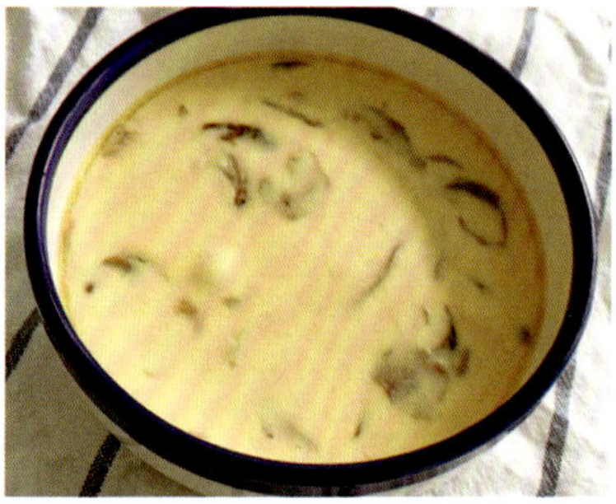

食材： 水发黑木耳5克，鸭蛋1个，冰糖10克各适量。

做法：（1）将黑木耳洗净、切碎；鸭蛋打入碗中，搅散成液；

（2）蛋液中加入黑木耳碎、冰糖，加少许水，搅拌均匀后，隔水蒸熟即可。

功效： 滋阴、润肺、清热，是幼儿（分二次服用）夏季清补佳品。

6 凉拌茼蒿

食材： 茼蒿200克，酱油、盐、味精、香油各适量。

做法：（1）茼蒿洗净、切段，放入沸水锅中汆烫片刻即可捞出，晾凉，盛入盘中备用；

（2）取一小碗，倒入酱油、盐、味精、香油拌匀，将调味汁淋在茼蒿上拌匀即可。

功效：调胃健脾、降压补脑。对咳嗽痰多、脾胃不和、记忆力减退、习惯性便秘均有较好的疗效，也适合冠心病、高血压患者食用。

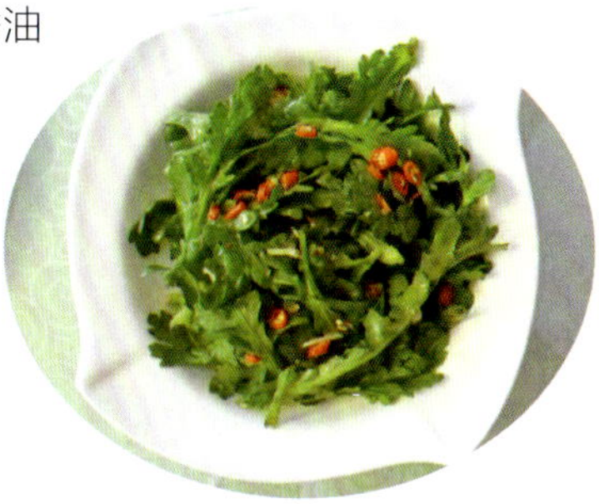

六 夏季常见疾病的食疗

夏季感冒

1 姜丝鸭蛋汤

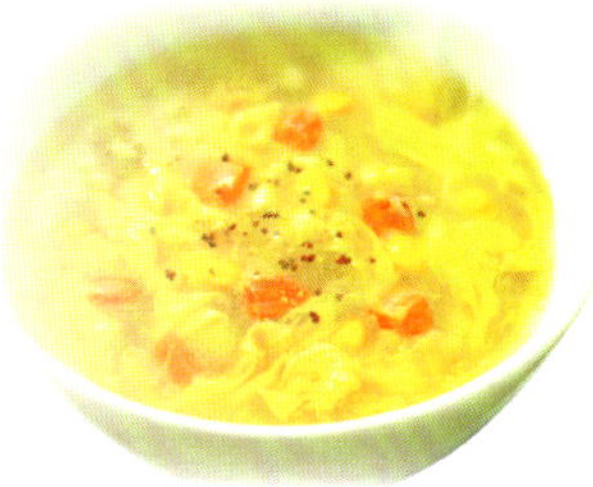

食材：生姜30克，鸭蛋2个，白酒20毫升。

做法：（1）生姜洗净去皮，切成丝，加水200毫升煮沸；

（2）鸭蛋去壳打散，倒入生姜汤中，搅匀，再加入白酒，煮沸即可。

功效：益气补肺、清暑利湿、解表散寒，适宜于夏季暑湿夹寒感冒的饮食调理。

2 葱豉汤

食材：葱白30克，淡豆豉10克（未拌入盐的豆豉），盐适量。

做法：用水200毫升，加入淡豆豉煮沸2～3分钟，之后加入葱白、盐即可出锅。趁热服用，服后盖被取汗。

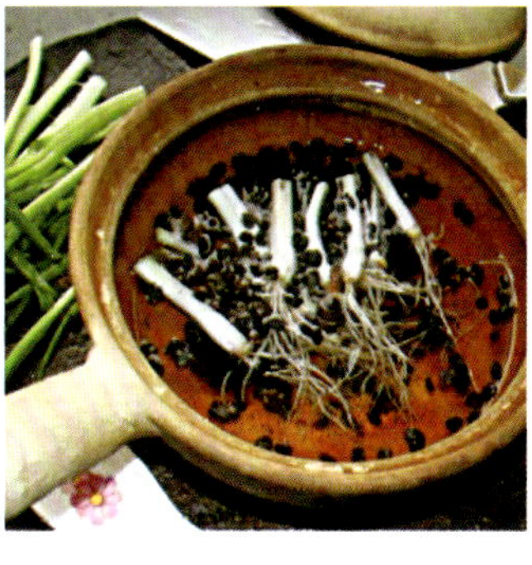

功效：益气滋阴，发汗祛湿，通阳解表，适宜夏季淋雨或游泳后感冒，也可以用于空调病的饮食调理。

3 冰糖鸡蛋饮

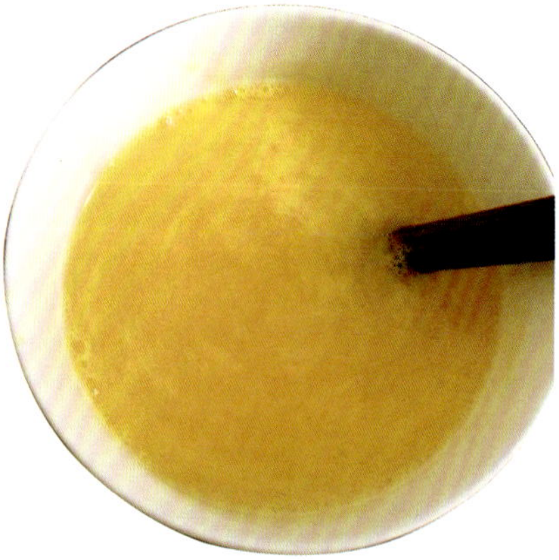

食材： 鸡蛋1个，冰糖10克。

做法： 将鸡蛋打破，用捣碎的冰糖混合调匀，临睡前用开水冲服。

功效： 适用于阴虚风热感冒伴咽喉肿痛症状人群的饮食调理。

4 青果萝卜汤

食材： 鲜青果10克，白萝卜100克。

做法： 先将白萝卜洗净切片，鲜青果洗净后，用刀在果上划数条深痕，一起放入锅内，加水适量，煎煮20分钟即可。代茶频饮。咽痛患者可待药汁凉后含漱。

功效： 理气消食，清热解毒，可以作为解暑热交蕴之症的饮食调理。

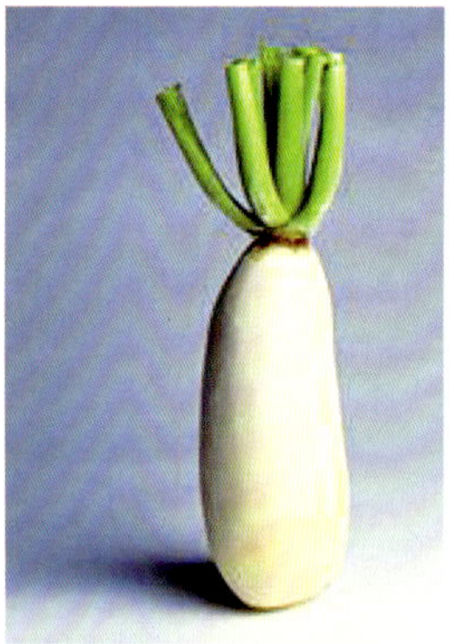

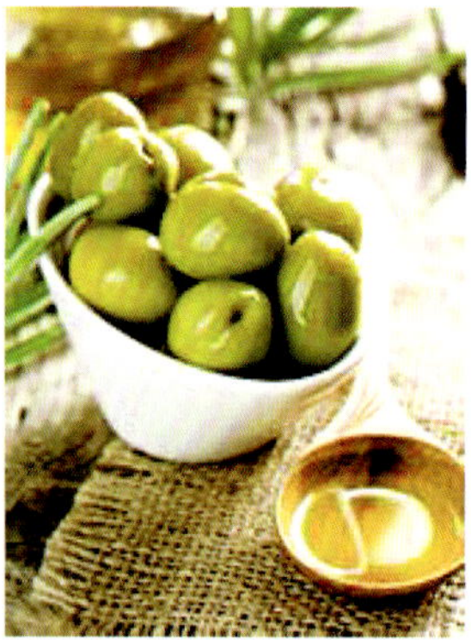

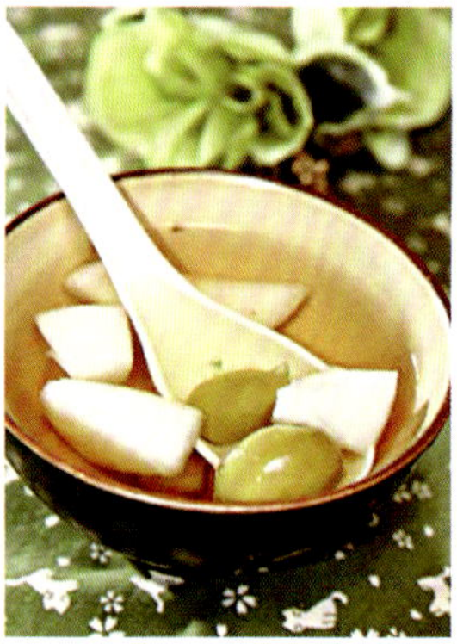

中暑

1 绿红清暑汤

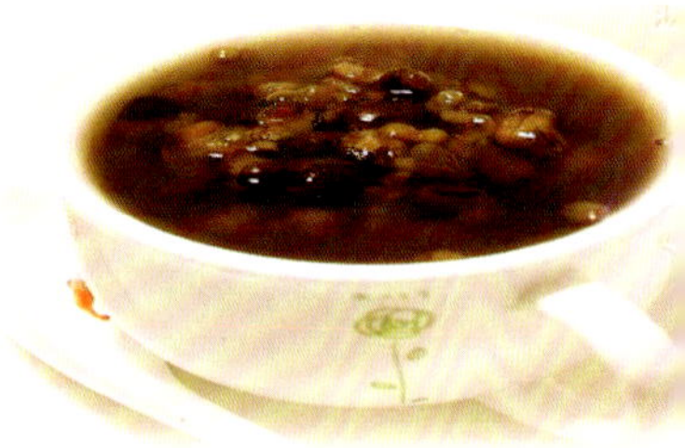

食材： 绿豆20克，红豆20克，冰糖10克。

做法： 将绿豆、红豆分别洗净，置砂锅中，加水适量，煎煮至豆子熟烂即成，食前加入冰糖。

功效： 清热解毒，消暑利尿。可作为预防中暑的常备饮品。

2 甘荸饮

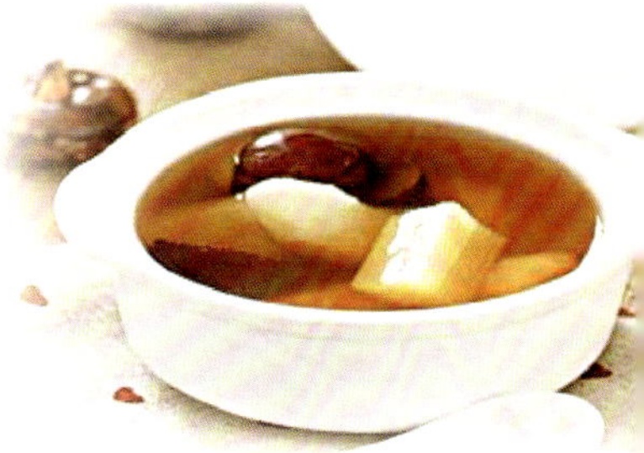

食材： 甘蔗100克，荸荠100克。

做法：（1）将甘蔗洗净、去皮、切段，荸荠洗净、去皮、拍碎；
（2）锅中加入适量清水，放入甘蔗、荸荠煮约1小时，即可取汁饮用。

功效： 清热解暑，生津除烦。

3 苦瓜排骨汤

食材： 苦瓜150克，排骨300克，生姜、盐各适量。

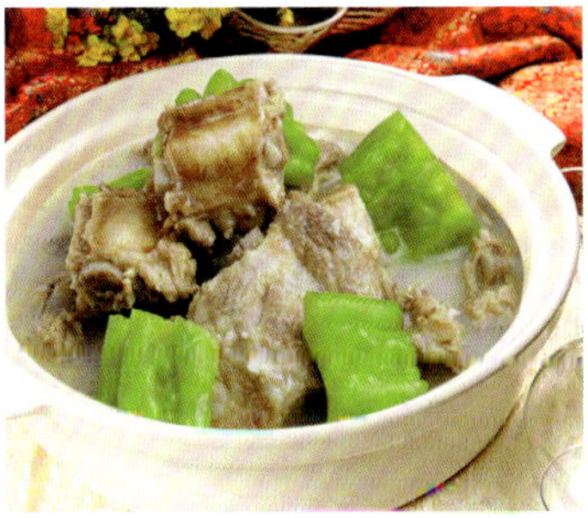

做法：（1）排骨洗净切块，焯水捞出备用；苦瓜洗净切块；生姜切片；
（2）锅中加入适量清水，放入姜片、排骨，大火烧开后，转小火炖30分钟；
（3）再放入苦瓜炖20分钟，放入盐调味即可。

功效： 清热祛暑，益气止渴。

4 冬荷瘦肉汤

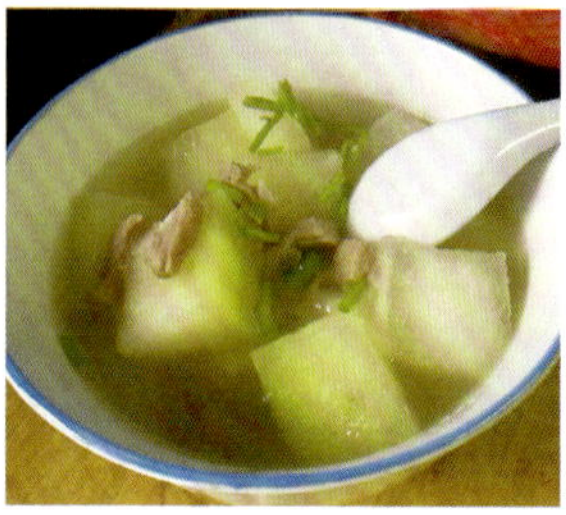

食材：冬瓜100克，新鲜荷叶50克，猪瘦肉50克。

做法：（1）将冬瓜、荷叶、猪瘦肉均洗净、切片；

（2）把全部食材一起放入锅内，加清水适量，大火煮沸后，小火煮约1小时，至肉熟，最后加盐调味即可。

功效：清暑解毒，利湿和中。

5 凉拌西瓜皮

食材：西瓜皮150克，大蒜、红椒、盐、白砂糖、醋、鸡精、香油各适量。

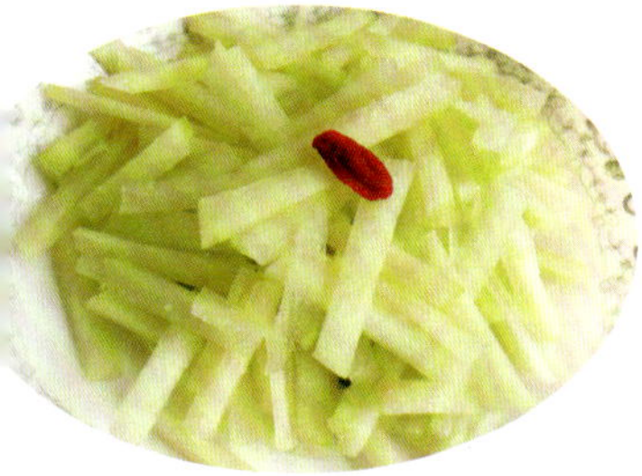

做法：（1）将西瓜皮洗净，削去外皮及瓤，切成薄片；红椒洗净、切丝，大蒜剁成泥；

（2）将红椒丝、蒜泥放入一个小碗中，加适量凉白开，调入盐、醋、白糖、鸡精和香油制成调味料；

（3）将西瓜皮倒入盘中，浇上调味料搅拌均匀即可食用，放入冰箱冷藏后口感更佳。

功效：清暑除烦、解渴利尿，是夏季解暑佳品。

6 瓜皮山楂汤

食材：西瓜皮50克，山楂10克，白砂糖适量。

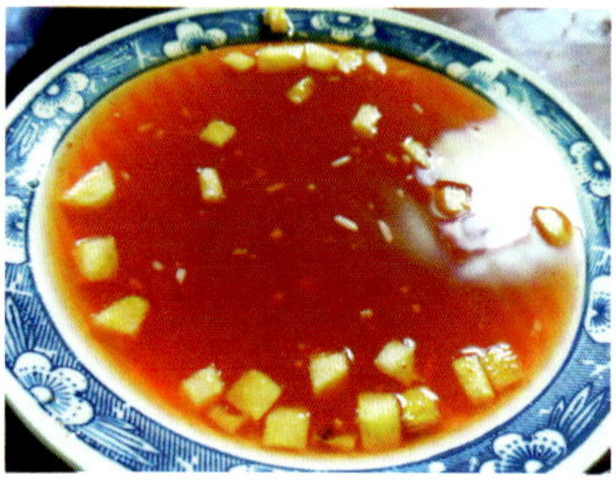

做法：（1）将西瓜皮洗净，削去外皮及瓤，切块；山楂洗净、切片；

（2）锅中倒入适量清水，放入西瓜皮、山楂片，煮沸后，转成中小火慢慢炖至西瓜皮软烂，出锅前加入白砂糖调味即可。

功效：生津止渴，解暑除湿。

急性胃肠炎

1 绿苋汤

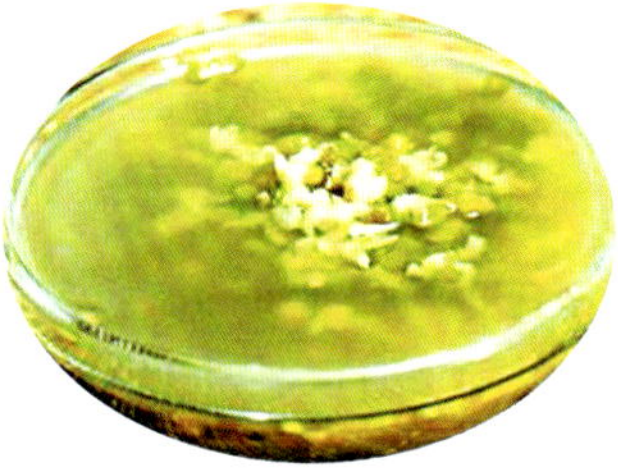

食材： 新鲜马齿苋100克，绿豆20克，白砂糖适量。

做法：（1）将新鲜马齿苋洗净、切碎，绿豆洗净；

（2）将马齿苋与绿豆一同加入锅中炖至熟烂，最后加入白糖调味即可。

功效： 清热、利湿、止泻。

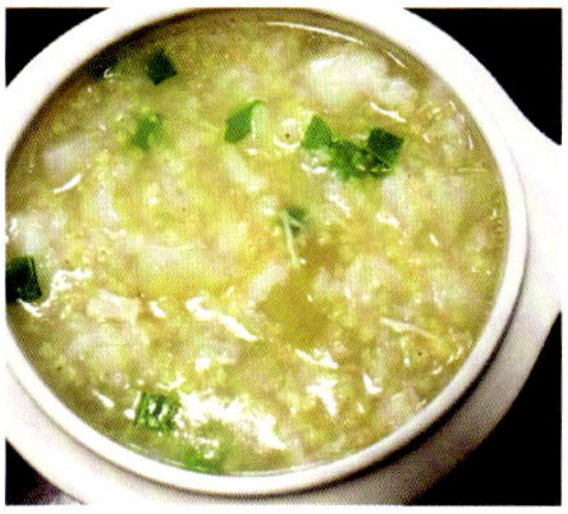

2 冬瓜粥

食材： 冬瓜100克，粳米50克。

做法：（1）将冬瓜连皮洗净、切成小块；粳米淘洗干净；

（2）将冬瓜同粳米一起置于砂锅内，一并煮成粥即可。

功效： 清热解毒，消暑利湿。

3 大蒜炖肚条

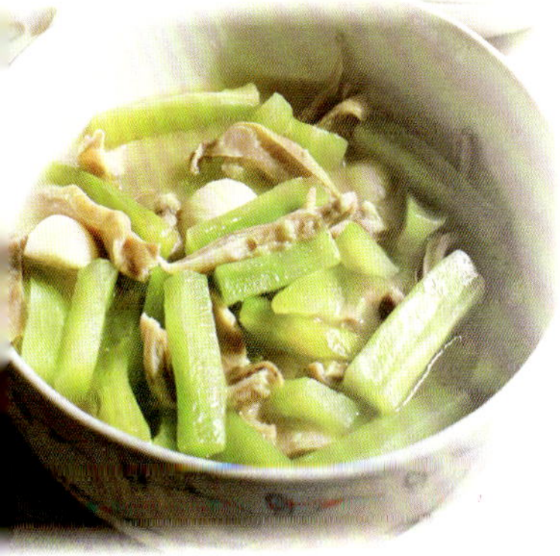

食材： 猪肚100克，大蒜100克，葱、姜、料酒、盐各适量。

做法：（1）将猪肚洗净，大蒜分瓣、去皮；锅中加入清水、少量料酒，煮沸后下入猪肚焯水捞出；

（2）将葱切段、姜切片，同猪肚共放入炖锅中，加入适量水，水沸后中火炖30分钟左右，然后放入大蒜，中火继续煲30～50分钟；

（3）捞出猪肚，切条，再放入汤里，最后放盐调味即可。

功效： 温中健脾，补虚止泻。适合寒凉伤脾胃的人食用。

4 玉豆粥

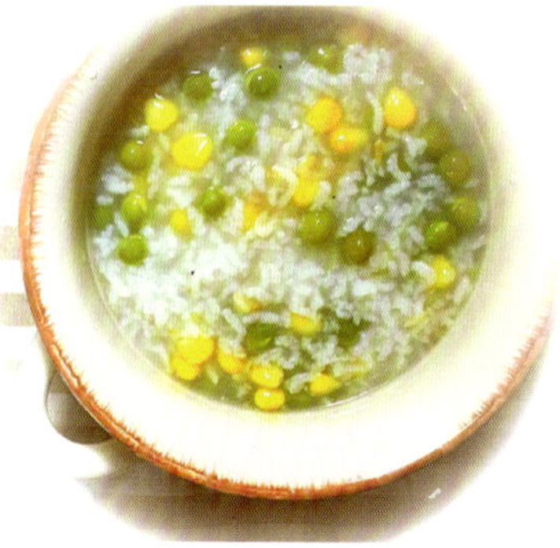

食材： 玉米粒20克，四季豆100克，粳米100克，盐适量。

做法：（1）将四季豆择洗干净、切粒，玉米粒洗净；粳米淘洗干净，用冷水浸泡半小时，捞出，沥干水分；

（2）锅中加入适量水，将粳米放入，用大火烧沸后加入四季豆粒、玉米粒；

（3）再改用小火熬煮成粥，以盐调味，再稍焖片刻，即可盛起食用。

功效： 益气健脾，化湿止泻。

5 糖醋大蒜

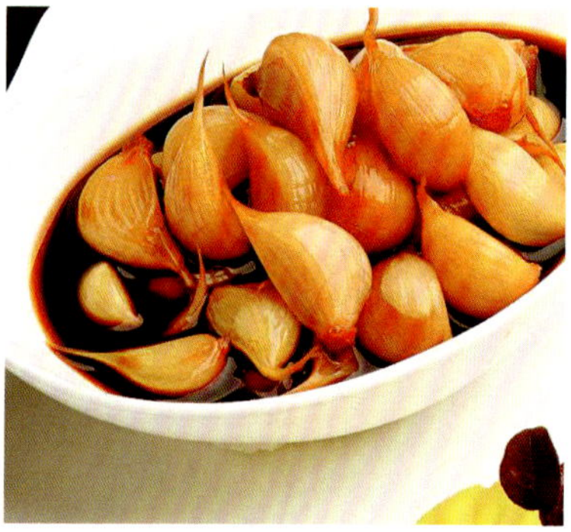

食材： 大蒜100克，白砂糖30克，醋50克，酱油50克，花椒5克。

做法：（1）将蒜的须梗适当去掉一部分，再剥掉两层表皮，放入清水里浸泡7天，每天换水一次，然后捞出晾晒，直至表皮呈现皱纹时装坛内；

（2）白砂糖、醋、酱油、花椒调成汁，浇入蒜坛内，盖严盖，30天左右即成，每次20克。

功效： 本品具有温中健脾、消食理气、解毒杀虫的功效，适合寒凉、饮食损伤脾胃的人食用。

湿疹

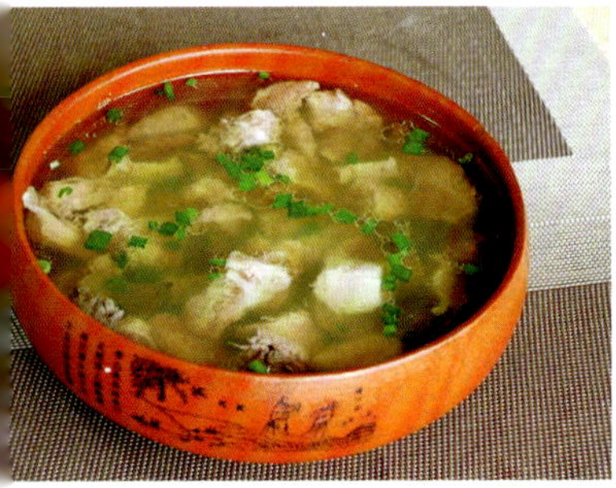

1 绿莲冬白汤

食材： 绿豆30克，莲子（不去芯）10枚，冬瓜仁50克，鲜百合20克，冰糖适量。

做法：（1）绿豆放冷水中浸泡2小时；冬瓜仁、莲子洗净；鲜百合掰开、洗净；

（2）汤锅中加水，放入绿豆煮开后转小火；

（3）再放入冬瓜仁、莲子煮制，大概半小时后加入百合片略煮10分钟；

（4）最后加入冰糖调味即可。

功效： 清热解毒、健脾除湿消疹。

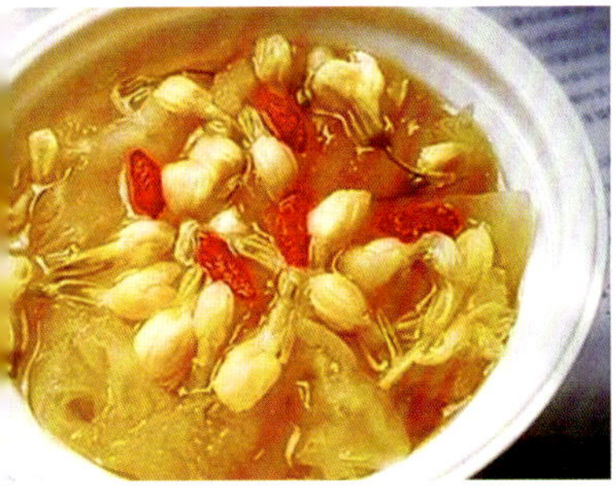

2 荷花粥

食材： 荷花2朵，糯米50克，冰糖15克。

做法：（1）将荷花掰成单片、洗净；糯米淘洗干净；

（2）将糯米加水煮粥，待粥将成时，加入冰糖、荷花稍煮即可。

功效： 本品凉血活血、祛湿消风、清心凉血、解热解毒。可用于湿疹的饮食调理。

3 海带绿豆汤

食材： 水发海带50克，绿豆20克，橘子皮6克，盐适量。

做法：（1）把海带洗净切成细丝，用开水烫一下，捞出沥干备用；

（2）将绿豆、橘子皮分别洗净；

（3）砂锅内倒入适量清水，加入绿豆、海带、橘子皮，用大火烧开；

（4）改用中火煮至绿豆开花，放入盐调味即可食用。

功效：清热解毒，利湿散结，健脾行气，此汤适宜湿热蕴结脾胃而致的湿疹的饮食调理。

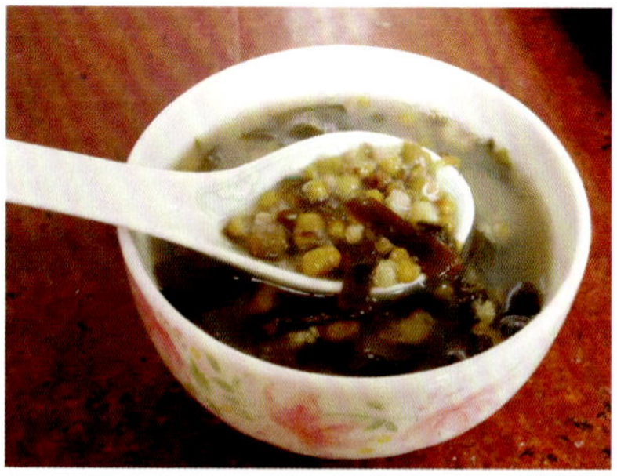

4 红豆汤

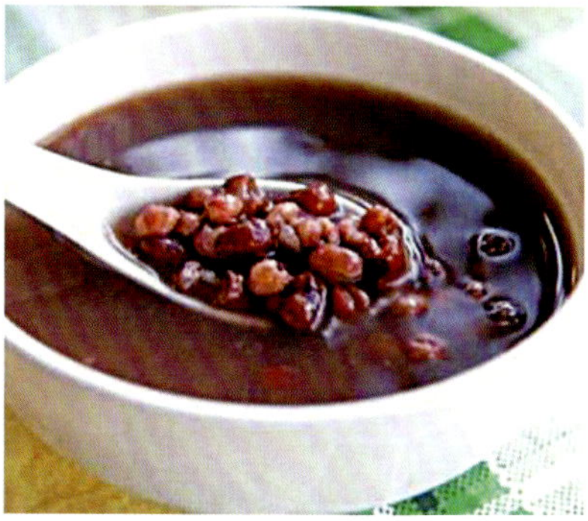

食材：红豆30克，白砂糖15克。

做法：（1）先将红豆洗净，加水用大火煮沸；

（2）再改用小火焖至酥烂，然后加白糖调味即可。

功效：清热解毒利湿。可以辅助治疗湿疹。

5 苦瓜豆腐汤

食材：苦瓜100克，豆腐100克，盐适量。

做法：（1）苦瓜洗净切片，豆腐洗净切块，备用；

（2）锅中油烧热，下入苦瓜片翻炒数下，倒入适量水，推入豆腐块，调入适量盐，煮熟即成。

功效：清热解毒祛湿。有利于湿疹的辅助治疗。

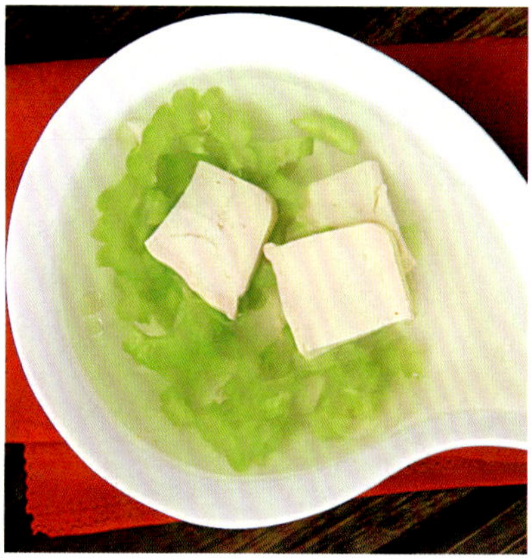

6 玉醪糟

食材： 玉米须100克，玉米粒20克、醪糟30克。

做法： 玉米须、玉米粒放入锅内，加水适量，煮20分钟后捞出玉米须，再加醪糟，煮沸即可食用。

功效： 清热解毒透疹，利尿消肿去湿。可以辅助治疗湿疹。

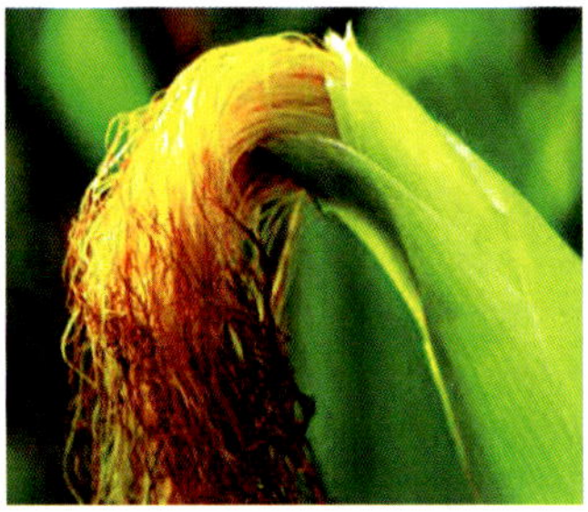

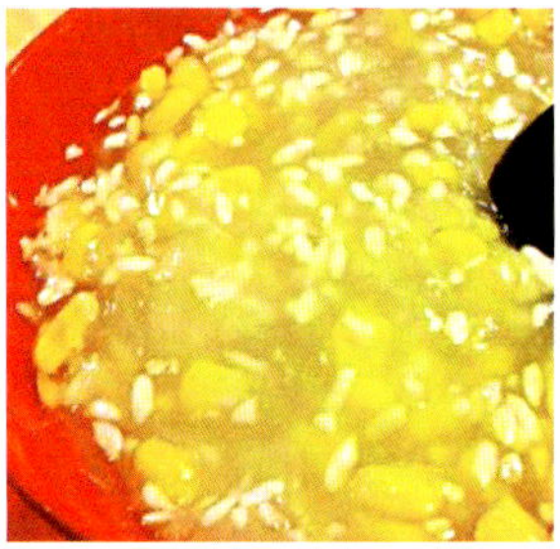

焦虑、狂躁症

1 麦枣粥

食材： 小麦30克，红枣15克，粳米20克。

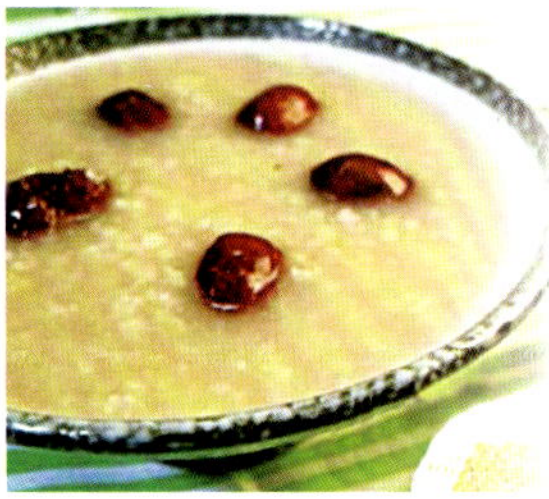

做法：（1）将小麦、大枣、粳米分别洗净；

（2）将小麦同大枣一同加水煮20分钟，取汁去渣，加入粳米同煮成粥。

功效： 养心血，安心神，益心脾，解忧郁。

2 安神甲鱼汤

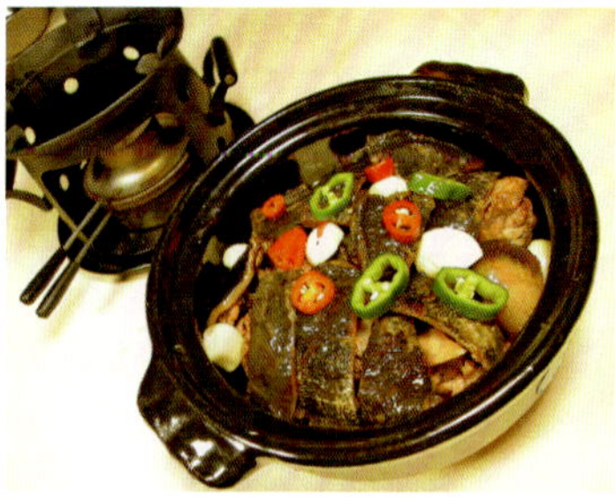

食材： 甲鱼300克，水发香菇20克，鸡胸肉30克，竹笋20克，火腿20克，料酒、盐、味精、葱段、姜片、胡椒粉各适量。

做法：（1）将甲鱼宰杀，放入沸水中焯至外层发白起皱时捞出，投入温水，用刀刮净膜皮，剁去尾巴、头，揭开背壳，掏去内脏，洗净后剁成两块，放入沸水锅中焯一下，捞出洗净，挖去四腿的黄油；

（2）将鸡胸肉剁成泥，竹笋、火腿切片；将火腿片、笋片、香菇分别入沸水锅焯一下捞出；

（3）将甲鱼块放在盘内，加料酒、葱段、姜片，上笼蒸烂，取出拆净骨头，将甲鱼肉放入砂锅，倒入鸡肉泥，把火腿片、笋片、香菇整齐地码在上面，放入葱段、姜片、料酒、盐、胡椒粉炖15分钟，拣去葱段，最后调入味精即成。

功效： 滋阴潜阳、补虚养肾、补血补肝，镇静安神。

3 牡蛎豆腐煲

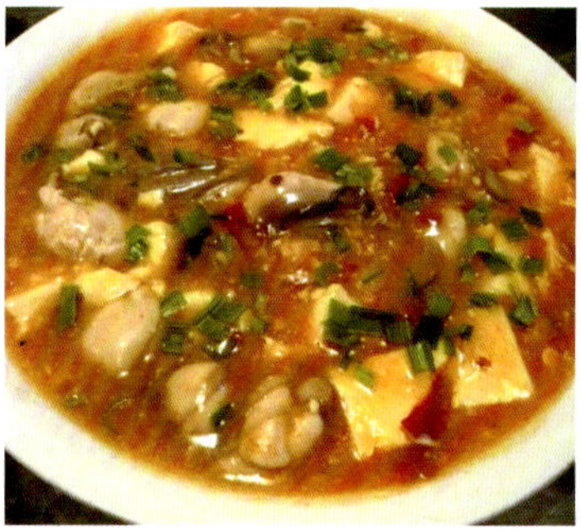

食材： 牡蛎干50克，豆腐100克，猪瘦肉50克，姜、蒜、香菜、盐、鸡精、料酒各适量。

做法：（1）牡蛎干事先浸泡10小时以上，豆腐切小块、猪肉切丁，姜、蒜、香菜切末备用；

（2）锅内倒少量油，爆香姜蒜末，加入肉丁煸炒，再加入牡蛎一起炒，注入适量热水烧开；

（3）将切好的豆腐放入砂锅底部，将煮开的牡蛎肉汤倒入砂锅内，加适量盐、料酒，大火烧开转小火继续焖煮20分钟，最后加点鸡精、香菜即可。

功效： 重镇安神、滋阴潜阳、清热解毒，适用于夏季炎热天气引发的烦躁、焦虑、烦躁、失眠等的饮食调理。

[心悸]

1 小麦安神汤

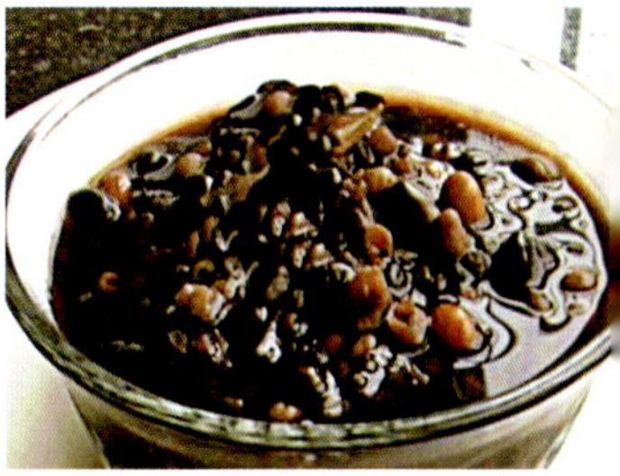

食材： 小麦50克，黑豆20克，莲子10克，黑枣10克，冰糖适量。

做法：（1）小麦洗净，放入锅内，煮成浓汁；黑豆洗净、下锅煮熟；莲子洗净、去芯，黑枣洗净、去核；

（2）往锅中倒适量清水，下入小麦汁、黑豆，再下入莲子、黑枣同煮，煮至莲子、黑枣熟烂，加入冰糖，煮至冰糖溶化即成。

功效： 益气养阴、安神解郁，对于气阴亏虚、虚火内扰引起的心悸有较好的辅助疗效。

2 莲子桂圆粥

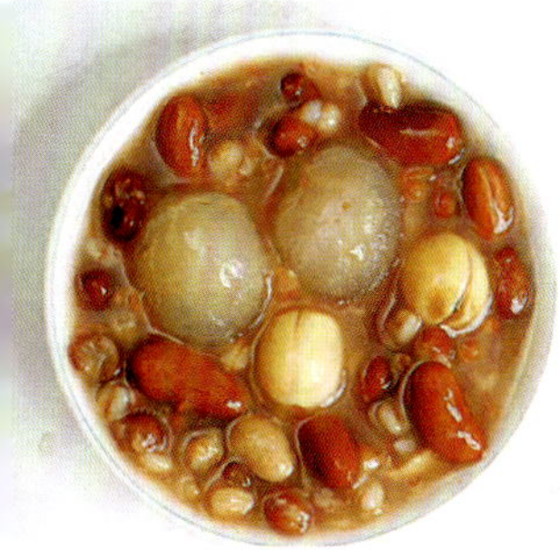

食材： 去心莲子10克，桂圆肉10克，糯米50克，红枣6克，冰糖适量。

做法：（1）先将莲子洗净，红枣去核，糯米洗净、浸泡备用；

（2）将莲子与糯米下入锅中，加水，大火煮开后转小火煮40分钟，加入桂圆肉、红枣再熬煮15分钟，加冰糖适量，即可食用。

功效： 补养心脾，补血安神、健脑益智的功效，对心脾亏虚、气血不足引起的失眠、心悸、神经衰弱等有较好的辅助疗效。

3 花生羹

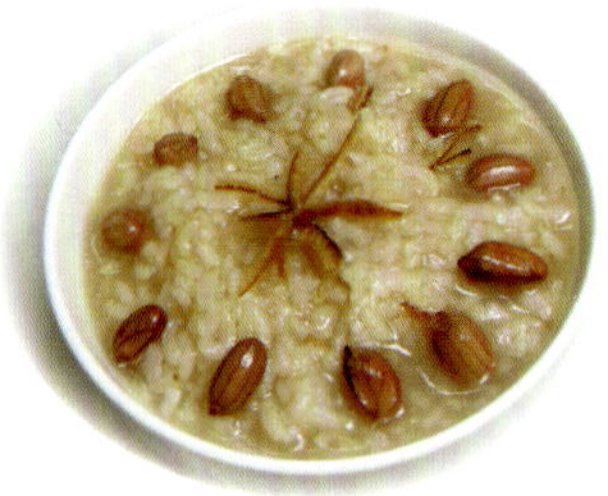

食材： 花生米20克，粳米40克。

做法：（1）将粳米淘洗干净，花生米、粳米共同捣碎；

（2）锅中加水适量，将上两味食材一同煮15分钟，最后加少量醋调匀即可。

功效： 心脾同调，益气养血、宁心安神，可抗衰老，改善心脑血管功能。

4 冬红茶

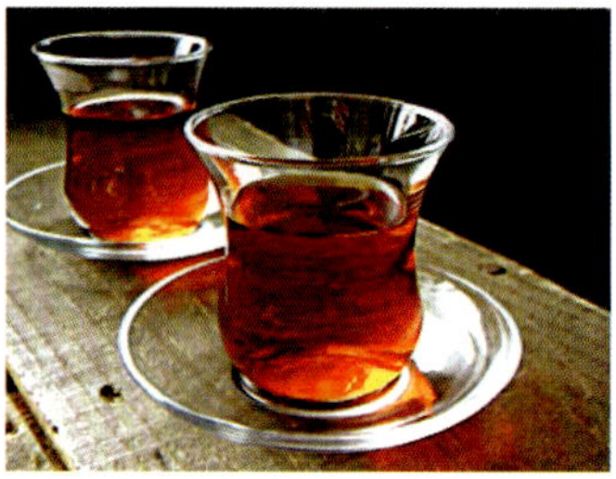

食材： 冬瓜子30克，红糖25克。

做法： 将冬瓜子洗净、捣烂，同红糖一起加开水冲服即可。

功效： 除湿化痰，补血养心。

5 山枣饼

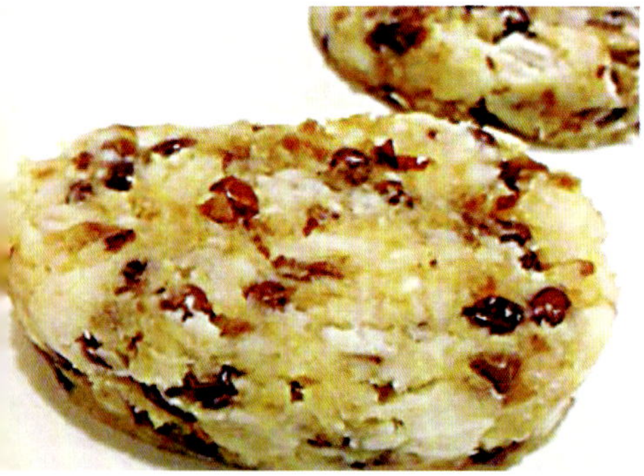

食材： 山药50克，大枣10个，糯米面50克，白砂糖适量。

做法：（1）将山药去皮、洗净、切块；大枣洗净、去核；

（2）将山药、大枣分别煮烂后捣成泥，加入糯米面、适量白糖和成面团，分成等量剂子，制成圆饼，入锅蒸熟即可。

功效： 健脾、养血、安神。

秋天篇

秋季，是一年中第三个季节，历经立秋、处暑、白露、秋分、寒露、霜降6个节气。自然界夏日旺盛之阳气开始逐渐收敛下沉，阴气渐长，进入了收获的季节。

中医认为秋季要顺四时更迭而养阴气，促使阳气收敛沉降，以为来年生命的循环再旺，万物来复，阳气的生发而储备能量。

一 秋季的气候特点

秋季，由于阴升阳降，所以气候由炎热转为寒凉，气温的下降虽较冬季缓慢，但其温差变化较大。由于干湿状况的差异，不同地区会出现阴凉多雨，或干燥凉爽的气象状况，但秋季的气候特点主要表现为干燥。

需要注意的是，立秋至处暑，阳气虽开始收降，但此时之阳仍是旺盛之阳，天气依然较热，而加之阴气渐长，阳蒸湿动，秋雨沥沥，此时天气以湿热并重为特点，俗称“秋老虎”。

二 秋季的常见疾病

秋季感冒

秋季气候多变，天气经常忽冷忽热，且昼夜温差大，稍不注意就容易感冒。尤其是平素肺气亏虚，体表阳气不足，抗邪能力较差，有如今天所说免疫功能低下的人更易感冒。

支气管炎

秋季，中医学认为肺与之相应，与外界直接相通，因此肺易受外邪直接通过皮毛或口鼻呼吸道的侵入，很容易引起咳嗽、气喘、咯痰等，类似于今天所说的支气管炎等呼吸系统的疾病。

便秘

燥是秋季的气候特征，燥邪又最易伤耗津液，津液亏损就会引起口唇燥裂、毛发干枯、皮肤干燥等症状，肠道也会因受燥气损伤而变得干涩，加上在经络上肺与大肠相连，肺气的宣发与肃降失常，都会引起排便的异常，很多原来就有便秘的患者会因秋燥而加重病情；一些原本没有便秘的人，也容易在这个季节感到大便干结难解。

失眠

由于秋天气候多变，不仅影响人的情绪；更因燥邪伤阴，心本属火，阴血受伤，神明失养而不安，所以易产生烦躁、抑郁、焦虑等情绪，睡眠质量自然受到影响，从而导致失眠症状的出现。

脑血管疾病

秋季也是脑血管病的高发季节。当气温偏低，全身的毛细血管会收缩，或因血液黏稠、血流减慢，使心、脑负荷加重从而引起血压升高、脑部缺血缺氧及形成血栓，出现缺血性脑卒中。这与中医学所说的气候干燥，造成体内津液不足，不仅血行易于瘀滞，还会阴不制阳、阳亢中风等很相类似。

三 养生要求

秋季养生要顺应自然界阴升阳降的变化，其原则是补充阴精，促进阳气的收敛下降。主要体现为：

养阴润燥

中医学认为，秋季阳气开始收敛下沉，以肃降为主。空气中蒸腾的水气减少，而变得干燥，肺、大肠与皮毛首当其冲，功能必受影响，因为肺外合皮毛，下连大肠，所以，秋季养生应注意护阴润燥，以养肺为先。

畅达情志

中医学认为悲或忧的情绪表现与肺最密切相关，而秋季的景象给人一种萧瑟的气氛，加上肺与秋天相应，所以秋季易使人多愁善感，以致于神经衰弱、抑郁症和精神分裂等患者容易诱发或加重。而情绪的悲愁又易引起气机不畅，郁结不舒，进而又会引起各种其他生理疾病。所以秋天要注意情绪的舒畅，以避免负面情绪的困扰。

所以，秋季饮食原则有：

【注意补充水分】

有意识地补充水分，但是光喝白开水，并不能完全抵御秋燥带来的负面效应。建议白天喝点淡盐水，晚上喝点蜂蜜水，这既是补充人体水分的好方法，又是秋季养生、抗拒衰老的饮食良方，同时还可以防止因秋燥而引起的便秘，真是一举三得。

【宜多吃滋阴润燥的食物】

多吃一些滋阴润燥的食物，以防秋燥损伤人体的阴津。

【少辛增酸】

中医学认为，肺属金，肝属木，肺气盛于秋季，容易金克木，即肺气太盛可以抑制甚至损伤肝的功能，故在饮食上要“少辛增酸”，以增强肝脏的功能，抵御过盛肺气的抑制。另外，酸味收涩滋润，有助于肺的肃降。

四 秋季常用食材

【莲藕】

藕是东方蔬菜之王，富含多酚类物质，可以提高免疫力，还可抗衰老。中医学认为莲藕最能养胃滋阴、润燥益血，还有止泻止血的功效。

【茄子】

秋天上火最好是吃茄子来去火气，民间就有“立秋吃茄子去火除燥”的说法，因为茄子性凉味辛，有清热止血、消肿止痛、祛风通络、宽肠利气等功效，尤善除秋天的燥热。

【芋头】

秋季是芋头上市的季节，含有醣类、膳食纤维、维生素B族、钾、钙、锌等，中医学认为芋头有健脾益胃、生津补气等功效，可治胃痛、痢疾等。

【梨子】

秋天的果篮里，品种最多的就是梨。梨子性寒味甘，有润肺止咳、滋阴清热的功效，特别适合秋天食用。

【柿子】

柿子完全成熟于霜降前后，其性凉，具有清热生津、健脾益胃的功效，秋天适量食用柿子，也是解燥热的不错选择。

【荸荠】

也就是南方人口中的“马蹄”，有广泛的药用价值。中医学认为，荸荠性寒凉、味甘，有益气安中、清热止渴、开胃消食、利咽明目、化湿祛痰的功效。秋季吃点荸荠，养阴又防秋燥。

【柚子】

中医学认为，柚子味甘酸、性寒，能理气化痰、润肺清肠、补血健脾。现代营养学也证实，柚子含有丰富的有机酸、维生素、矿物质及活性物质，具有降低血糖、减少血栓等作用。

【螃蟹】

秋天是食用螃蟹的黄金季节，螃蟹营养丰富，含有大量的蛋白质，较多的钙、磷、铁等对身体有滋补作用的物质和维生素。中医学认为，能散血破结，益气养精，除胸热烦闷，亦可治疗跌打损伤、瘀血肿痛。

【银耳】

银耳有“菌中之冠”的美称。银耳味甘淡、性平、无毒，既有补脾开胃的功效，又有益气清肠、滋阴润肺的作用。从现代来讲，它既能增强人体免疫力，又可增强肿瘤患者对放、化疗的耐受力；还富有天然植物性胶质，外加其具有滋阴的作用，是可以长期服用的良好润肤食品。

【鸭蛋】

中医学认为鸭蛋性味甘、凉，具有滋阴清肺的作用。尤适于秋季食用。

五 秋季的养生饮食

秋季的养生菜品

1 芋头烧鸡

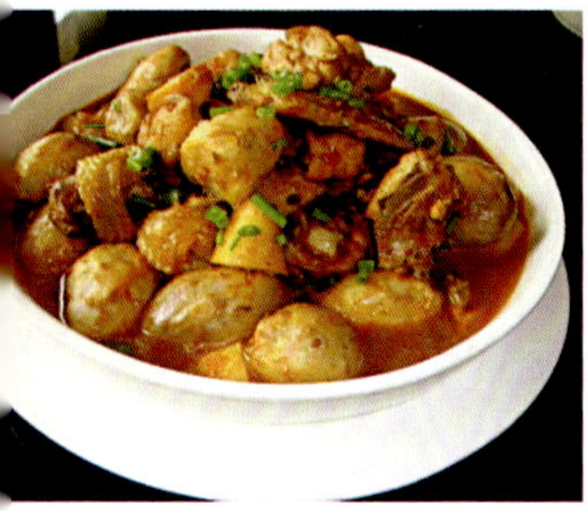

食材： 鸡100克，芋头100克，酱油、白砂糖、料酒、葱、姜各适量。

做法：（1）将鸡宰杀洗净，切成小块，用酱油、料酒拌匀，腌10分钟；

（2）将芋头洗净、去皮、切滚刀块；葱切段，姜切片；

（3）锅内放油烧热，下鸡块爆一下，再下葱段、姜片，炒至水分干时，加入酱油、白糖、料酒和水，烧开清除浮沫，改用小火焖20分钟，加入芋头，继续焖至肉熟，芋头软烂，汤汁浓稠即可。

功效： 补中、益肾、养血，为秋季进补佳品。

2 六珍果

食材： 苹果30克，鸭梨30克，菠萝20克，猕猴桃10克，杨梅10粒，柠檬20克，白砂糖适量。

做法：（1）苹果、鸭梨、菠萝、猕猴桃洗净去皮，均用圆珠勺挖成圆珠；柠檬切开、挤汁备用；

（2）将白糖调入50毫升清水中，倒入锅内烧热溶解，冷却后加入柠檬汁，把另五种水果摆成喜欢的图案，食用时将糖汁浇在水果上即可。

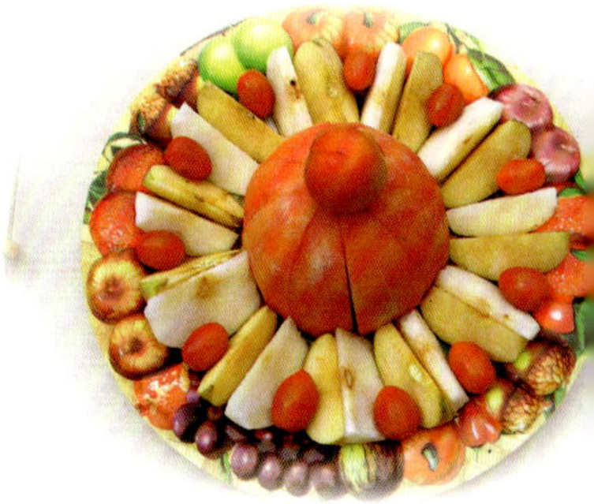

功效： 秋季宜多吃酸味水果以滋阴生津，本品由六种水果制成，正是一道秋季生津开胃的佳品。

3 椒醋鱼

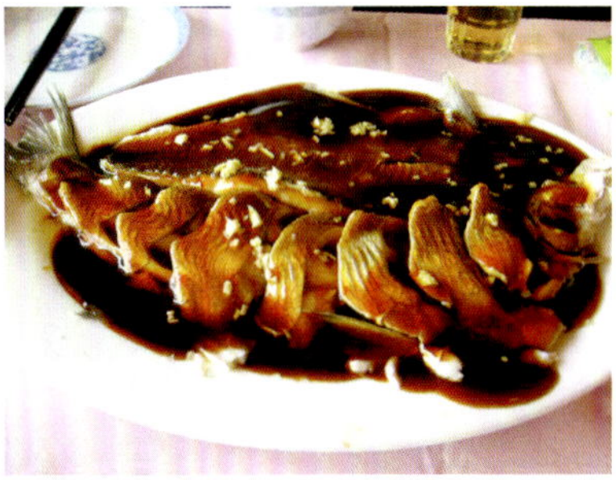

食材： 黄鱼150克，香菜、葱、姜、胡椒粉、黄酒、香油、味精、醋、盐、植物油各适量。

做法：（1）黄鱼洗净后切成花刀纹备用，葱、姜洗净切丝；

（2）油锅烧热，鱼下锅两面煎至见黄，捞出淋干油；

（3）锅内再倒入少量油，油热后，将姜丝、胡椒粉入锅略加煸炒，下入鱼，随即加入适量清水、黄酒、盐，烧至鱼熟，捞起放入盘内，撒上葱丝、香菜；

（4）锅内汤汁烧开加入醋、味精、香油搅匀倒入鱼盘内即可。

功效： 开胃生津、健脾益气，尤适于秋季食用。

4 青椒香豆腐

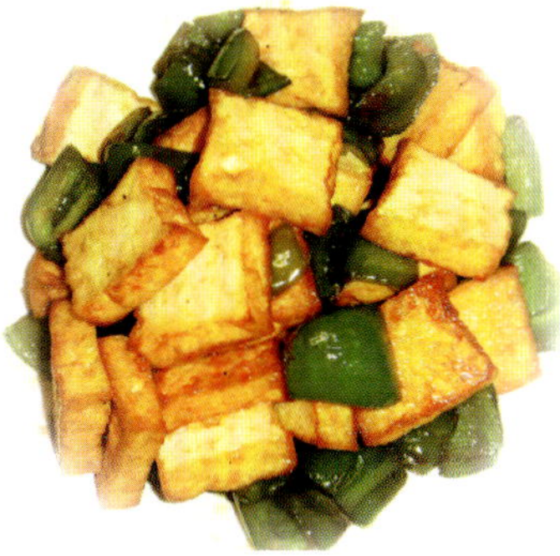

食材： 豆腐100克，青椒10克，香菜10克，香油、盐、味精各适量。

做法：（1）豆腐用开水烫透，捞出晾凉，切成1厘米见方小丁；青椒用开水焯一下、切碎，香菜切末；

（2）将豆腐、青椒、香菜及香油、盐、味精等搅拌均匀，盛入盘内即可。

功效： 和解润燥，健脾开胃，尤适于食欲不振的人群。

5 芝麻菠菜

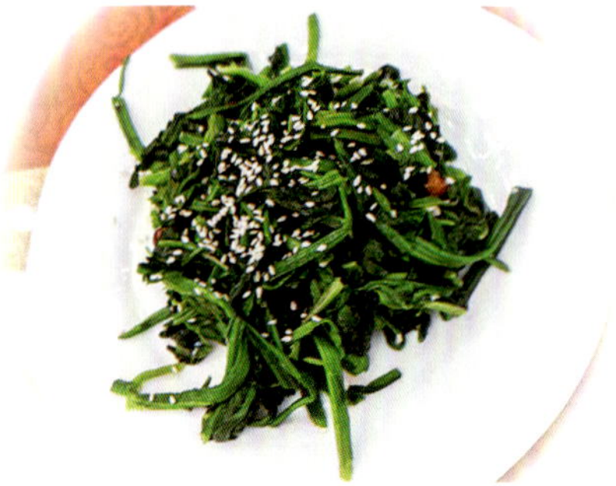

食材：菠菜150克，熟芝麻10克，盐、香油、味精各适量。

做法：（1）菠菜去根洗净，在开水锅中滚烫一下，捞出浸入凉水中，凉后捞出淋干水分，切成段；

（2）菠菜放入盘内，分别加入盐、味精、香油，搅拌均匀，再将芝麻撒在菠菜上即可。

功效：补肝益肾，开胸润燥。秋季食用可润燥通便，尤适于便秘的人群。

6 酱鲜蟹

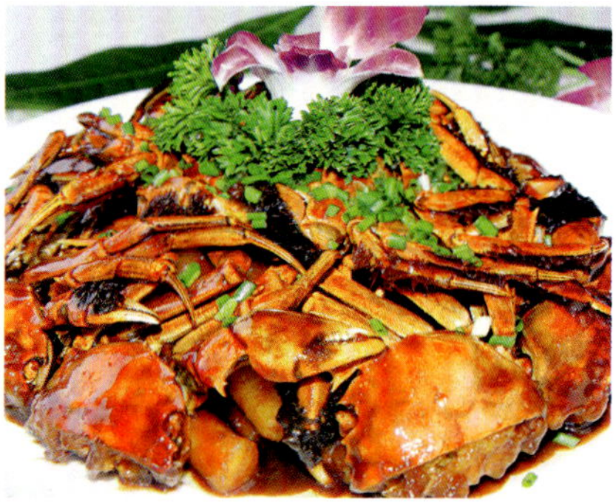

食材：河蟹150克（海蟹亦可），姜、葱、醋、酱油、白砂糖、面粉、味精、黄酒、淀粉各适量。

做法：（1）将蟹清洗干净，斩去尖爪，蟹肚朝上齐正中斩成两半，挖去蟹鳃，蟹肚被斩剖处抹上面粉；

（2）将锅烧热，倒入适量油滑锅烧至五成熟，将蟹（抹面粉的一面朝下）入锅煎炸，待蟹呈黄色后，翻身再炸，使蟹四面受热均匀；

（3）炸至蟹壳发红时，加入葱姜末、黄酒、醋、酱油、白糖、清水烧8分钟左右至蟹肉全部熟透后，收浓汤汁，加入味精，再用水淀粉勾芡，淋上少量明油出锅即可。

功效：养阴清热，尤适于干燥的秋季。

7 银耳枣栗汁

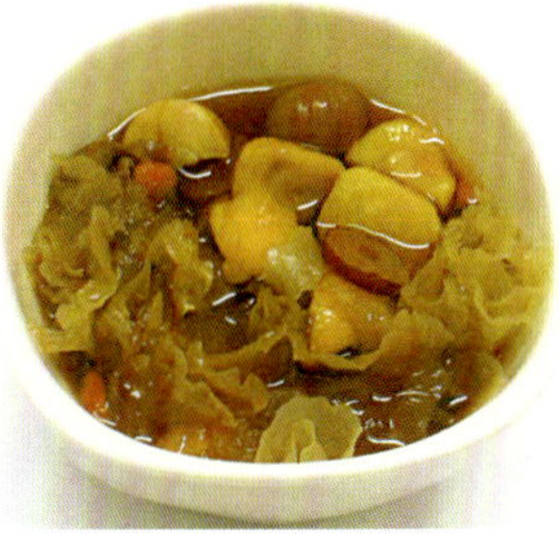

食材： 干银耳2克，红枣10克，板栗肉30克，冰糖、芝麻油各适量。

做法：（1）将银耳、红枣用水浸泡，发好后备用；

（2）将银耳置碗中，放入冰糖，蒸10分钟后，倒入盘中，保留汤汁；

（3）锅内芝麻油烧热，加入板栗肉、红枣略炒，加适量水，待收汁后，再拌入银耳即可。

功效： 滋阴润肺、养胃生津、健脾补肾。为秋季滋阴润燥佳品。

8 苦瓜炒蛋

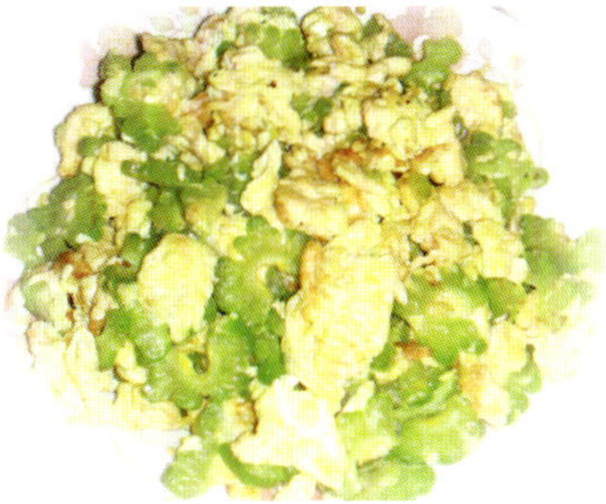

食材： 苦瓜100克，鸡蛋2只，盐适量。

做法：（1）苦瓜洗净，焯水捞出沥干、切丁；

（2）锅内烧热油，下入苦瓜炒熟，放适量盐炒均匀，盛出装盘备用；

（3）鸡蛋打散加盐，锅内烧热油，下鸡蛋炒，待鸡蛋稍凝固，把炒好的苦瓜倒进去快速翻炒均匀即可。

功效： 清热解毒、润肠通便。

9 红枣糯米藕

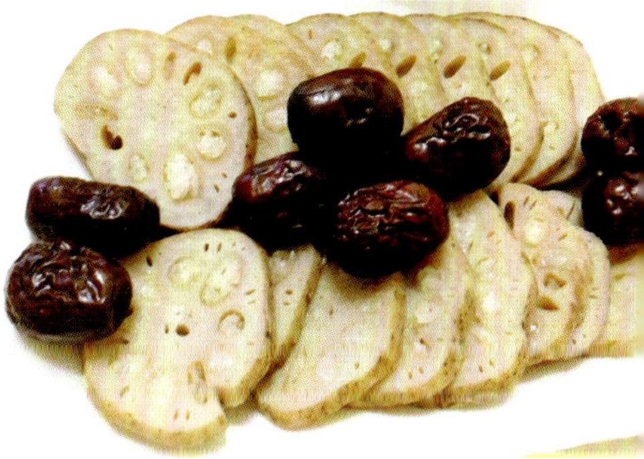

食材： 莲藕100克，糯米20克，红枣10克，红糖、冰糖、桂花、蜂蜜适量。

做法：（1）糯米洗净后用清水浸泡至少4小时；

（2）莲藕去皮后切去一头，将泡好的糯米塞入孔中，用筷子辅助压实，再将切下的部分盖上用牙签固定；

（3）将灌好糯米的莲藕放入锅中，注入清水淹过莲藕，再加入红糖和红枣，大火烧开后转小火煮半小时，再放入冰糖续煮15分钟；

（4）将煮好的糯米藕捞出稍晾凉后，切片装盘，最后淋上桂花蜂蜜即可。

功效：清热润燥、益气补虚、养颜美容、化痰止咳。

10 虾瓜烩

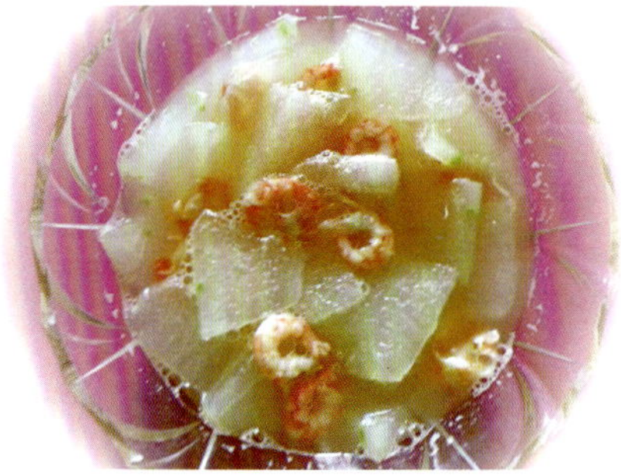

食材：鲜虾仁50克，冬瓜150克，鸡蛋1只（取清），生姜2片，盐、胡椒粉、淀粉各适量。

做法：（1）冬瓜洗净，去皮、瓤，切为碎粒，盛于盘内加少许盐蒸透，取出备用；

（2）锅内油烧热，下入姜片爆香，加入清水500毫升，下冬瓜，大火滚沸；

（3）加入适量水淀粉，下虾仁以及鸡蛋清，再转为中火，虾仁熟后调入适量盐、胡椒粉即可。

功效：虾仁与冬瓜搭配有滋阴补阳之效，为秋季润燥补养的佳品。

11 楂梨丝

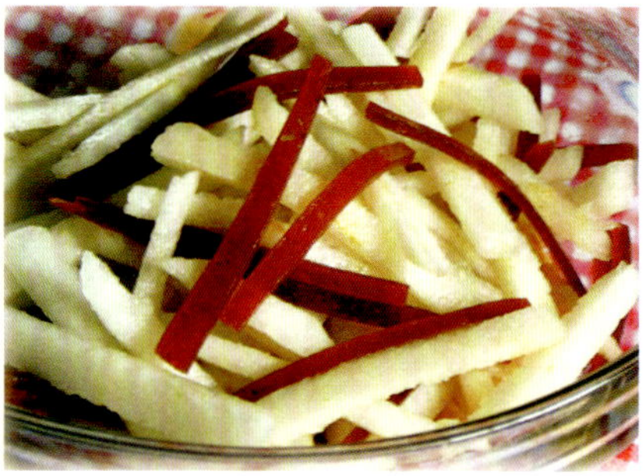

食材：梨100克，山楂10克，白砂糖30克。

做法：（1）将山楂在开水中泡5分钟左右，将果核除去，撕去外皮，尽量保持外形完整；把梨削皮去核，切成细丝，放在盘中；

（2）锅置中火上，加水50毫升和白糖，熬至刚起粘丝时，随即放入山楂炒至糖汁透明后出锅，最后将山楂拌入梨丝即可。

功效：养阴清热，健脾开胃，是一道生津开胃的秋季甜品。

12 双白虾

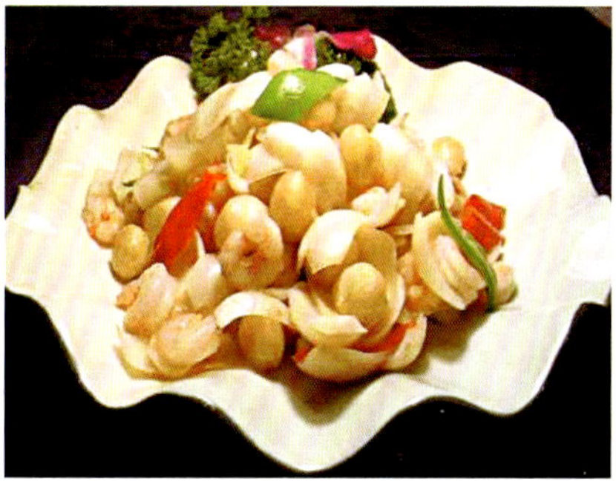

食材：虾50克，鲜百合20克，白果5克，大葱10克，姜5克，鸡蛋（清）1个，淀粉、盐、味精、料酒各适量。

做法：（1）虾去头、皮、尾，挑去虾线，斜刀片成片，用鸡蛋清、适量盐、料酒、味精腌制10分钟，备用；

（2）白果去壳取仁、煮熟备用；百合掰开，洗净，沸水焯后备用；

（3）锅中油烧热，放入虾仁滑出；留底油放入葱、姜爆出香味，再放入百合、白果翻炒，用水淀粉勾薄芡，放入虾仁翻炒，淋明油即成。

功效：益气、滋阴、补肺，尤适于长期咳喘、一到秋季咳喘更加严重的人群。

13 金针木耳

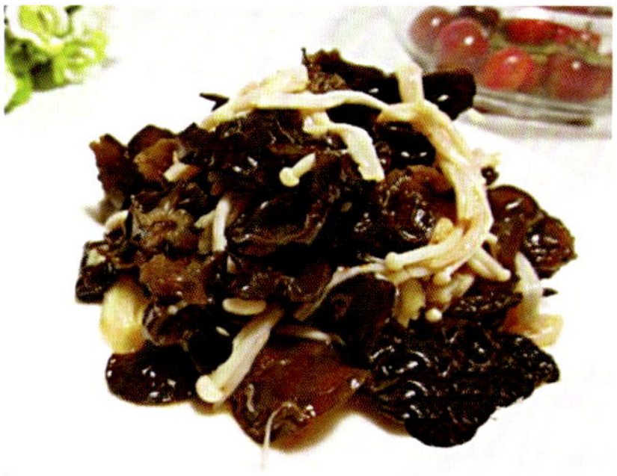

食材：金针菇50克，干黑木耳5克，芝麻油20克，盐适量。

做法：（1）将干黑木耳浸软洗净、切丝，放入沸水中焯熟，捞出后沥干备用；

（2）将金针菇洗净，去头部，放入沸水中焯熟，捞出后沥；

（3）在焯烫好的金针菇、木耳丝中加入橄榄油、盐调味，拌匀盛盘即可。

功效：益智补脑、有养血润肺。

14 银梨鲫鱼

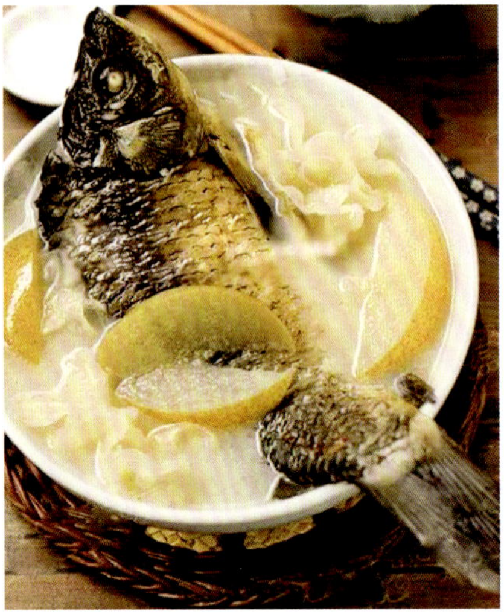

食材： 鲫鱼150克，雪梨50克，干银耳2克，生姜、料酒、盐各适量。

做法：（1）将鲫鱼去鳞、鳃、内脏后洗净；银耳用清水泡发，洗净后撕成小朵；雪梨洗净切片，去核、籽，不去皮；生姜切片；

（2）锅烧热，倒入适量油，下鲫鱼转小火略煎一下，待鲫鱼煎至两面金黄，趁热倒入适量沸水没过鲫鱼；

（3）加入姜片、雪梨、银耳，盖上锅盖，用大火煮开3分钟后转小火炖煮30分钟，最后加入盐调味即可。

功效： 本品具有滋阴、益气、安神的功效，为秋季润燥补虚佳品。

15 二仁蜜

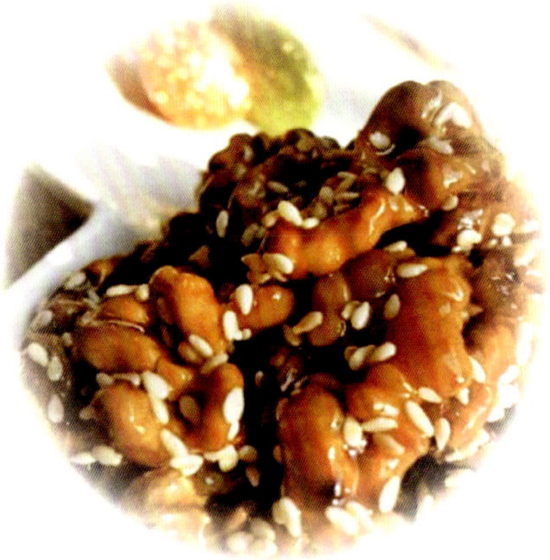

食材： 炒甜杏仁10克，炒核桃仁20克，蜂蜜20克。

做法：（1）将炒甜杏仁放入锅中，加水适量，煎煮1小时；

（2）再加核桃仁，大火收汁，锅将干时加蜂蜜，拌匀即可。

功效： 润燥止咳，尤适于秋季补养肺肾。

16 白果蒸蛋

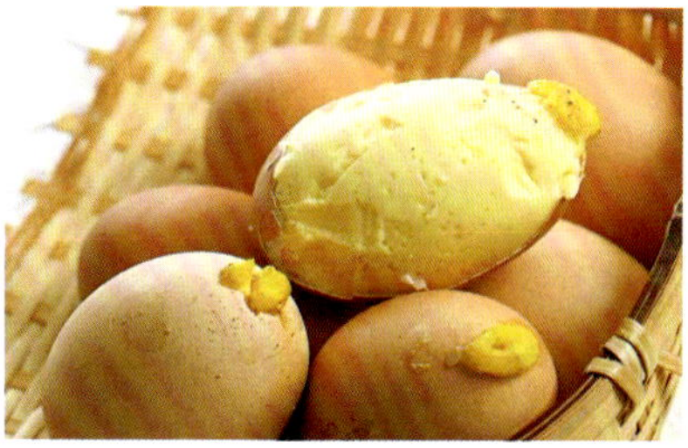

食材：鸡蛋1个，白果2枚。

做法：（1）白果打碎去硬壳，取仁研末；鸡蛋钻一小孔备用；

（2）将白果仁末灌入鸡蛋中，用纸糊孔，入锅蒸熟即可。

功效：益气敛肺，适于秋季肺脏保健。

17 白果鸡丁

食材：嫩鸡肉100克，白果10克，鸡蛋（清）1个，盐、味精、白糖、淀粉、香油、葱、料酒各适量。

做法：（1）将鸡肉切成小丁，加入鸡蛋清、盐、淀粉拌和上浆；白果剥去硬壳，下热油锅爆至六成熟时捞出，剥去薄衣，洗净待用；葱切段备用；

（2）锅中倒入油，待烧至六成热时，将鸡丁下锅用锅铲划散，放入白果炒匀，至熟后连油倒入漏勺内沥去油；

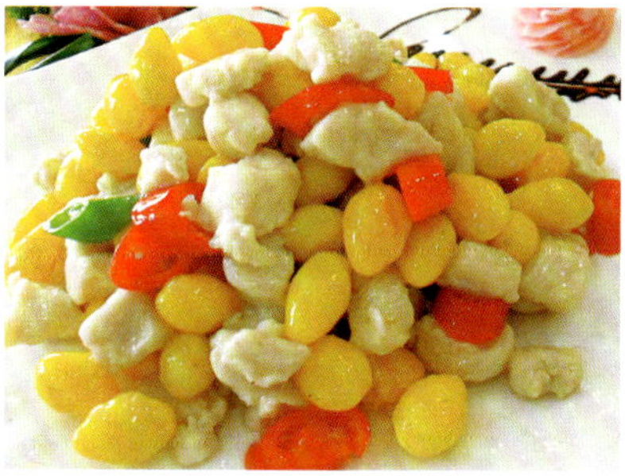

（3）锅中添油烧热，下入葱段炝锅，随即倒入适量料酒，加入清水、盐、味精，倒入鸡丁和白果，翻炒几下，用水淀粉勾薄欠，淋入香油，再翻炒几下，起锅装盘即成。

功效：益肺气、止带下。尤适于喘嗽及带下人群。

18 墨鱼猪肉

食材：干墨鱼50克，猪瘦肉250克，葱段、姜片、八角、桂皮、小茴香、香叶、腐乳汁、料酒、生抽、白砂糖各适量。

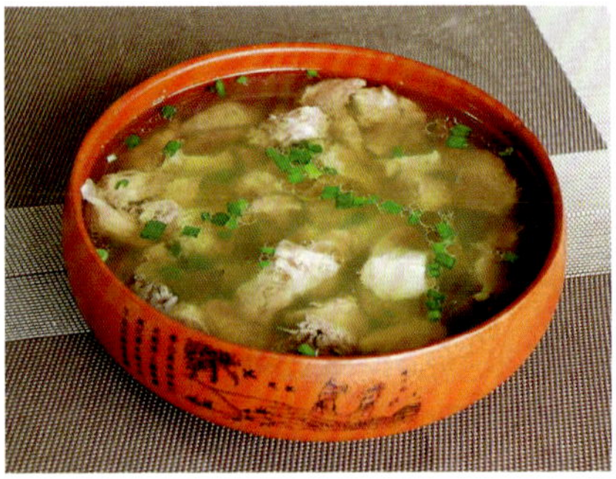

做法：（1）将干墨鱼浸软洗净后去皮、眼、嘴，锅中水烧开后放入墨鱼焯1分钟后捞起放入凉水浸透捞出；猪瘦肉洗净后切块；

（2）锅内油烧热，下入葱段和姜片爆香，加入猪肉和墨鱼翻炒，肉块炒至变色后，加入适量料酒、腐乳汁和生抽炒上色；

（3）换砂锅加凉水再放入八角、桂皮、小茴香、香叶，煮沸后改小火炖至肉煮烂入味即可。

功效：猪肉和墨鱼都善于滋阴养血，两品相配为秋季补养脾肾的佳品。

19 竹笋虾米

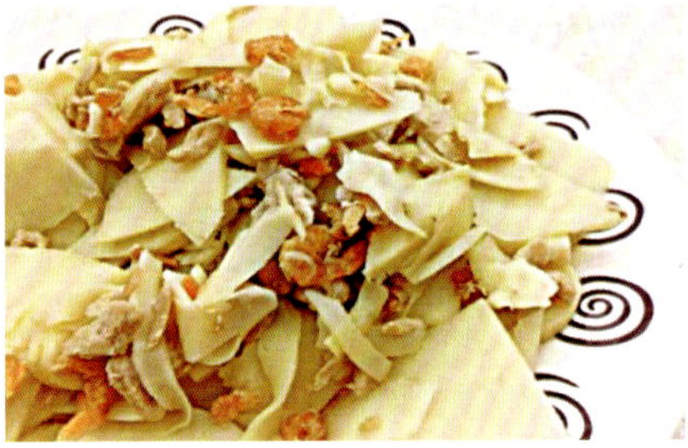

食材：鲜竹笋100克，虾米25克，料酒、盐、味精、植物油各适量。

做法：（1）竹笋洗净，用刀背拍松，切片，放入沸水锅中焯去涩味，捞出过凉水；将油入锅烧至四成热，投入竹笋稍炸，捞出淋干油；

（2）锅内留少量底油，加入竹笋、适量水、盐略烧，入味后出锅；

（3）再将炒锅放油，烧至五成热，下虾米烹入料酒，注入清水少许，加味精，将竹笋倒入锅中翻炒均匀装盘即可。

功效：具有清肺益胃化痰的功效，适于秋季肺胃的保健。

20 菇笋鸭蛋蟹

食材：梭子蟹150克，鸭蛋50克，鲜竹笋30克，鲜香菇10克，姜、盐、料酒、白砂糖各适量。

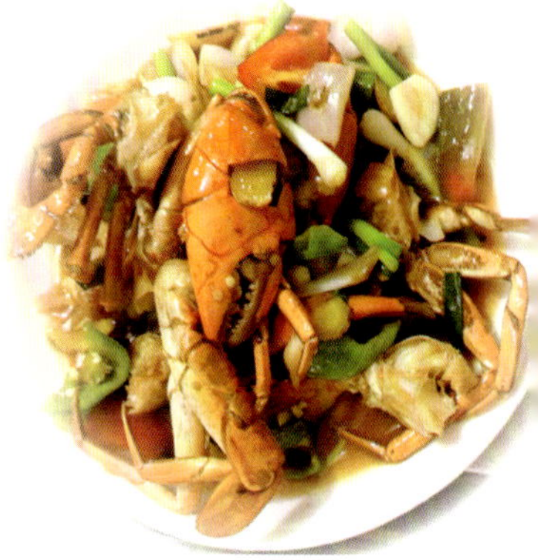

做法：（1）梭子蟹剥去盖，洗净内脏，刮下蟹黄，切去脚弯部以下的壳，片成6~8块和2个大钳；香菇、竹笋切梭形片，姜切片；

（2）炒锅置旺火上，倒入植物油烧热后，倒入蟹块，将双面略煎，然后加入香菇片、竹笋片翻炒，调入盐、料酒、白砂糖、姜及适量水，煮至熟；

（3）鸭蛋磕在碗里打散成浆，锅中一边用勺翻动，一边淋上蛋浆，待蛋浆成桂花状，装盘即成。

功效：清热解毒，滋养肝胃，滋阴清肺，尤适于清解秋季燥热。

21 清蒸茄子

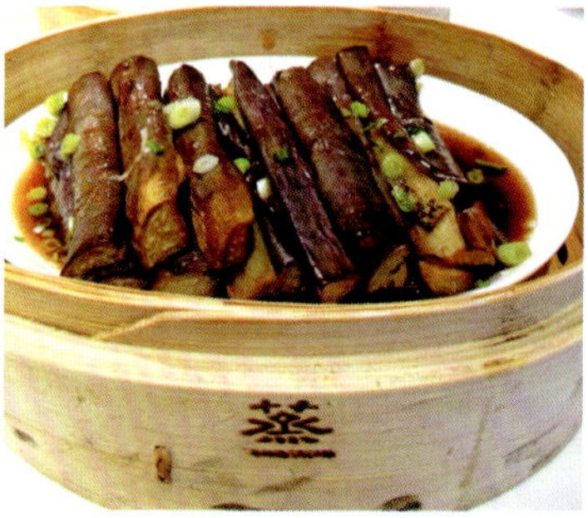

食材：茄子200克，生抽、醋、香油、蒜、香葱、盐各适量。

做法：（1）将茄子去皮后洗净，切成一指长的条；蒜、葱分别切末备用；

（2）将适量生抽、醋、香油、蒜末、葱末、盐一起拌匀，制成调味汁备用；

（3）将切好的茄条放入锅中隔水蒸，蒸7分钟后取出，淋上调味汁即可。

功效：清热、凉血，善于清解秋季燥热。

22 冰糖柿子

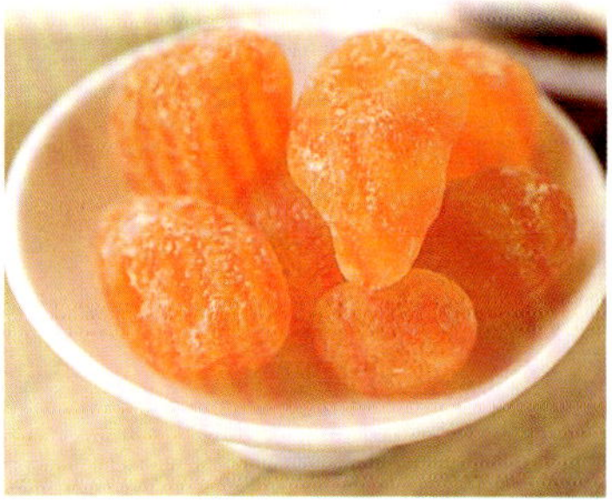

食材：柿子100克，冰糖20克。

做法：将柿子去皮，冰糖打碎成屑，二者同放蒸碗内，大火蒸25分钟即成。

功效：冰糖和柿子都善于清热润肺，两品搭配可祛肺中燥热，为秋季祛燥佳品。

23 银耳鸭蛋

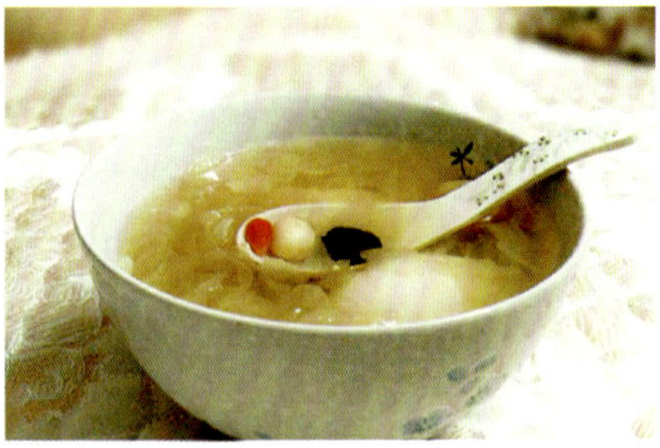

食材： 鸭蛋100克，干银耳1克，冰糖10克。

做法：（1）银耳用清水泡发后洗净；

（2）将银耳放入锅中，加入适量的清水，大火煮沸后转小火炖40分钟；

（3）再撒入冰糖，磕入鸭蛋继续炖至熟透即成。

功效： 本品具有滋阴、润肺的功效，适于秋季肺脏保养。

24 芋头排骨

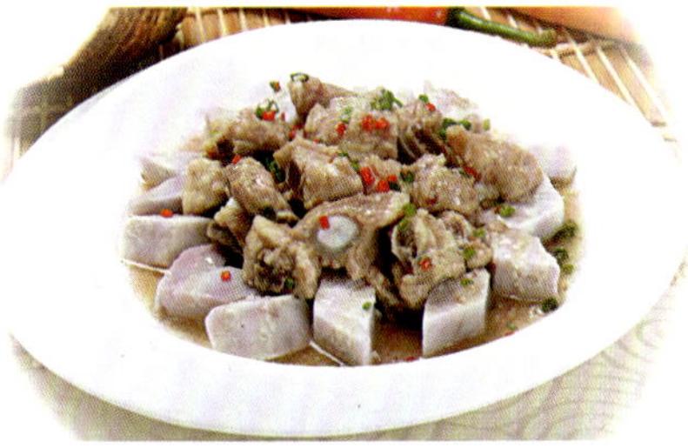

食材： 排骨300克，芋头100克，葱段、姜片、盐、鸡精、酱油、料酒、白砂糖、八角、香油各适量。

做法：（1）将排骨洗净、宰成块，放入锅中焯至六成熟后捞出备用；

（2）锅中油烧热，放入白糖炒至变色后，放入排骨，加酱油、料酒、葱段、姜片、八角煸炒片刻；

（3）加入适量水，放入盐、鸡精、芋头小火炖20分钟，出锅前淋香油即可。

功效： 益气、滋阴、补虚。

25 二黑泥鳅

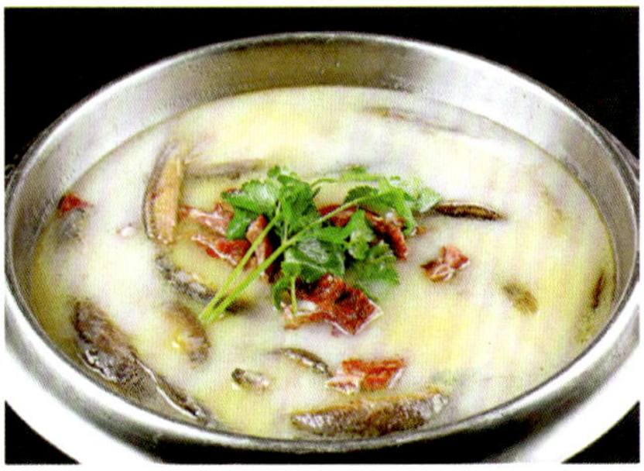

食材： 泥鳅300克，黑豆30克，黑芝麻20克，盐适量。

做法：（1）将黑豆、黑芝麻洗净备用；泥鳅放冷水锅内，加盖加热烫死，捞出洗净、沥干；

（2）锅中油烧热，将泥鳅下入锅中稍煎黄，铲起；然后把全部用料放入锅内，加清水适量，大火煮沸后，小火煲至黑豆熟，加盐调味即可。

功效：补中益气、除湿暖胃、补肾健脾、养血生发，适于秋季进补之用。

26 红糖藕片

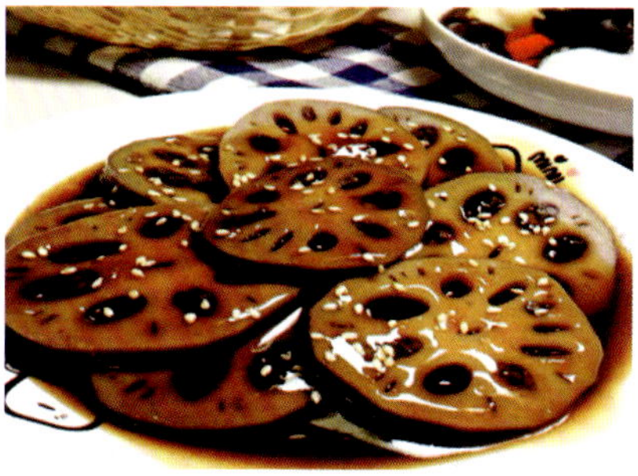

食材：藕100克，红糖20克，白芝麻、生抽、醋、香油、盐各适量。

做法：将藕洗净切片，开水焯过后捞出，加入红糖、白芝麻及适量生抽、醋、香油、盐，搅拌均匀即可。

功效：滋阴、养血、凉血。

秋季的养生汤品

1 雪里红

食材：干银耳2克，鲜百合10克，大枣8个，冰糖适量。

做法：（1）银耳洗净，于清水中浸泡10分钟，使其膨胀，用刀去除其黄色之蒂头；鲜百合掰开、洗净，大枣洗净，备用；

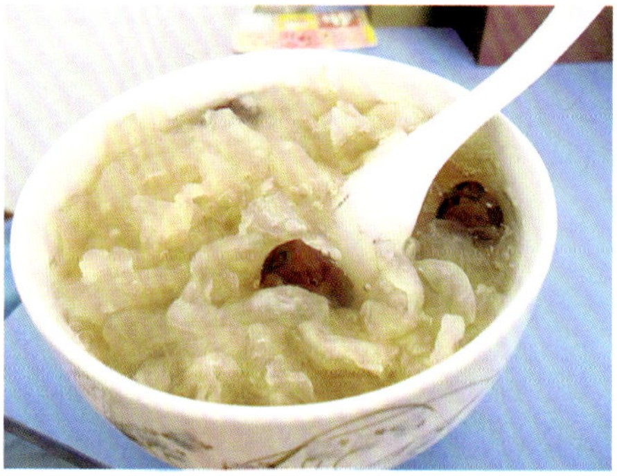

（2）将银耳、百合、大枣及适量冰糖一起放入炖锅中，先用大火煮沸后，改用小火炖煮至熟烂即可。

功效：滋阴润肺、养胃生津、宁心

安神，尤适于秋季解乏除燥。

2 猪肺无花汤

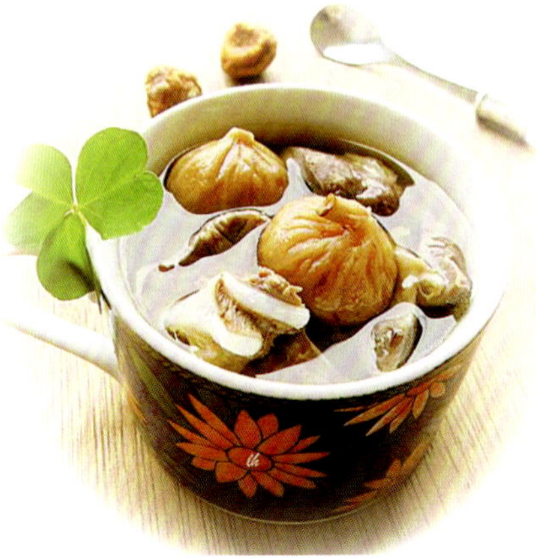

食材：猪肺150克，无花果5克，橘子皮2克，冰糖、盐、生姜、料酒各适量。

做法：（1）将无花果洗净，用水浸泡；猪肺洗净、切块，锅中加入适量水，下入生姜片烧开，加入少量料酒，再放入猪肺焯水、捞出、冲洗干净；

（2）将猪肺放入炖盅内，加入橘子皮、冰糖和浸泡好的无花果（浸泡无花果的水也一起放入），将炖盅放入加有水的锅内，盖上盅盖及煮锅的外盖，开火，隔水炖1～2小时，放少许盐调味即可。

功效：清热、润肺、利咽，为秋季补肺润肺、利咽消肿之佳品。

3 瘦肉无花汤

食材：无花果5克，橘子皮1克，鲜百合10克，猪瘦肉30克。

做法：（1）先将无花果洗净，对半剖开；猪瘦肉洗净、切块、焯水，百合掰开、洗净，橘子皮洗净；

（2）将所有的材料一齐放进炖锅中，加入清水至稍高出食材，大火煮沸，转中火煲约2小时，最后加少许盐调味，即可饮用。

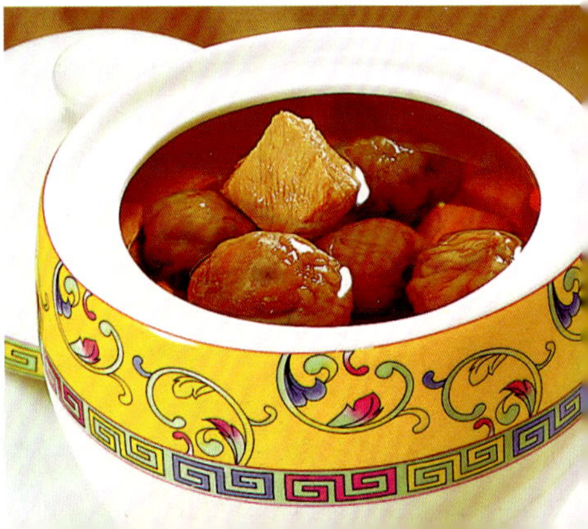

功效：益气、滋阴、润肺，适于干燥秋季进补之用。

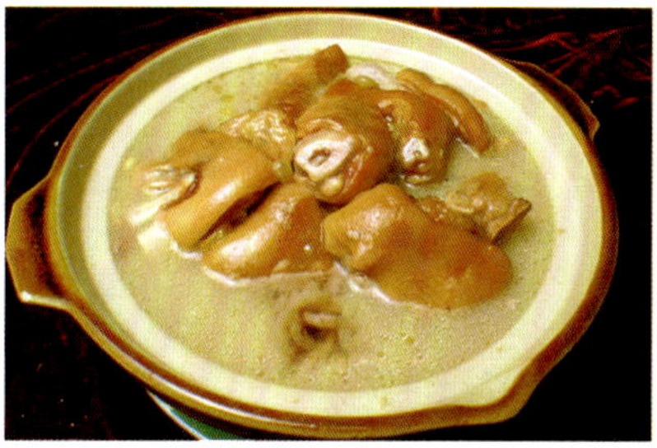

4 鱼腥草猪蹄汤

食材：鱼腥草根200克，猪蹄250克，橘子皮5克，生姜、盐适量。

做法：（1）鲜鱼腥草根、橘子皮、猪蹄分别洗净，姜切片；

（2）炖锅中加适量水，大火煮至水沸后，加入全部材料，用中火煲2小时，最后加入盐调味即可。

功效：清肺祛痰，滋阴润肺，适宜于阴虚燥咳人群食用。

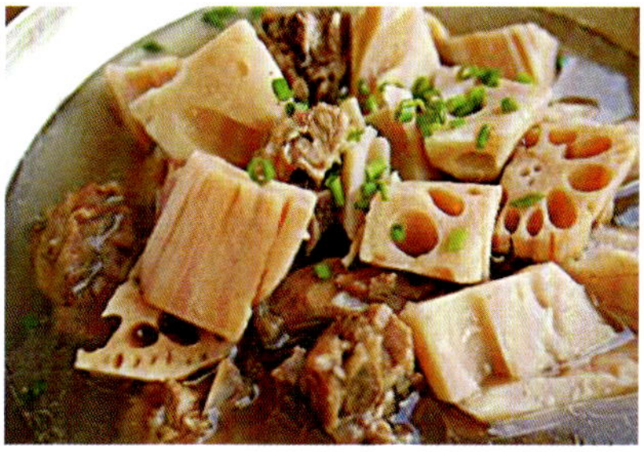

5 莲藕排骨汤

食材：猪排骨300克，莲藕300克，葱段、姜片、盐、胡椒粉各适量。

做法：（1）猪排骨洗净，切成长块，焯水后捞出，洗净血沫备用；莲藕洗净、去皮，切成同排骨同样大小的块；

（2）炖锅中倒入适量水，放入猪排骨、莲藕、葱段、姜片，大火煮沸后，转小火炖40分钟，加入适量盐、胡椒粉调味即可。

功效：莲藕为秋季的时令菜蔬，善于清热润肺，搭配猪排骨具有滋阴润肺、强壮筋骨的功效。

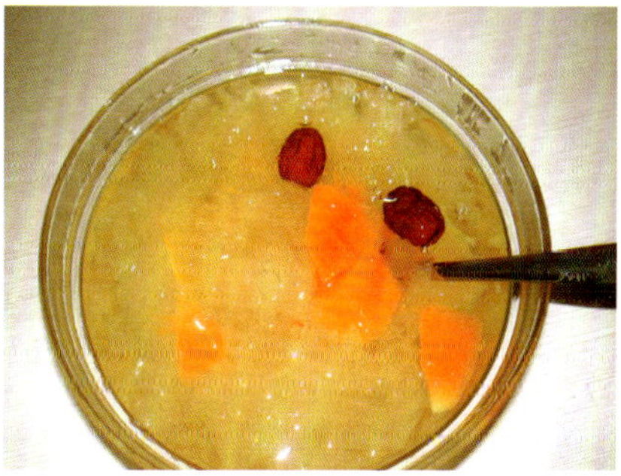

6 银耳柑橘汤

食材：干银耳2克，鲜柑橘肉50克，冰糖10克，水淀粉适量。

做法：（1）先将银耳放入清水中浸发，

然后隔水蒸1小时取出备用；鲜蜜柑剥去外皮取出柑肉，并去除柑橘络；

（2）将锅置火上，加入适量清水，再放入蒸好的银耳以及鲜柑肉、冰糖，待煮沸后，用适量水淀粉勾芡即可。

功效：润肺、生津、化痰，尤适于秋季润燥之用。

7 花瓜排骨汤

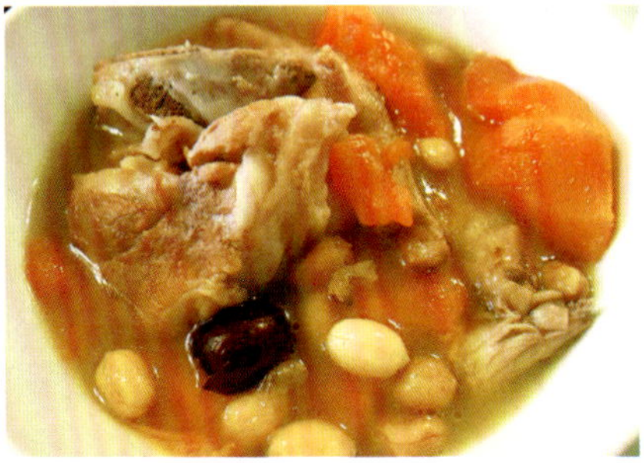

食材：花生仁30克，鲜熟木瓜50克，猪排骨250克，盐适量。

做法：（1）将鲜木瓜洗净去皮除核，切成粗块备用；花生仁用清水洗净杂质；猪排骨用清水洗净血污，砍成粗块，并加盐稍腌制；

（2）将上述汤料同放进炖锅内，加入适量清水，先用大火煮沸，后用小火煲煮，煮至花生仁熟透变软，最后加入适量盐调味即可。

功效：滋阴润肤、润肠通便，秋季食用有滋润肌肤、防止便秘之功。

8 白果鸡汤

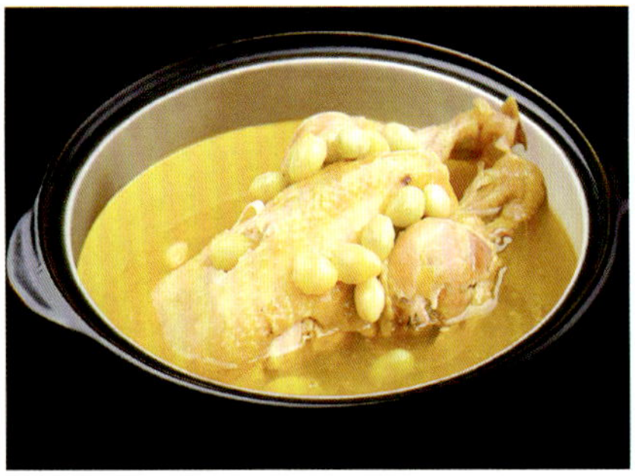

食材：鸡200克，白果10克，姜20克，盐适量。

做法：（1）鸡去内脏、洗净、切块，下锅焯水捞出冲净；白果剥去硬壳和里面的软皮，抽去心芽；姜用刀拍开备用；

（2）将鸡块放入炖锅中，加姜块一同大火煮开，转小火清炖40分钟后，下白果一起炖，炖至鸡肉离骨、白果熟透，最后加盐调味即可。

功效：温中益肺、补虚强筋，为秋季滋补佳品。

9 贝荪鸡汤

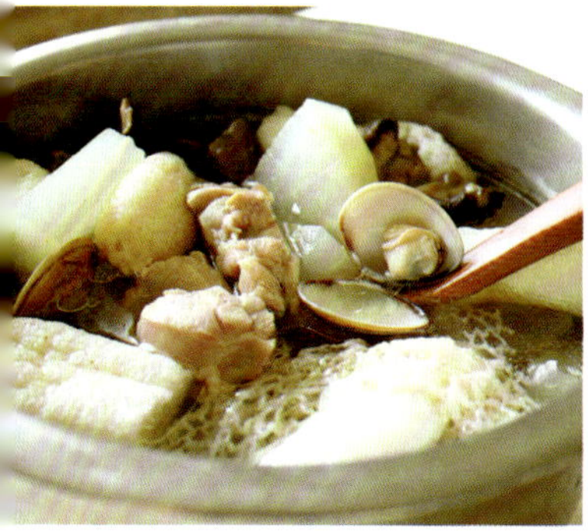

食材：乌骨鸡250克，干贝6~8个，竹荪10克，葱、姜、盐各适量。

做法：（1）将干贝用温水浸泡，浸泡后的汁水保留备用；竹荪用淡盐水浸泡半小时后沥出，去掉菌盖头（即网状部分）；乌鸡切块，焯水捞出洗净；姜切片，葱切段；

（2）将乌鸡放入炖锅内，加入清水适量，放入干贝、竹荪、姜片、葱段，大火煮开后再改用小火炖1个小时左右，出锅前10分钟加入适量盐调味即可。

功效：滋阴补肾、和胃调中、益肾养血。

秋季的养生主食

1 柿饼饭

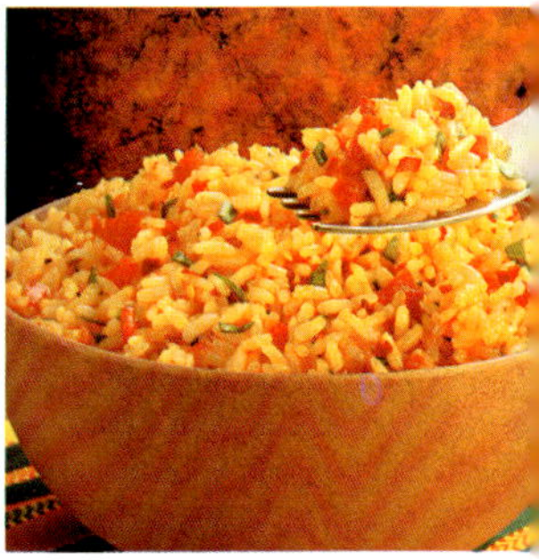

食材：柿饼30克，粳米50克，白砂糖适量。

做法：（1）将柿饼冲洗干净，切成小块备用；

（2）将粳米用清水淘洗干净，与柿饼和匀置饭盆内，加水适量蒸熟，最后撒入白砂糖即成。

功效：益气、养胃、润肺。

2 绿莲粥

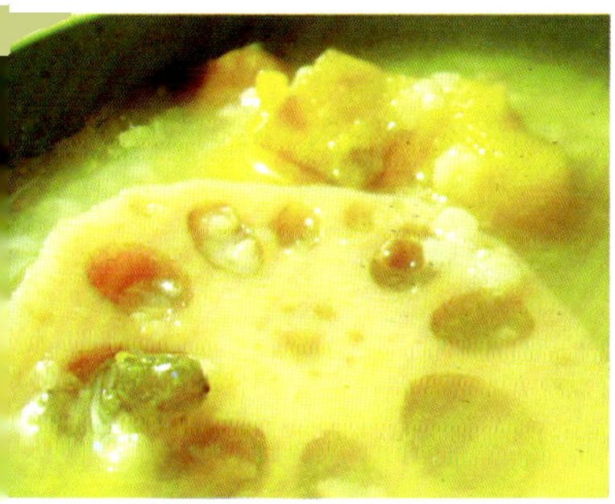

食材：绿豆10克，鲜藕50克，粳米30克。

做法：（1）将绿豆、粳米分别淘洗干净，鲜藕去皮、洗净、切丁；

（2）将绿豆加入锅中，倒适量水，煮数沸后加入粳米，煮半熟；

（3）最后再加鲜藕丁共煮熟，加白砂糖调味即可。

功效：清热解毒，生津润燥，是秋季去火解燥佳品。

3 梨枣粥

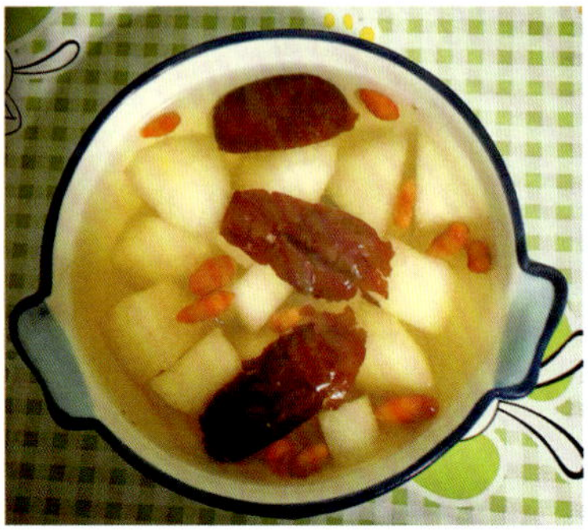

食材：鸭梨100克，大枣10克，小米50克。

做法：（1）鸭梨去皮切小块，大枣切开去核，小米淘洗干净；

（2）将梨块、大枣及小米共同加入锅中，加适量水煮至熟即可。

功效：润肺清燥，养血安神，尤适于秋季食用。

4 花生芝麻糊

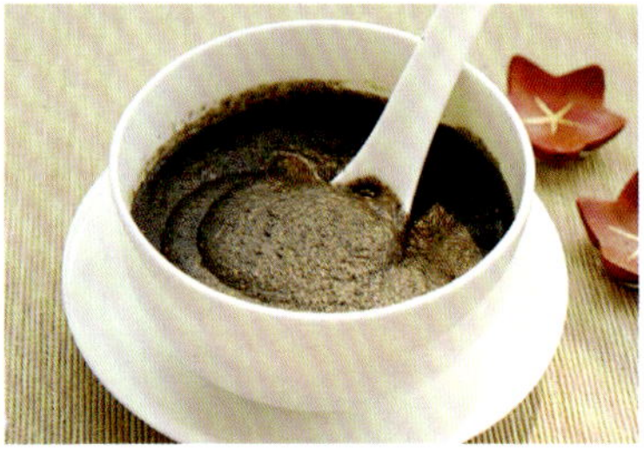

食材：花生仁200克、黑芝麻100克。

做法：将花生仁用油炸熟，黑芝麻炒香，把它们一起放入搅拌机，充分搅碎成粉末状，放入密封的玻璃罐中保存。想吃的时候，每次10～15克，加入开水100～150毫升冲成糊状，再适量加入蜂蜜。

功效：本品具有滋阴、润燥、通便的功效，秋季食用可预防便秘。

5 桂圆红枣粥

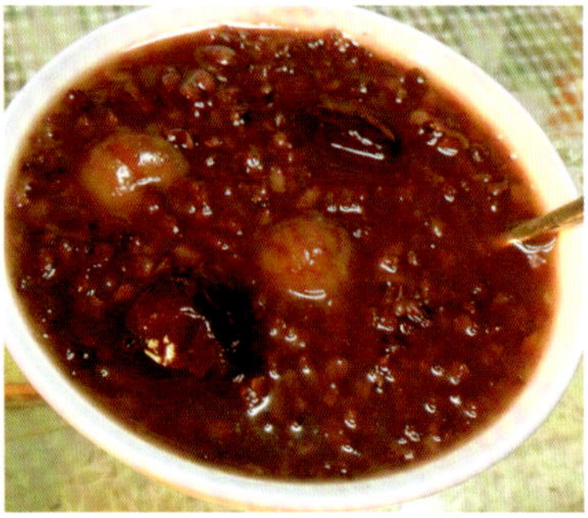

食材：桂圆10克，红枣10克，糙米50克，白砂糖适量。

做法：（1）将红枣用温水泡发、洗净备用；糙米、桂圆洗净，浸泡20分钟；

（2）锅中加适量水，放入糙米、桂

圆，大火煮开后，转小火煮20分钟，再加入红枣煮10分钟；

（3）调入白砂糖即可。

功效：滋阴、养血、安神，为秋季滋补佳品。

6 紫薯糯米饭

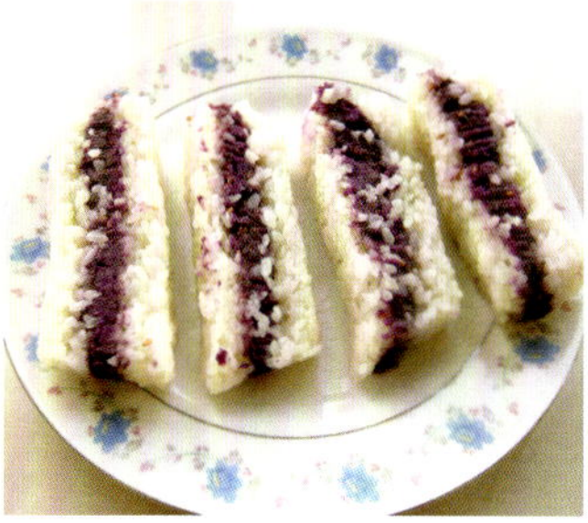

食材：糯米50克，紫薯30克，葡萄干5克，黄油、色拉油、蜂蜜、糖各适量。

做法：（1）糯米洗净、浸泡10分钟，紫薯去皮、煮熟，将其按成泥，加入糖和少量黄油，拌匀待用；

（2）糯米泡过水后，倒入锅中，加入适量水煮熟，盛出，在糯米饭中加入葡萄干和少量黄油，拌匀；

（3）取一碗，抹点色拉油，放一点葡萄干，再放一层糯米饭，填入紫薯馅，再放入一层糯米饭，按平实，把碗放入蒸锅，大火蒸10分钟；

（4）最后取出碗倒扣在盘中，浇上蜂蜜即可。

功效：本品为滋补强壮之品，具有补中益气、健脾养胃、止虚汗的功效，尤适于秋季进补之用。

7 萝卜饼

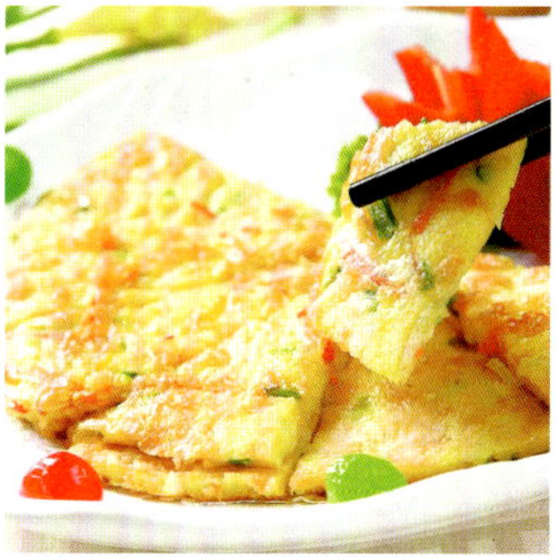

食材：白萝卜100克，面粉100克，葱5克，盐、胡椒粉、香油、植物油各适量。

做法：（1）将萝卜去皮洗净、切丝，过热水焯30秒，捞出，放入凉水中浸泡片刻，取出沥干备用；葱切成碎末，将香油、盐和胡椒粉加入萝卜丝中，再与葱末混合；

（2）面粉中混入植物油和盐，加凉水，揉成光滑的面团，饧15分钟，将面团稍揉，搓成长条，切成重约20克的小剂子，每个剂子手拿两头扭两转，竖直按平成圆形，包入萝卜丝馅，按成平圆形；

（3）最后将萝卜饼下入平底锅两面煎黄至熟即可。

功效：本品具有清热、生津、止渴的功效，尤适于秋季食用。

8 芝麻面

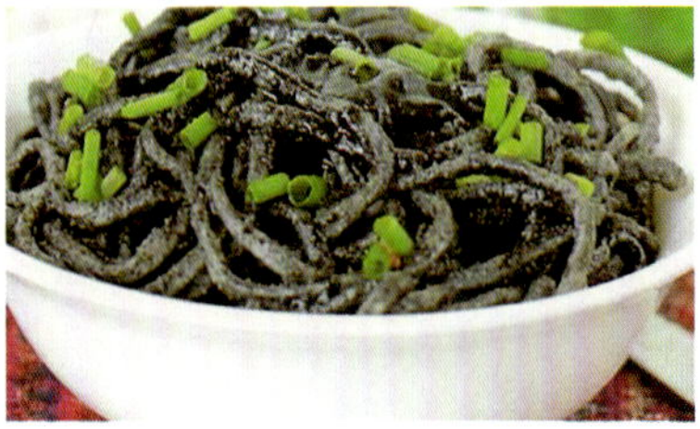

食材：黑芝麻5克，挂面100克，香油、盐适量。

做法：（1）将黑芝麻下入锅中炒香，捞出研末，加入香油调匀制成芝麻泥；

（2）锅内加入适量清水，大火烧开后，下入挂面，加入盐，煮4~5分钟至熟后，捞入碗中；

（3）最后将芝麻泥拌入面条即可。

功效：滋补肝肾、润肠通便。

9 蟹肉海鲜饺

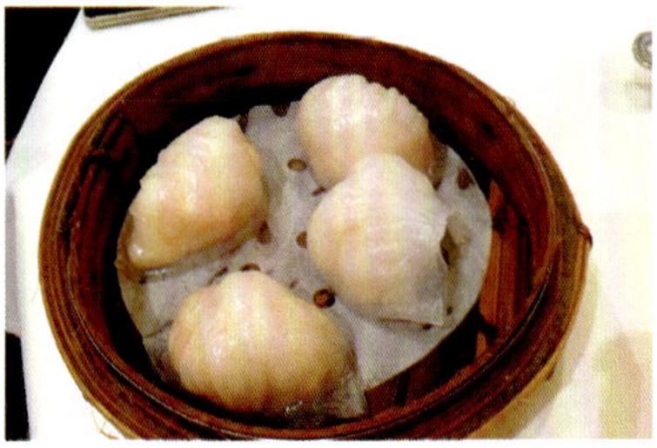

食材：小麦面粉300克，猪肉(肥瘦)150克，螃蟹50克，虾仁30克，干贝10克，白菜200克，鲜香菇20克，盐、味精、白砂糖、酱油、料酒、胡椒粉、淀粉(豌豆)、香油各适量。

做法：（1）将干贝洗净，放入小碗内，加入清水，上笼蒸约1小时，取出捏碎，备用；将螃蟹去壳取其肉待用；将白菜放入沸水锅中，煮熟，捞起，过冷，剁碎，挤干水分；虾仁用淀粉拌匀；香菇和猪肉洗净，分别剁成末；

（2）将蟹肉、干贝、虾仁、猪肉、白菜、香菇放入盆内，加入盐、酱油、白砂糖、味精、香油、胡椒粉、料酒，拌匀，即成馅料；

（3）将面粉放入盆内，加水和成面团，饧约1个小时，揉透搓成长条，分成每个约10克的小剂子，逐个按扁，擀成圆形，边缘较薄，中间较厚的饺子皮，包入馅料，捏成饺子生坯，最后下入锅中煮熟即可食用。

功效：具有清热滋阴、益气养血的功效。

秋季的养生茶酒

1 蜜柚茶

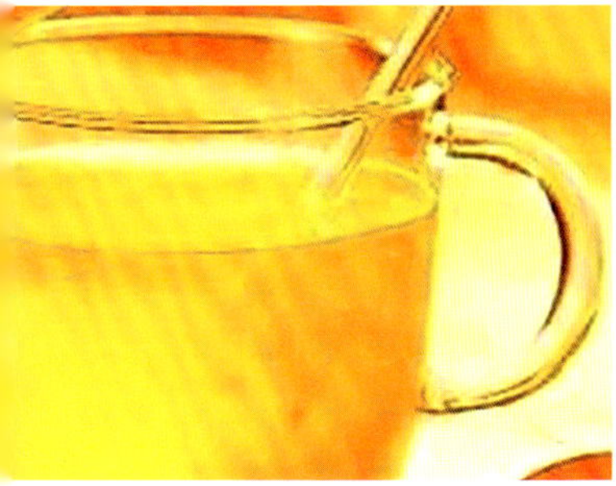

食材： 柚子1个，蜂蜜50克，冰糖30克，盐适量。

做法：（1）在柚子皮上涂抹一层盐刷净干净，削下柚子皮切成细丝，放入盐水里腌1小时，把腌好的柚子皮放入清水中，用中火煮10分钟，至变软脱去苦味；剥出柚子肉撕成小块；

（2）把处理好的柚子皮和果肉放入锅中，加适量清水、冰糖，用中小火熬1小时，熬至黏稠，柚皮金黄透亮即可，注意熬时要经常搅拌，以免粘锅；

（3）待锅中凉后，加入蜂蜜，搅拌均匀后即可，装入密封罐放入冰箱冷藏存放，喝的时候用温水调制即可，每次30～50毫升。

功效： 柚子搭配蜂蜜具有清热降火，润燥养肤的功效，是一道秋季时令饮品。

2 莲蔗汁

食 材： 莲 藕100克，甘 蔗150克。

做法： 将莲藕去皮、洗净切块，甘蔗去皮、切块，加入榨汁机一同榨成汁即可。

功效： 本品可润肺清肠、生津止渴，尤适于秋季饮用。

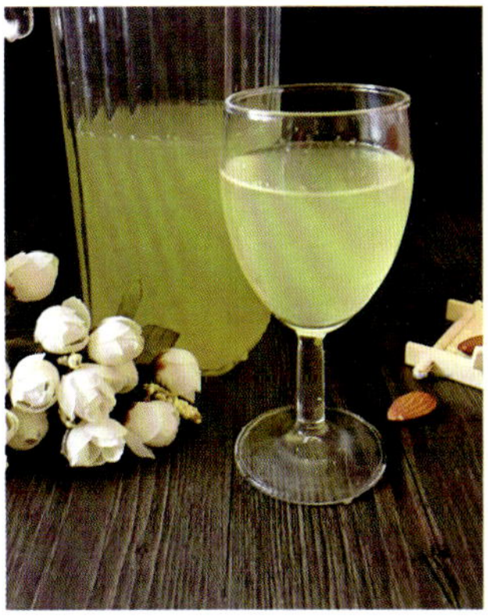

3 银耳茶

食材：干银耳2克，绿茶5克，冰糖20克。

做法：（1）先将银耳浸软洗净加水与冰糖炖熟；

（2）再将绿茶泡5分钟取汁，混和入银耳汤，搅拌均匀服用。

功效：滋阴降火，益气润肺。

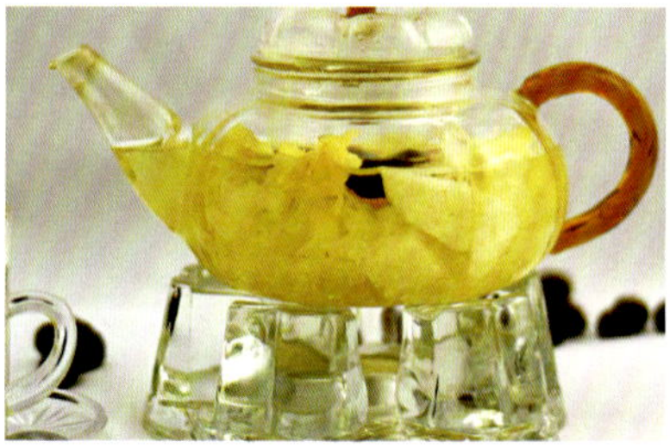

4 黑白茶

食材：白萝卜100克，乌龙茶5克，盐适量。

做法：（1）将白萝卜洗净切片煮烂，略加食盐调味，取汁备用；

（2）再将乌龙茶用开水冲泡5分钟后，混合入萝卜汁即可。

功效：清热化痰，理气开胃。

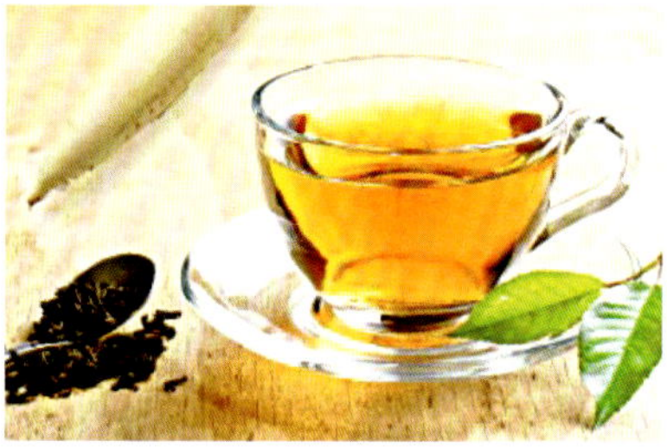

5 楂梅茶

食材：山楂干3克，乌梅5克，蜂蜜适量。

做法：将山楂、乌梅置杯中，滚水冲入后盖上杯盖焖10分钟，最后调入适量蜂蜜即可。

功效：生津止渴，健胃消食。

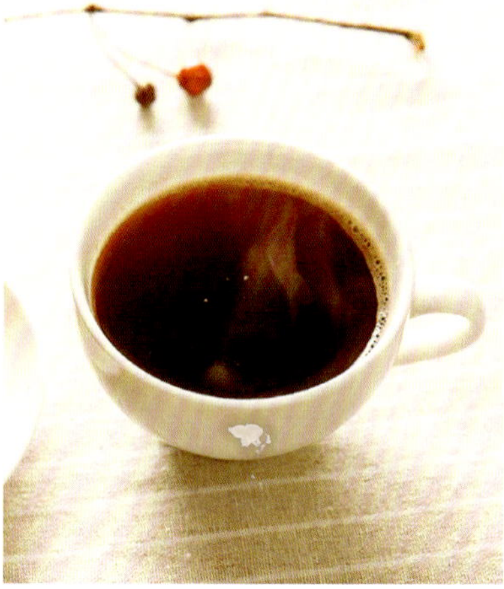

6 冰雪饮

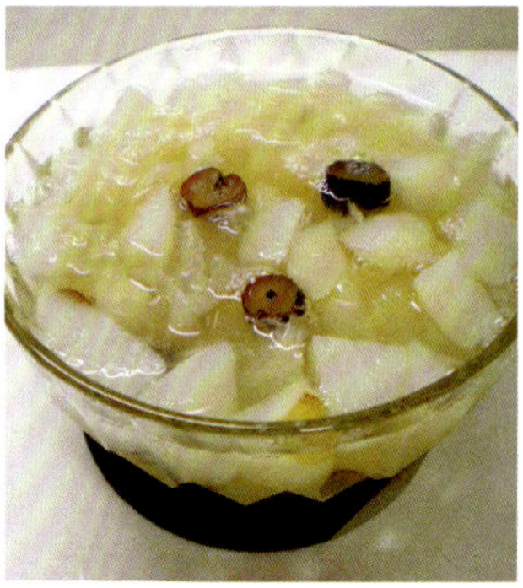

食材： 雪梨1个，冰糖适量。

做法：（1）将雪梨洗净、去皮，切去顶部当做盖子，挖除中间的核；

（2）把冰糖放入雪梨中，盖上盖子，把处理好的雪梨放入碗中；

（3）最后放入蒸锅隔水蒸1个半小时至2个小时即可。

功效： 本品具有润肺、凉心、消痰、降火的功效。

7 麻核酒

食材： 黑芝麻25克，核桃仁25克，白酒500毫升。

做法： 将黑芝麻、核桃仁洗净，放入酒坛内，再倒入白酒拌匀，加盖密封，置阴凉处，浸泡15天后即成，每次30～50毫升。

功效： 润肺止咳，补肾固精，润肠通便。

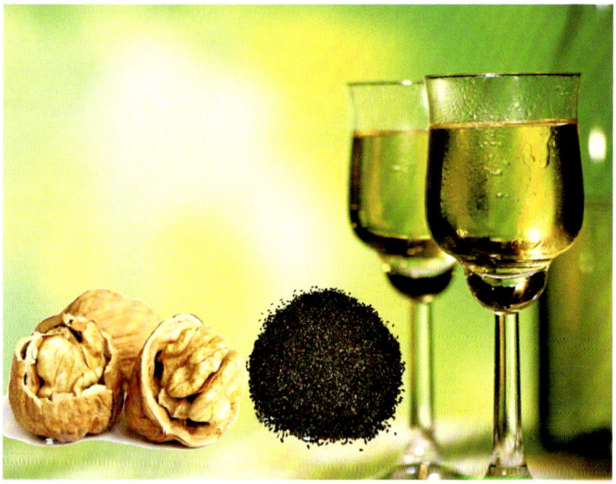

8 松子酒

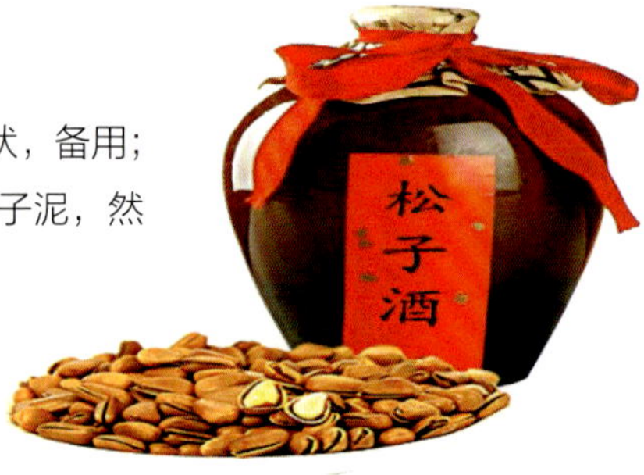

食材： 松子50克，黄酒500毫升。

做法：（1）将松子仁炒香，捣烂成泥状，备用；

（2）将黄酒倒入锅内，放入松子泥，然后置文火上煮沸，取下待冷；

（3）将酒倒入酒坛中，加盖密封，置阴凉处。经3天后开封，用细纱布滤去渣，收贮干净瓶中即成，每次30～50毫升。

功效： 滋阴润燥，益气生津。

1 莲米山药粥

秋季特殊人群的养生饮食

食材： 莲米（去心）10克，山药50克，糯米50克，冰糖适量。

做法：（1）糯米淘洗干净，用冷水浸泡二三小时，捞出，沥干水分；山药洗净、切片；莲子洗净，用冷水泡软，除去莲心；

（2）锅中加入适量冷水，将莲子、山药、糯米放入，先用大火烧沸，再改用小火熬煮成粥，下冰糖调好味，再稍焖片刻，即可盛起食用。

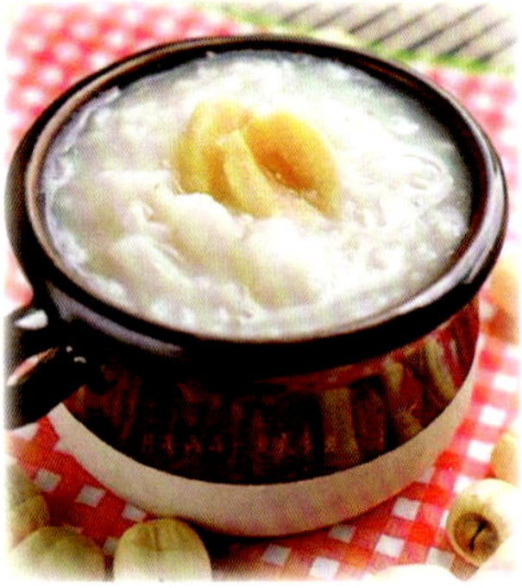

功效： 健脾宁心，补肾安神，常喝能够缓解压力、防止因工作紧张造成的失眠等不适，尤适用于食欲不振、紧张焦虑人群。

2 豌豆贝

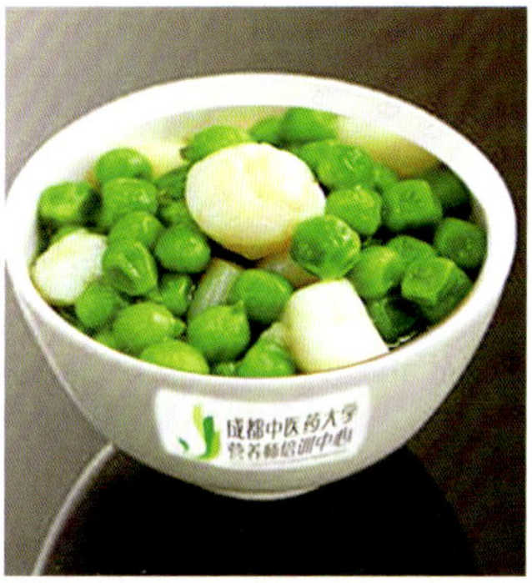

食材：鲜贝50克，新鲜豌豆50克，植物油、盐、料酒、姜丝、淀粉各适量。

做法：（1）豌豆洗净，锅中水烧开，放入豌豆烫一下，10秒后捞出沥干；鲜贝肉用料酒、淀粉、姜丝拌匀；

（2）锅烧热放油，油热后倒入腌制好的鲜贝，炒滑开，再加入适量料酒炒匀，至鲜贝肉由透明转为白色，立即倒入烫过的豌豆粒，加盐，快速翻炒均匀，最后倒入少许调好的水淀粉，勾薄芡即可。

功效：益气、养血、补虚。尤适于孕妇、食欲不振人群食用。

3 银丝虾羹

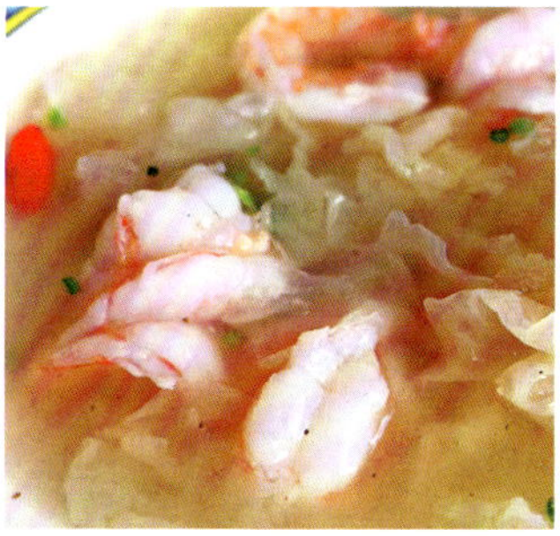

食材：银耳(干)2克，丝瓜100克，虾仁30克，叉烧肉30克，姜、植物油、香油、胡椒粉、淀粉、盐各适量。

做法：（1）银耳用冷水泡发膨胀后，择洗干净，撕成小朵；叉烧肉洗净，切小薄片；丝瓜去皮洗净，切粒，放入沸水中焯熟，捞出过凉，沥干水分；姜切片备用；

（2）虾仁洗净，沥干水分，加淀粉和适量香油、胡椒粉腌渍10分钟，然后放入滚水中焯熟，捞出备用；

（3）锅中油烧热，爆香姜片，加入适量水，放入银耳煮滚，下丝瓜粒、叉烧肉片、虾仁，调入盐、白糖、香油、胡椒粉，最后淀粉勾薄欠即可。

功效：清热。

4 乌鸡糯米粥

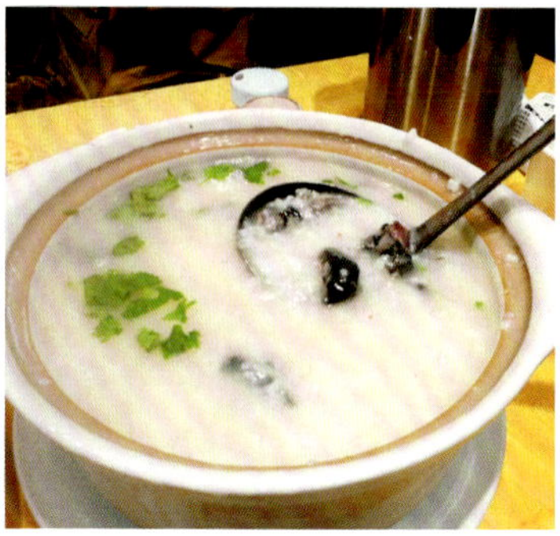

食材： 乌骨鸡肉50克，糯米50克，大葱、姜、盐、味精、料酒各适量。

做法：（1）糯米淘洗干净，用冷水浸泡二三小时，捞出，沥干水分；将乌鸡洗净、切块，焯水捞出；将葱、姜洗净分别切成段、片备用；

（2）取锅放入冷水、乌鸡，加入葱段、姜片、料酒，先用大火煮沸，再改用小火煨煮至汤浓鸡烂，捞出乌鸡，拣去葱段、姜片，留汤；

（3）汤中加入糯米，用大火煮开后改小火，续煮至粥成，把鸡肉拆下撕碎，再放入粥内，用适量盐、味精调味即可。

功效： 滋阴补血，补中益气，健脾养胃。适于孕妇、产妇、久病体虚食用。

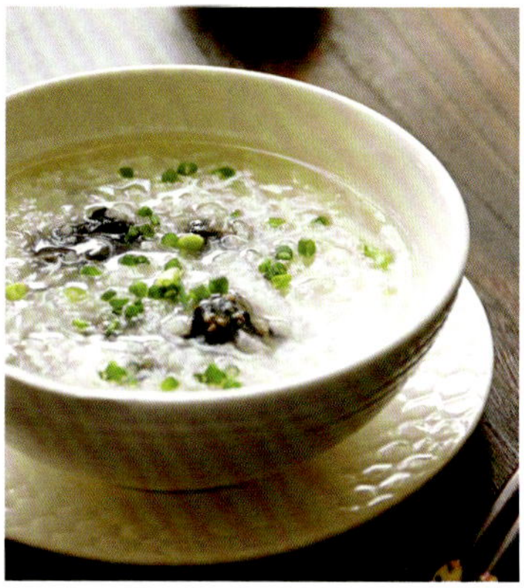

5 红枣糯米粥

食材： 糯米50克，红枣10克，红糖适量。

做法： 将糯米淘洗干净，加水煮至黏稠，加入红枣稍煮，再加适量红糖拌匀即可。

功效： 养血补虚。尤适于贫血体弱人群食用。

6 木耳豆腐羹

食材： 黑木耳（干）5克，猪瘦肉50克，豆腐100克，植物油、盐、醋、酱油、料酒、豆瓣酱、蒜泥、花椒、味精、淀粉各适量。

做法：（1）将黑木耳用温水泡软，去杂质洗净；猪肉洗净剁碎，加盐、料酒、酱油拌匀；豆腐切成小方丁；

（2）锅中油烧热，倒入肉丁翻炒，加入蒜泥炒香，再加入木耳、豆瓣酱翻炒后，加入适量清水，倒入豆腐，加入盐、醋、花椒，再用淀粉勾芡成羹即可。

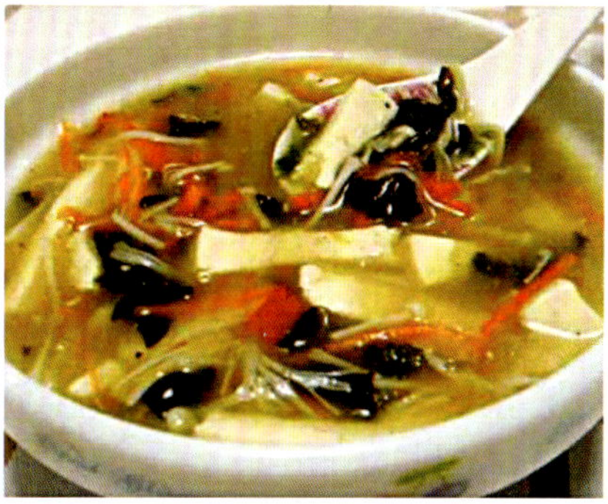

功效： 养血活血，清热解毒，凉血滋阴，且有开胃之功，尤适宜食欲不振人群食用。

7 二仁奶液

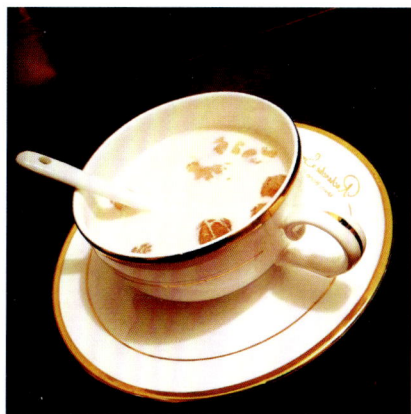

食材： 粳米50克，炸核桃仁10克，生核桃仁10克，牛奶200克，白砂糖适量。

做法：（1）粳米洗净后用水浸泡1小时捞出，滤干水分；

（2）将粳米和生核桃仁、炸核桃仁、牛奶、清水拌匀磨细，再用漏斗过滤取汁；

（3）将汁倒入锅内，再在锅内注入清水烧沸，加入白砂糖煮至溶化后，过滤去渣再烧沸即成。

功效： 补脾肾、益肺、润燥、强身。适于病后体虚、老年便秘患者食用，病中常饮亦能强身益寿。

六 秋季常见疾病的食疗

秋季感冒

1 荸荠雪梨羹

食材：荸荠50克，雪梨50克。

做法：（1）将荸荠洗净去皮捣烂，雪梨洗净连皮切碎去核；

（2）将二者混合加水煎煮，最后加适量冰糖煮至熟烂汤稠即可。

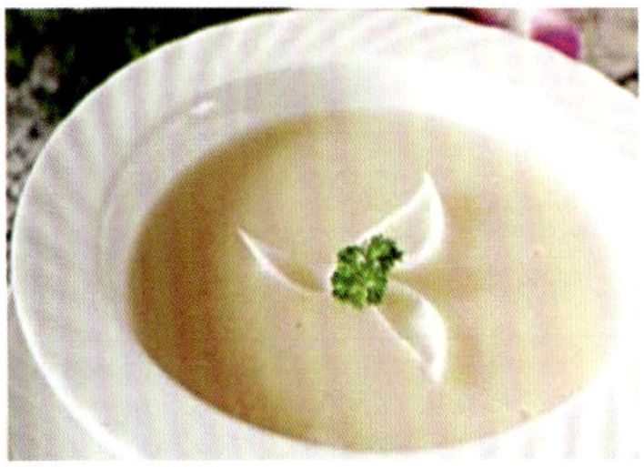

功效：清热生津、凉血解毒、化痰消积，滋阴润燥，本品尤适于秋季感冒食用。

2 猪肺萝卜汤

食材：猪肺200克，白萝卜200克，生姜15克，盐、酱油、植物油、胡椒粉各适量。

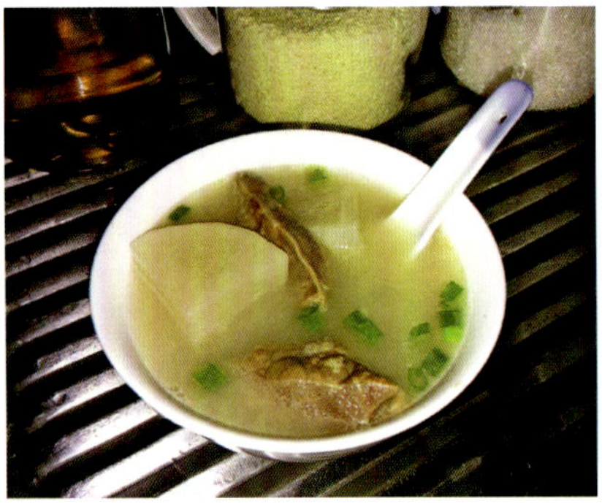

做法：（1）将猪肺洗净、切成块，白萝卜去皮切滚刀块，热锅下油稍微炒一下；姜切片备用；

（2）将猪肺、白萝卜连同生姜和适量清水一起放进炖锅里大火煲开转小火煲2个小时，最后加盐调味即可。

功效：利气止咳，润燥散寒。适于秋季凉燥感冒的饮食调养。

3 橘姜蜜饮

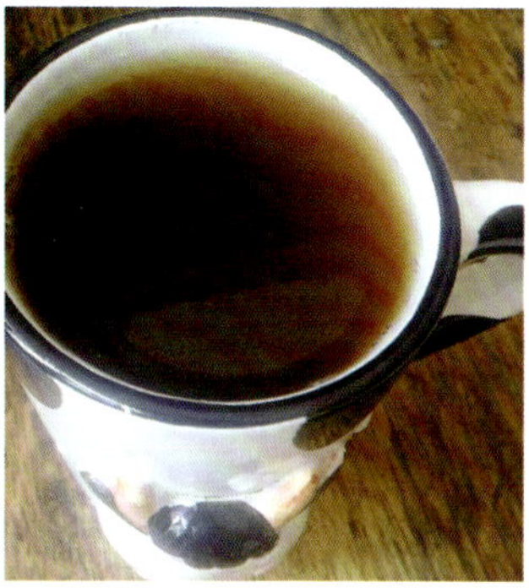

食材： 橘红10克，蜂蜜20克，生姜10克。

做法：（1）先将橘红、生姜二味加水300毫升，煎至150毫升，滤出；

（2）加入蜂蜜溶化即可服用。

功效： 利肺润燥止咳。

4 蜜萝汁

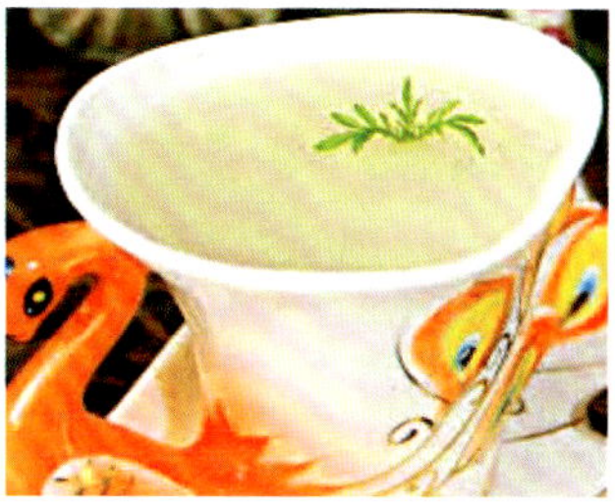

食材： 白萝卜200克，蜂蜜20克。

做法： 将白萝卜洗净切片，入锅加水适量煮熟盛出，待其凉至温热，调入蜂蜜即可。

功效： 清热润肺，化痰止咳。

5 银耳枇杷汤

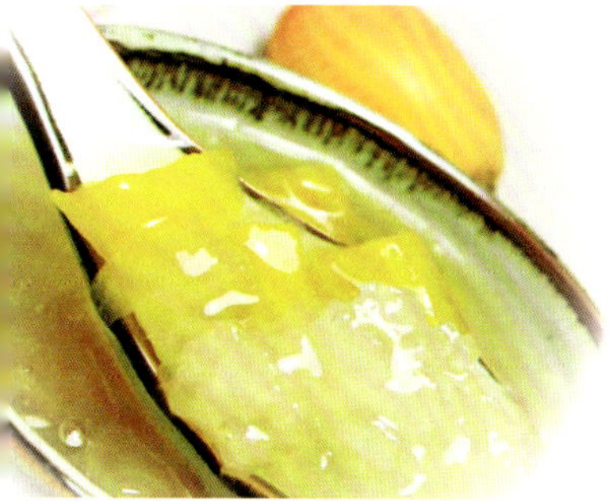

食材： 银耳(干)1克，枇杷肉50克，白砂糖适量。

做法：（1）将银耳用冷水浸软，清洗干净，放入碗内，加少量水，上笼蒸至银耳黏滑成熟；枇杷肉切成小片待用；

（2）锅内加入清水煮沸，先下蒸好的银耳，烧滚后再放入枇杷片和白糖煮滚即成。

功效： 润肺止咳祛痰。

支气管炎

1 鸡蛋羹

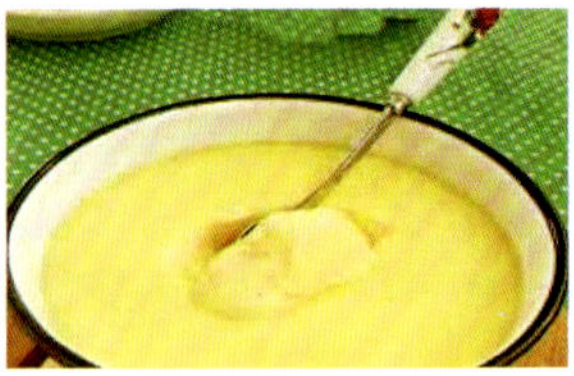

食材： 鸡蛋1只，食用油、冰糖适量。

做法： 将鸡蛋打成浆，滴食用油数滴，加入冰糖，上锅蒸成蛋羹即可。

功效： 益气生津止咳。适用于慢性支气管炎咳嗽痰少，经久不愈者的饮食调养。

2 冰香蕉

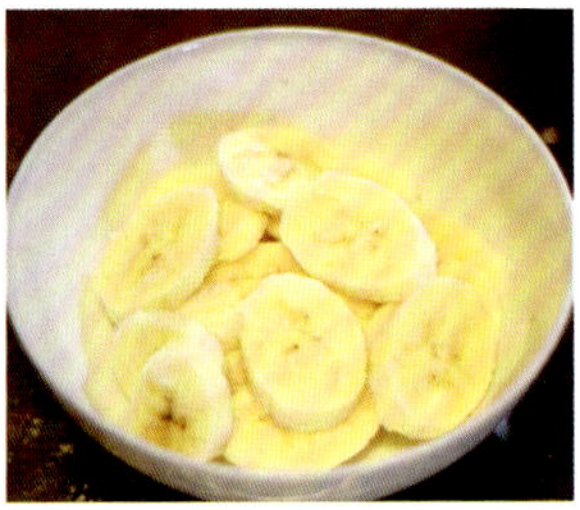

食材： 香蕉100克，冰糖适量。

做法： 将香蕉去皮、切块，加入冰糖，隔水炖至软烂，即可服用。

功效： 清热、润肺、止咳。适用于燥热咳嗽，经久不愈者。

3 杏米粥

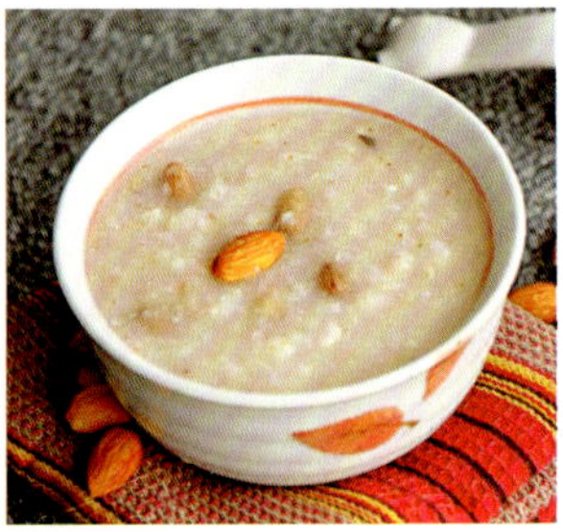

食材： 杏子20克，粳米30克，冰糖适量。

做法： 将杏子洗净后煮烂去核；粳米淘洗干净，用其煮粥，待粥将熟时，加入杏子、冰糖，再煮一二沸即可。

功效： 清热润燥止咳。适用于支气管炎燥热伤肺之咳嗽。

4 雪梨绿豆粥

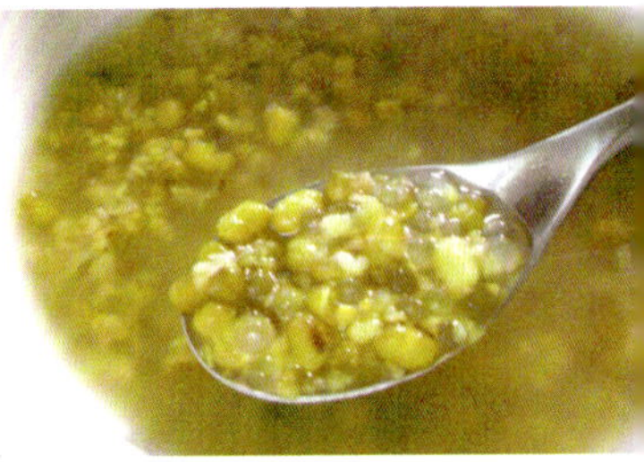

食材：绿豆20克，雪梨100克，粳米50克，冰糖适量。

做法：（1）将绿豆洗净，用清水浸软；梨洗净，去皮、核，切成小块；将粳米淘洗干净，备用；

（2）锅内加水适量，放入绿豆、粳米煮粥，待粥将熟时，加入梨块、冰糖，再煮一二沸即可。

功效：清热解毒，润肺止咳。适用于风热咳嗽。

5 乌梅百合粥

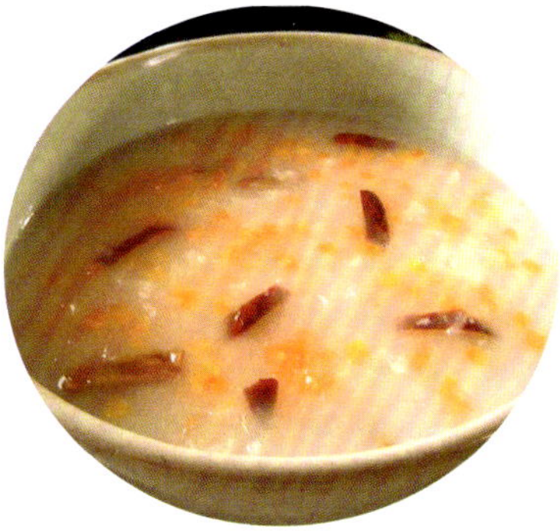

食材：乌梅、鲜百合各20克，粳米50克，冰糖适量。

做法：先将乌梅水煎2次，取其汁搅匀，然后将乌梅汁与洗净的百合、粳米一同入锅，加水煮为稀粥，加入冰糖令其融化即成。

功效：养阴润燥，敛肺止咳。适用于支气管炎阴虚型咳嗽。

6 柚子鸡

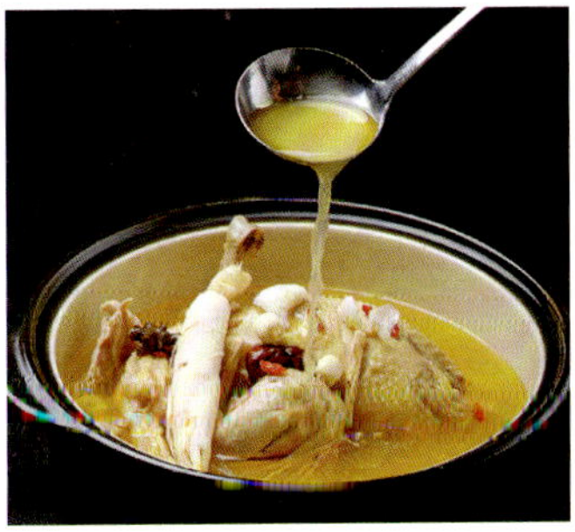

食材：柚子1个，公鸡1只（约500克），盐适量。

做法：（1）将公鸡去毛、内脏并洗净；将柚子去皮留肉；

（2）将柚子肉装入鸡肚中，然后放入砂锅内，加水，大火煮开后转小火炖煮1小时，最后调入适量盐即可，每次100克。

功效：本品具有健脾下气、化痰止咳喘之功效。

7 莲百煲

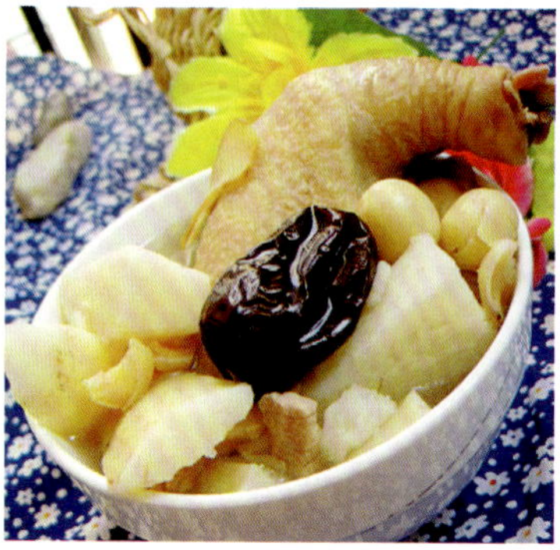

食材： 莲子、鲜百合各10克，猪瘦肉100克，盐、味精各适量。

做法：（1）莲子清水浸泡30分钟；百合掰开、洗净；猪瘦肉洗净，焯水后捞出；

（2）锅内倒入清水，将莲子、百合、猪瘦肉一同入锅，加水煲熟，最后调入适量盐、味精即可。

功效： 清肺，润燥，止咳。

便秘

1 芝麻粥

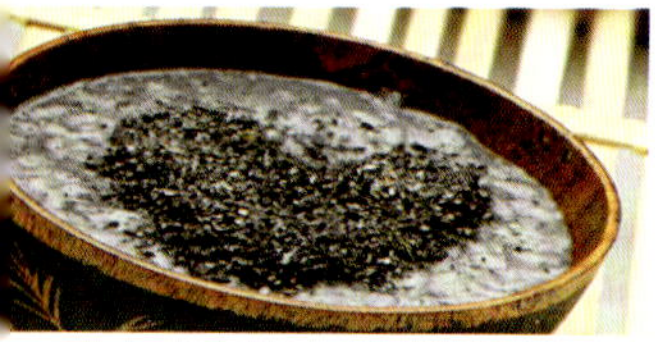

食材： 黑芝麻20克，大米50克。

做法： 将黑芝麻捣碎，与大米一同放入砂锅内，加适量水文火煮成粥。

功效： 健脾，润燥，通便。

2 香蕉芝麻

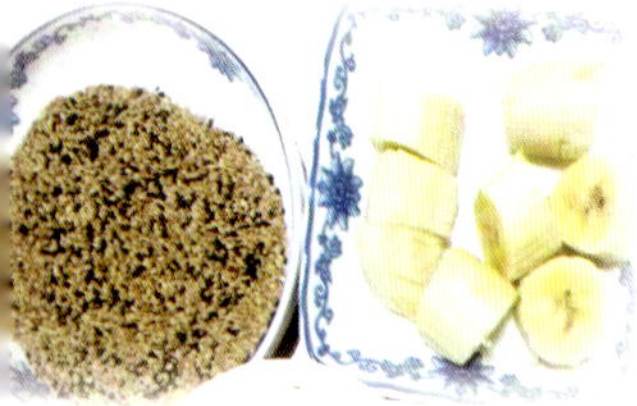

食材： 香蕉300克，黑芝麻15克。

做法： 用香蕉蘸炒熟的黑芝麻食用即可，每日分3次吃完。

功效： 润肠通便。

3 菠菜猪血汤

食材： 猪血150克，菠菜200克，葱段、盐、香油各适量。

做法：（1）菠菜洗净后切段；猪血洗净后切块；

（2）锅置火上，放入适量香油，炒香葱段后加入适量清水，大火煮开；

（3）将猪血放入锅中，煮至水再次滚沸，加入菠菜段、盐，煮至菠菜变色即可。

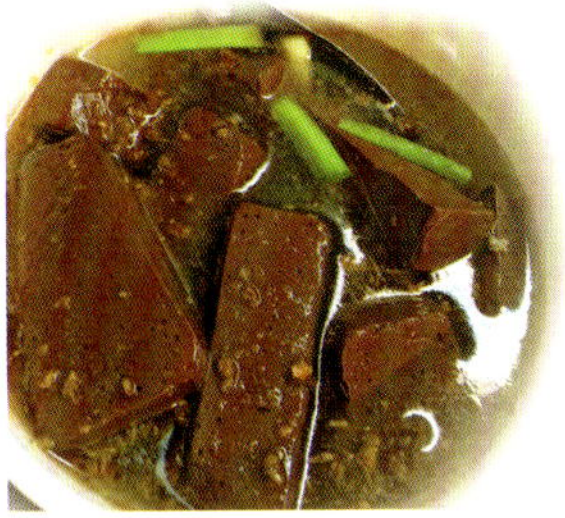

功效：养血，润燥，通便。

4 空心荸荠汤

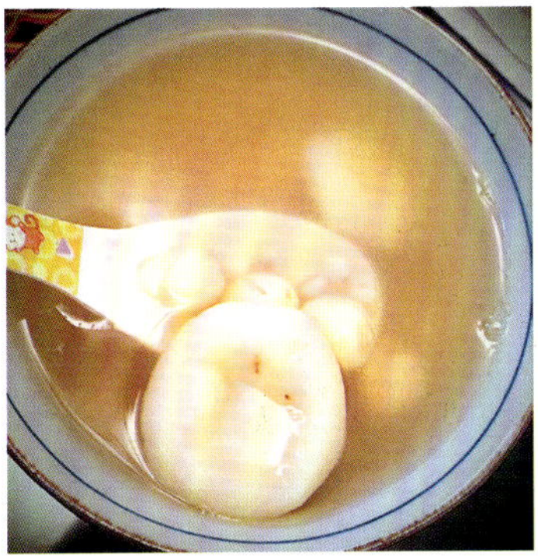

食材：空心菜150克，荸荠100克，葱末、植物油、盐、味精各适量。

做法：（1）将空心菜洗净切段；荸荠去皮、洗净切片；

（2）锅烧热后放入植物油，先将葱末煸香，再放入空心菜、盐、味精翻炒一会儿，注入适量水并放入荸荠片煮熟即可。

功效：清热散结，滑肠通便。

5 红玉粥

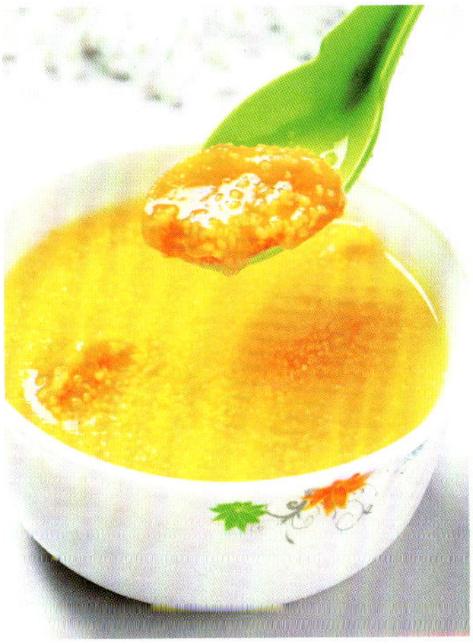

食材：红薯100克，玉米50克。

做法：（1）红薯洗净、切成小块备用；

（2）锅内加适量水，煮沸后加入玉米碜，煮至六成熟时，加入红薯块，再煮至粥熟即成。

功效：益气生津，宽肠通便。

失眠

1 蜜枣蛋

食材： 蜜枣4个，鸡蛋1只。

做法： 将蜜枣与鸡蛋一同加水煎煮，鸡蛋熟后，去壳取蛋再煮片刻，吃蛋饮汤。

功效： 补益心脾，宁心安神。

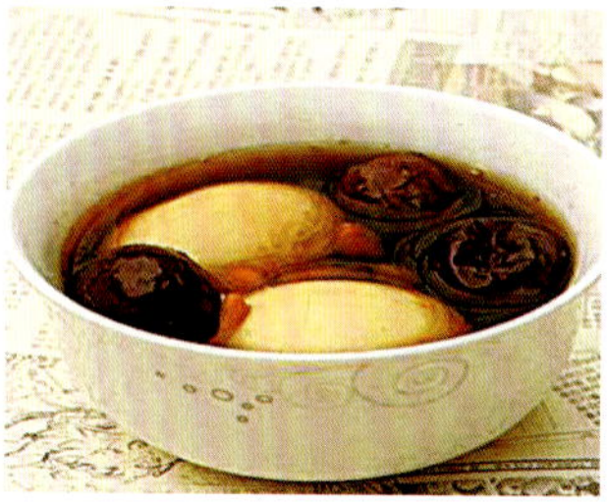

2 红枣桂圆饮

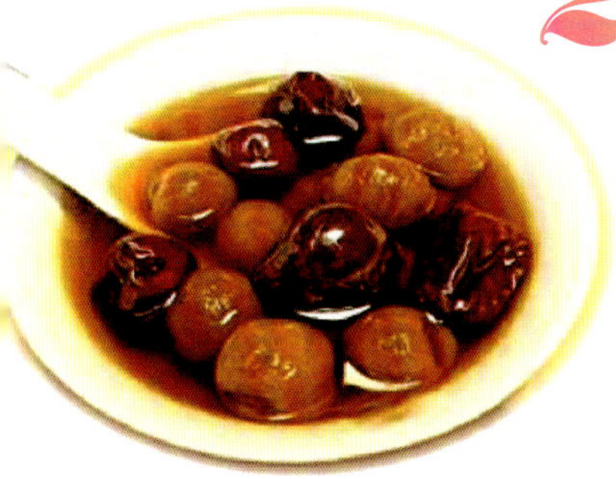

食材： 桂圆肉6克，红枣9克，冰糖适量。

做法： 将桂圆肉、红枣分别洗净后，同冰糖一同煲煮至熟即可。睡前服用。

功效： 滋阴、养血、安神。

3 小麦莲子粥

食材： 小麦30克，莲子10克，小米30克。

做法： 将小麦加水煎汤去渣，下入莲子、小米共煮粥即可。

功效： 清心益气安神。尤适用于心肾不交而致的心烦失眠、口干盗汗者。

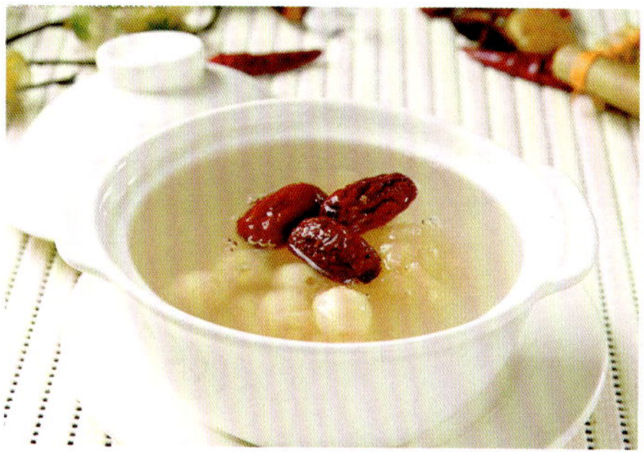

4 红豆双耳粥

食材： 红豆30克，干黑木耳2克，干银耳1克，山楂5克，蜂蜜适量。

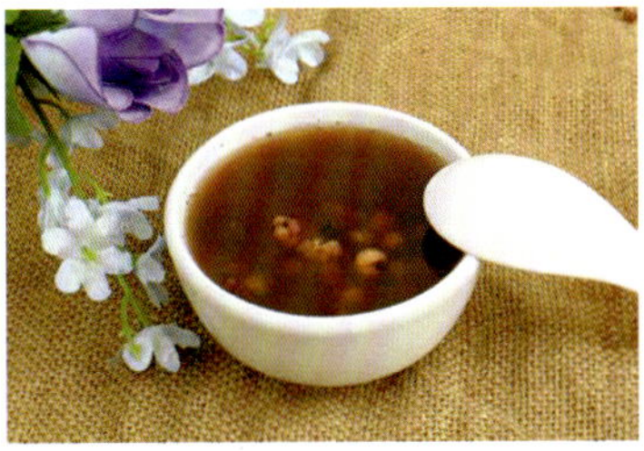

做法：（1）红豆洗净，用温水泡半小时；黑木耳和银耳分别用温水浸软洗净；

（2）锅内加适量水，加入红豆用大火烧开，加入银耳一同炖煮20分钟；

（3）将山楂洗净，切成两半，去除核、蒂，与黑木耳一同放入锅中，继续炖煮15分钟，最后加入少许蜂蜜即可食用。

功效： 滋阴益精、消食和胃，有安神助眠之效。

【脑血管疾病】

1 雪羹汤

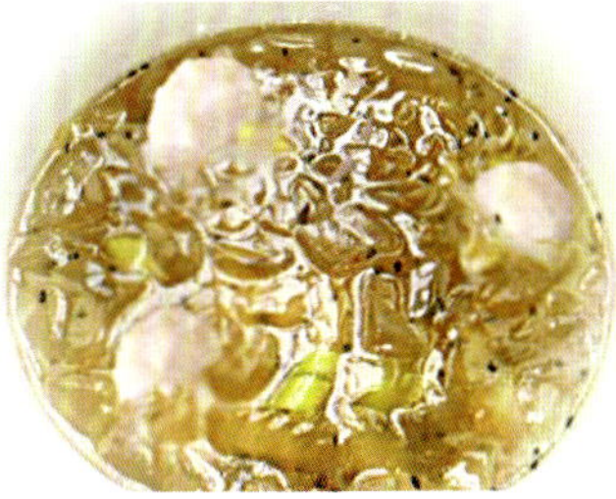

食材： 荸荠30克，海蜇头30克。

做法：（1）将荸荠洗净、去皮、切片；海蜇洗净、切碎备用；

（2）锅中加水，放入荸荠和海蜇后烧开，续煮10分钟即可。

功效： 清热生津，化痰降压，特别适合阴虚阳亢、痰热内盛伴眩晕、大便燥结的高血压患者食用，可预防脑卒中。

2 山楂粥

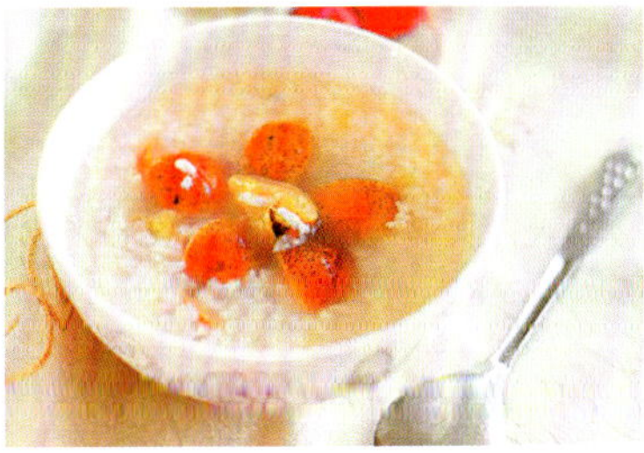

食材： 山楂10克，粳米50克，白砂糖适量。

做法： 山楂煎汤取汁，与粳米煮粥，加白砂糖调味服食即可。每日1次，时时服食。

功效： 平肝泻肝，活血化瘀，可预防脑卒中，尤适于眩晕、易怒以及肝阳亢盛、口苦咽干、气滞血瘀等证型的高脂血症患者。

3 海带松

食材： 海带50克，香油、白糖、盐各适量。

做法：（1）将海带洗净，煮透，捞出沥干后切丝；

（2）锅中倒入少量油，烧至七成热，加入海带丝，煸炒至海带松脆捞出，加白糖、盐、香油拌匀即可。

功效： 海带善于降压降脂，可预防和辅助治疗冠心病和脑卒中等。

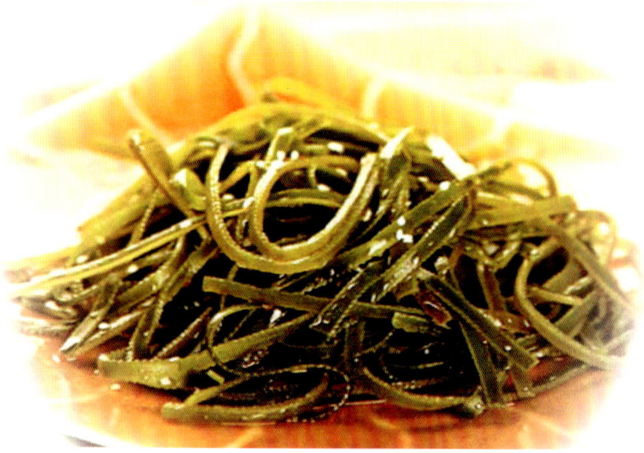

冬天篇

冬季，是一年四季中的最后一个季节，历经立冬、小雪、大雪、冬至、小寒、大寒6个节气。冬季阳气敛藏，昼短夜长、万物蛰伏，霜雪纷飞，“寒冷”是这个季节的关键词。

根据季节变化特点而养生的方法是收藏阳气，为来年新的一轮回环而蓄积内在的动力。

一 冬季的气候特点

冬季，阳气潜藏于内，阴寒盛旺在外，天寒地冻，万物枯荣，百虫蛰伏，动物冬眠。但因我国疆域辽阔，其南方为亚热带季风气候，冬季温和少雨；北方为温带季风气候，冬季寒冷干燥；西北地区与北方地区相同，青藏高原地区地势高，受冬季风影响小，较为温暖但昼夜温差大。中医学认为冬季由于阳气潜藏，阴气相对旺盛，表现为阴盛阳衰之象，故而地表温度大幅度降低；又由于阳气不足，不能蒸动水气上浮，反而地冻冰彻，因此冬季少雨，而空气干燥。

二 冬季的常见疾病

冬季感冒

冬季寒冷，由于人体的阳气，也随自然界的阳气潜藏而潜藏于内，因此抗邪防病的能力普遍下降，故而最容易导致感冒。冬季的感冒普遍比春夏秋的病程更长，而且病情更重；普通冬季感冒倘若不加注意，还可因抗病能力的减弱，常常导致发展为其他严重的并发症。

支气管哮喘

同样因人们抗邪防病能力的不足，对于本来就有哮喘的病人，因冬天寒冷的刺激很容易诱发；肺部感染也容易诱发；此外，由于冬季常闭门关窗，导致室内空气混浊，室内容易存在过多过敏原，也很容易诱发支气管哮喘。

心脑血管疾病

血管在寒冷情况下的收缩导致血压增高或血压不稳定，心脏负担加重，容易发生脑血管意外。如果冬天里老人数日或数周有乏力、头晕、烦躁、胸部不适，活动时心悸、心绞痛或心绞痛发作频繁、剧烈、持久的情况，就该小心是否是心脑血管疾病找上门来了。这与中医学所认为，由于冬天阳气不足、阴寒偏盛，最易凝滞气血而使运行受阻，从而出现心血不行、血脉痹阻十分类似。

冻疮

冻疮，从中医学认识上讲，内因阳气不足失于温暖，外因寒邪凝滞所致。从现代来讲，则是由于寒冷引起的局限性炎症损害。冻疮是冬天的常见病，且在寒冷季节里常较难快速治愈，要等天气转暖后才会逐渐愈合，欲减少冻疮的发生，关键在于入冬前就应开始预防。

末梢循环障碍

手脚冰冷，中医学认为，依然与冬季阳气内敛失于温暖有关，而现代认为和心血管循环有很大的关系，因为血液是由心脏发出，携带氧气到全身各部位，糖经过氧化后，才能产生热能，手脚才会温暖。而寒冷导致的血管收缩，可影响末梢血液运行输送，造成手脚冰冷的情形。

三 冬季的养生要求

冬季养生，与其他季节一样，依然要顺时而为，养藏气，收敛沉藏，而其目的最终是为了蓄积阳气。因此，冬季要固护阳气；宜静少动，敛心藏神，锻炼要舒缓，不宜过于激烈；要固守肾精，节欲房事，以免阳气外泄。

护卫阳气

天气寒冷，能对抗寒冷的则是阳气，阳气让人们有了生命活动，有了对抗寒冷的资本，阳气非常宝贵。所以，在日常生活，要重视对阳气的存蓄，如早睡晚起，避寒就温，保暖食温等，避免各种方式的过度耗散。

补肾健脾

中医学认为，肾为先天之本，主藏精，与冬季相应，冬季阳气潜藏于体内，是补肾的最好时期，而补肾的最好方法是，通过后天脾胃的摄入来营养先天。所以，补肾健脾非常重要。

愉悦情志

冬天日照相对减少，人们情绪容易低落，可能诱发抑郁症。因此对于精神的调养非常重要，要保持良好的心态，多做一些自己喜欢的事情，遇到不愉快的事情要及时排解，疾病就不会找来。

所以，冬季的膳食特点应该是：

【温养五脏】

冬季是进补的好时机，必须保证各类营养素的摄入充足，在提高人体正气，类似于今天所说的提高的耐寒能力和免疫能力的同时，可以根据不同体质，针对性地进行饮食调理，以修复平素造成的脏腑的损伤，但要注意的是要以温和、温性的食品为主，不宜过多生冷。

【多样均衡】

食物摄取要确保营养均衡，摄取足够的动物性食品和大豆，以满足优质蛋白质的需求，适当增加油脂，其中植物油最好达到一半以上，矿物质的摄取量也应较平时需要略高一些。维生素的部分，应特别注意增加维生素C的需要量。此外，蔬菜、水果和奶类得摄取量也需充足。

四 冬季常用食材

胡萝卜

富含维生素，并有轻微和持续发汗的作用，可刺激皮肤的新陈代谢，增进血液循环，从而使皮肤细嫩光、肤色红润，适宜于滋润冬季干燥粗糙的皮肤。中医学认为，可养气血，健脾胃，安五脏，令人壮，有益无损。

紫甘蓝

紫甘蓝以紫红色的叶球供食用，营养丰富，尤以丰富的维生素C、较多的维生素E和维生素B族，以及丰富的花青素甙和纤维素等，备受人们的欢迎。中医学认为能益养气血。

冬笋

冬笋是一种高蛋白、低淀粉食品，对肥胖症、冠心病、高血压、糖尿病和动脉硬化等患者有一定的食疗作用。含有多种氨基酸(氨基酸食品)、维生素、无机盐等，中医学认为具有益气补脑、宁神健体的功效。

板栗

板栗主要功效为养胃健脾、补肾强筋，老少咸宜。现代研究发现板栗所含的不饱和脂肪酸和各种维生素，有抗高血压、冠心病和动脉硬化的功效。

白萝卜

萝卜含有丰富的碳水化合物和多种维生素，其中维生素C的含量比梨高8～10倍。中医学认为萝卜行气消食，化痰止咳。

柑橘

柑橘富含维生素C与柠檬酸，膳食纤维及果胶，橘皮苷等，是预防冠心病及动脉硬化的食品；其鲜果汁中的有效成分能阻止致癌物对细胞核的损伤，保护基因的完好。柑橘在中医学被认为是温利肠胃、宽中行气的佳品。

红茶和普洱

红茶是暖胃暖身的，普洱是健脾顺胃的，这两杯茶水能带动一天的身体积极运行起来，达到温暖通畅的效果，也能帮助肠胃消化，对于食物和能量的运化都有积极作用。

黑豆

具有温补肾精、健脑益智的作用。当今认为黑豆富含花青素、维生素E和异黄酮等优秀抗氧化物质。特别适合上班族食用，能较好的抗电脑辐射、抗衰老，是体内最外层防止氧化的保护层。而且异黄酮是一种植物性雌激素，能有效抑制乳腺癌、前列腺癌和结肠癌，还对防治中老年骨质疏松也很有帮助。

西兰花

西兰花有爽喉、开音、润肺、止咳的功效，长期食用还可以减少肺癌、食道癌、乳腺癌、直肠癌及胃癌等癌症的发病几率，对杀死导致胃癌的幽门螺杆菌具有神奇功效。

大白菜

中医学认为，白菜甘平，有清热除烦、解渴利尿、通利肠胃的功效。这与大白菜中含有大量粗纤维，可促进肠壁蠕动有关。所以经常吃白菜能保持大便通畅，此外还能防止维生素C缺乏症（坏血病）。

羊肉

羊肉富含蛋白质(蛋白质食品)和维生素(维生素食品)。中医学认为具有补肾壮阳、温补气血、开胃健脾的功效，所以冬天吃羊肉，既能抵御风寒，又可滋补身体。

牛肉

牛肉蛋白质含量高，而脂肪含量低，氨基酸组成比猪肉更接近人体需要，能提高机体抗病能力，对生长发育及术后，病后调养的人在补充失血、修复组织等方面特别适宜，中医学认为牛肉可补中益气，滋养脾胃，强健筋骨。

五 冬季的养生饮食

冬季的养生菜品

1 红黑莲排煲

食材： 排骨250克，莲藕100克，红枣、黑枣各20克，姜、盐适量。

做法：（1）将排骨洗净、剁成块，莲藕洗净、去皮、切块；姜切片备用；

（2）将所有材料一起放入炖锅中，加适量清水，煮开后转小火炖40分钟，最后加盐调味即可。

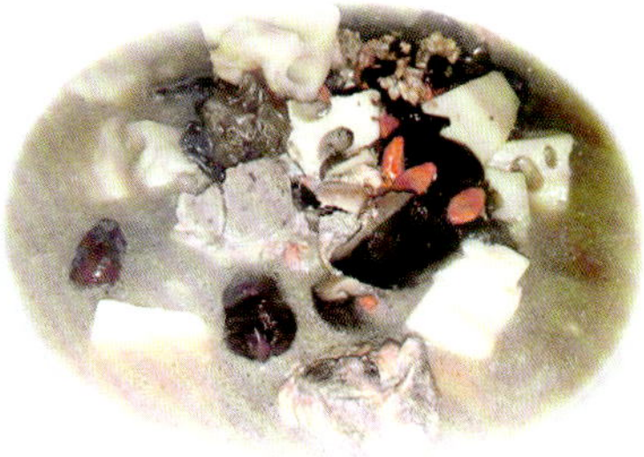

功效： 益气养血、健脾开胃、安神健脑，具有延年益寿之功效。适合冬季进补。

2 萝卜炖牛肉

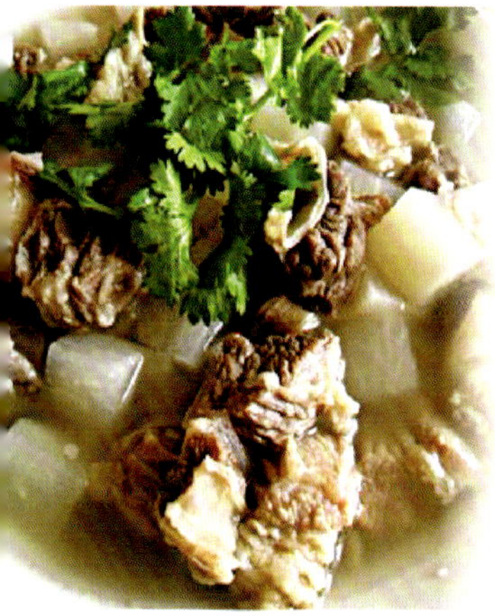

食材： 白萝卜200克，牛肉100克，大葱、姜、八角、料酒、酱油、盐、味精各适量。

做法：（1）将白萝卜、牛肉清洗干净、切块，分别放入沸水中焯一下捞出；大葱切段，姜切片；

（2）将锅中油烧热，加入大葱、姜、八角、料酒、酱油及牛肉块翻炒，倒入适量水，大火煮沸后，转小火焖煮；

（3）等到牛肉软烂，再加入白萝卜，烧开后，将浮沫撇掉，等到萝卜煮烂之后加入盐、味精调味即可。

功效： 利肺化痰、益气养血、补虚强壮。

3 板栗炖乌鸡

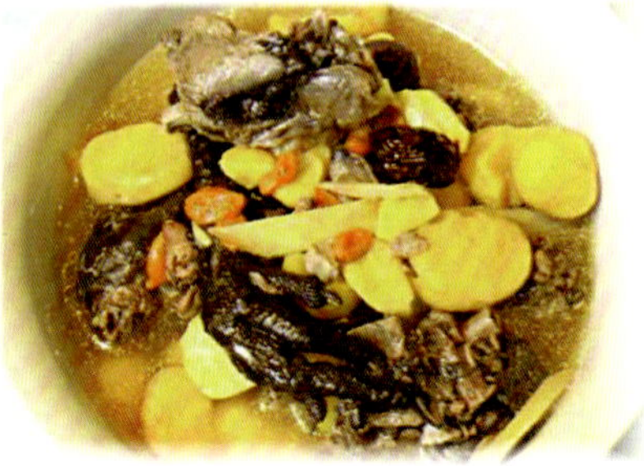

食材： 鲜板栗20克，乌鸡200克，生姜10克，盐适量。

做法：（1）将鲜板栗去壳、取栗仁备用；乌骨鸡褪毛，去除内脏，洗净晾干；生姜切片；

（2）将乌骨鸡、板栗仁同入炖锅中，加清水没过所有食材，放入生姜片，加盖大火煮开后，转小火焖2小时。起锅前加盐调味即可。

功效： 滋阴益气、补肾强筋。为冬季补肾佳品。

4 双菇炒

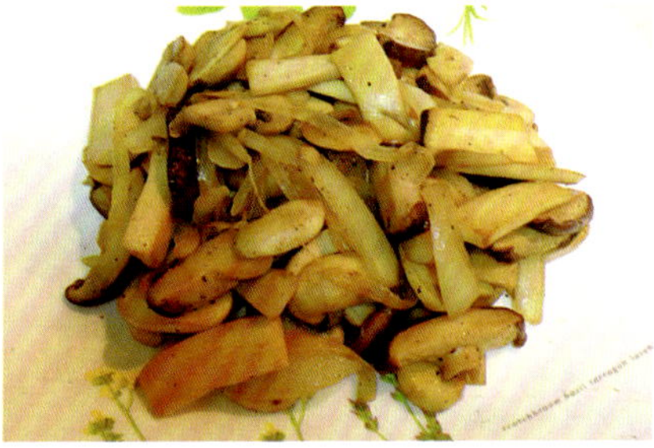

食材： 水发香菇、鲜蘑菇各50克，酱油、白砂糖、水淀粉、味精、盐、黄酒、姜末、香油各适量。

做法：（1）将香菇、鲜蘑菇分别洗净切片；

（2）锅中油烧热后，下入双菇片煸炒，放入姜末、酱油、白砂糖、黄酒继续煸炒，使之入味；

（3）再加入适量清水，烧滚后，放味精、盐，用水淀粉勾芡，最后淋上香油，装盘即可。

功效： 补益肠胃，化痰散寒。本品可增强机体免疫功能，对高血脂患者更为适宜。

5 干烧带鱼

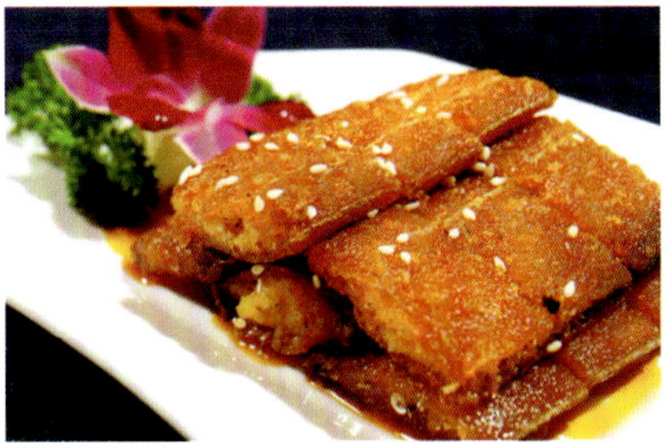

食材： 带鱼150克，花椒、辣椒、蒜、姜、香葱、面粉、豆瓣酱、白糖、盐、料酒、香醋、白胡椒粉、鸡精、高度白酒各适量。

做法：（1）将花椒冲洗下，葱切段、姜蒜分别切片，辣椒去籽剪段；取一只碗，加入半碗的清水，再加入少许白胡椒粉、鸡精、白糖、香醋、料酒，搅拌均匀制成料汁；

（2）将带鱼宰杀清理干净，剪成等长段，加入少许高度白酒、盐、花椒腌渍10分钟左右，将腌渍好的带鱼取出沥干，拍上一层薄薄的干面粉；

（3）锅中的油烧至七八成热时，放入带鱼块，待鱼块煎至两面略带金黄色后捞出沥油；

（4）锅内留余油，爆香花椒后，将花椒捞出不要，放入葱、姜、蒜、朝天椒煸炒，加入适量豆瓣酱，小火煸炒出红油，倒入调好的料汁烧开；

（5）将煎炸好的带鱼放入，大火烧开转中小火将汤汁收浓，汤汁裹在带鱼上即可，最后撒上葱花点缀，即可出锅。

功效： 温中益气、强心补肾、提精养神。适合各种人群食用。

6 红焖羊肉

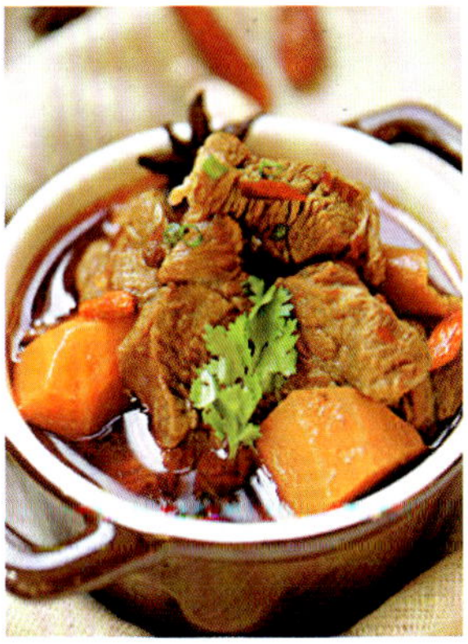

食材： 羊里脊肉100克，土豆、紫洋葱、胡萝卜各30克，干香菇5克，啤酒100毫升，葱、姜、酱油、黄酒、豆瓣酱、醋、盐各适量。

做法：（1）将羊里脊肉洗净、切成大块；把干香菇用清水冲洗一下放入温水中浸泡，备用；将洋葱一大半切成大块，余下的切成丝备用；土豆、胡萝卜分别洗净、切块；葱切段，姜切片；

（2）锅中水烧开，加入少量黄酒，将羊肉放入锅中煮3~4分钟后捞出备用；

（3）锅中加油烧热，下入洋葱丝煸炒，炒出香味后放入豆瓣酱，炒出红油后将焯过水的羊肉块下入锅中翻炒，依次烹入酱油、料酒、醋翻炒；

（4）大概炒3分钟后把羊肉从炒锅倒入炖锅中，放入已经泡软的香菇，再放入葱段、姜片，倒入啤酒和与啤酒等量的清水，煮开后中小火焖40分钟，之后将葱、姜挑出，倒入土豆、胡萝卜块继续炖15分钟，最后放入洋葱块再炖5分钟即可。

功效：补血益气、温中暖肾，对肾亏阳痿、腹部冷痛、体虚怕冷、腰膝酸软、病后或产后身体虚亏等一切虚状均有治疗和补益效果，最适宜于冬季食用。

7 耳笋炒腰花

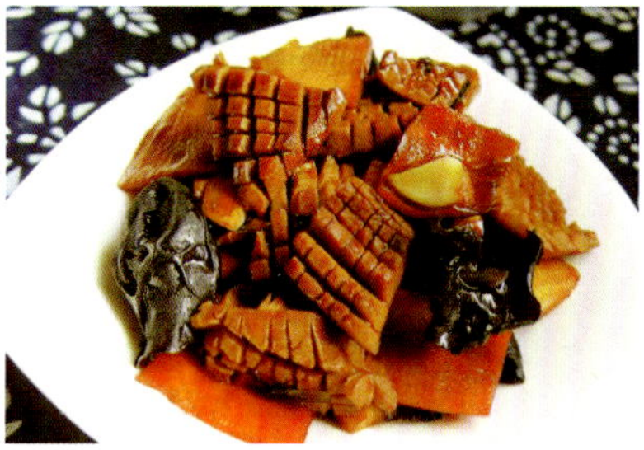

食材：猪腰100克，干黑木耳5克，干冬笋片25克，蒜、葱、酱油、醋、盐、味精、料酒、水淀粉各适量。

做法：（1）将猪腰洗净，剖成两片，除去尿臊，剖成麦穗花刀，切成宽2厘米、长5厘米的条，放入碗中，加入酱油、醋、水淀粉拌匀待用；蒜切片，葱切末；

（2）黑木耳、冬笋片（先须浸软）入沸水锅焯一下捞出；将酱油、盐、味精、料酒及水淀粉调成芡汁；

（3）锅中油烧热，将腰花入油滑至卷缩成麦穗状迅速捞出；

（4）炒锅内留少量油，烧热后，将蒜片、葱末放入煸炒，烹入醋、料酒，加入木耳、冬笋片略炒，倒入芡汁，然后将腰花投入，迅速炒匀即可。

功效：滋阴、补肾、养血、化痰。

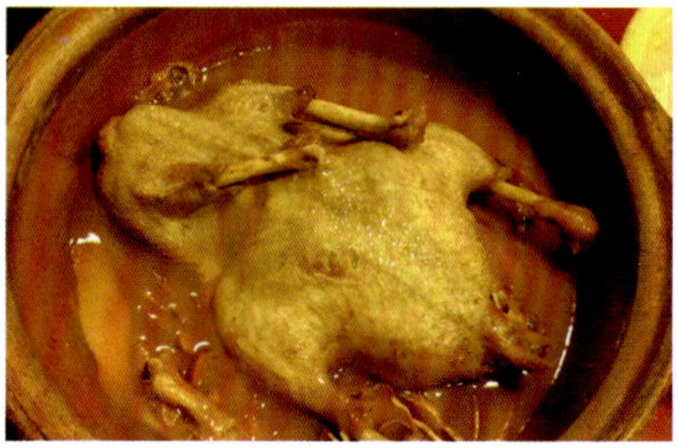

8 姜母鸭

食材：母鸭500克，老姜20克，八角、桂皮、香叶、米酒、老抽、白砂糖、盐各适量。

做法：（1）将鸭肉洗净后切块，老姜切成片；

（2）锅中放入油，中火烧至六成热时放入姜片煸香，待姜片煸至微微发黄时将鸭肉倒入，炒至鸭肉变色后倒入适量的老抽炒至上色；

（3）炒均匀后倒入米酒，继续维持中火翻炒约15分钟，至鸭肉水分炒干、颜色变深时，加入白砂糖、八角、桂皮、香叶，加适量盐调味，倒入没过鸭肉的开水；

（4）大火烧至沸腾，转小火慢慢炖1.5个小时，最后开大火拌匀烧至汤汁浓香即可。分两次服。

功效：益气、补血、滋阴。

9 麻油鸡

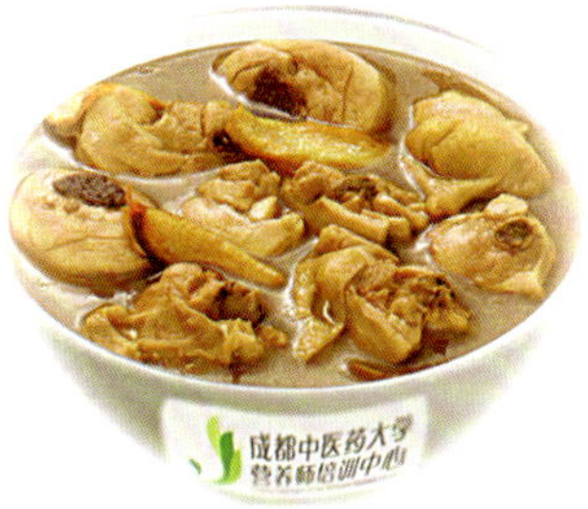

食材：土鸡500克，老姜20克，黑麻油50毫升，米酒100毫升，盐、鸡精、白砂糖各适量。

做法：（1）将土鸡清洗后剁成大块状，老姜切片备用；

（2）取锅烧热，加入黑麻油后，将老姜片下锅爆香，再把 土鸡块下锅爆炒至表皮呈现略焦状；

（3）倒入米酒50毫升与1000毫升水，煮滚后盖上锅盖转小火再煮15分钟，掀开锅盖，再加入剩下的50毫升米酒、盐、鸡精及白砂糖适量，再煮5分钟即可。分两次服。

功效：本品具有温中益气、补虚填精、健脾胃、活血脉、强筋骨的功效。

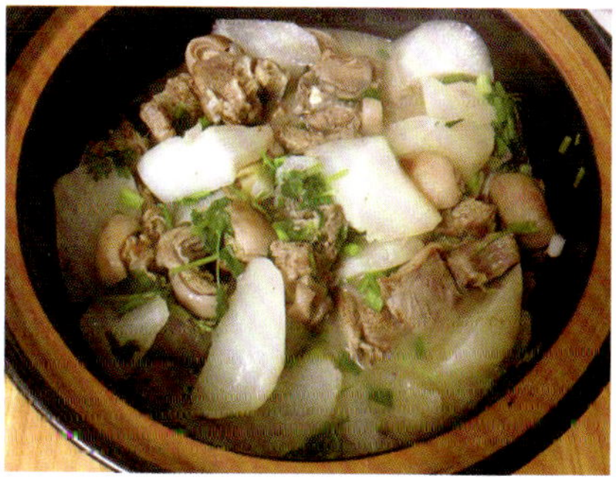

10 白萝卜炖羊肉

食材：白萝卜250克，羊肉150克，酱油、白砂糖、葱、姜、大茴香、料酒、盐、味精各适量。

做法：（1）将羊肉洗净、切块，用热水焯一下捞出，沥水备用；将萝卜洗净、去皮、切块，用热水焯一下，汤水备用；葱切段，姜切片；

（2）锅内烧油热，放入白糖，用铲子不断地搅拌至糖冒泡时放羊肉翻炒，待肉均匀上色后，放酱油、葱段、姜片；

（3）倒入适量水，盖锅盖大火炖开后，放入少量料酒，改为小火炖至羊肉六成熟时，将萝卜倒锅内，放盐，将肉和萝卜炖烂熟，最后放入味精即可。

功效：本品益气养血、温阳利水。

11 芋头蒸排骨

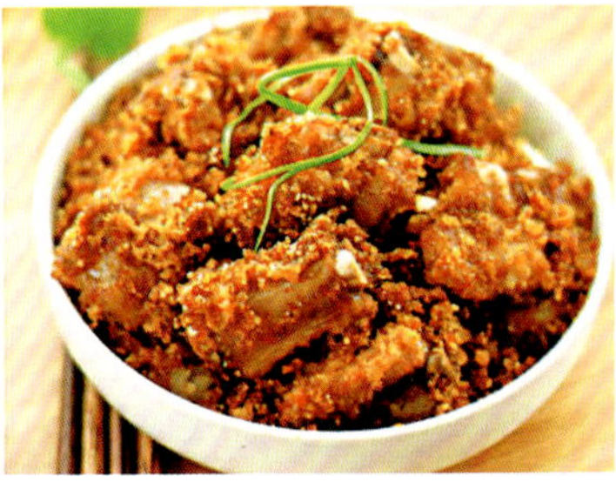

食材：芋头100克、排骨150克，豆瓣酱、老抽、蒜、葱、醪糟汁、白砂糖、盐、鸡精、蒸肉米粉、植物油各适量。

做法：（1）排骨洗净斩成小段，芋头去皮切成小块，蒜切末、葱切丝备用；

（2）将豆瓣酱、少量老抽、蒜末、醪糟汁、少量白糖、鸡精、少量盐、植物油加入到排骨中，拌匀后倒入蒸肉米粉，使每块排骨都均匀裹上一层米粉；

（3）取蒸笼，下面垫上一层芋头块，然后再将排骨铺上去，大火蒸50～60分钟，最后撒上葱丝即可。

功效：健脾养胃、补肝益肾。

12 西红柿土豆炖牛腩

食材：牛腩100克，西红柿50克，土豆50克，洋葱50克，姜、盐、植物油各适量。

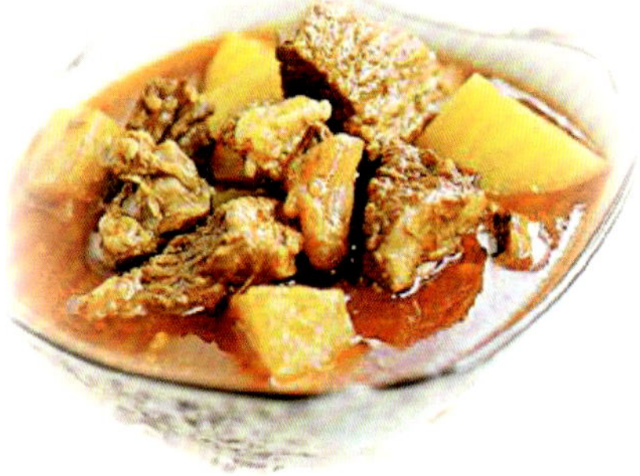

做法：（1）牛腩洗净后切块，随冷水入锅烧沸，去除浮沫，捞出再用清水洗净血污待用；土豆洗净、削皮、切块；洋葱洗净、分成片；西红柿经开水烫后，去皮，切成小块；姜切片备用；

（2）锅内入油烧至六七成热时，放姜片

爆香，加入牛腩和土豆翻炒数十次后，加入西红柿、盐、清水，开大火烧沸；

（3）锅中烧沸后改用中火炖至牛腩松软、土豆散裂，加入洋葱片和盐，再改大火烧沸1～2分钟即可。

功效：补血抗衰、益气强身，尤适合冬季食用。

13 红薯炖牛腩

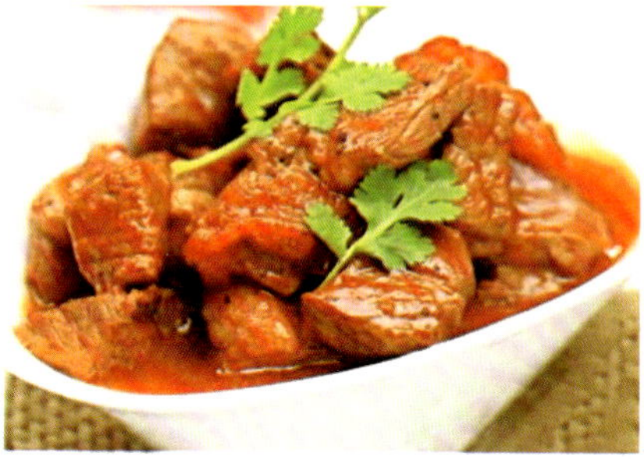

食材：牛腩100克，洋葱50克，胡萝卜50克，红薯50克，番茄酱、大蒜、香叶、盐、黑胡椒、白砂糖各适量。

做法：（1）将牛腩、洋葱、胡萝卜、红薯分别洗净、切块；大蒜掰瓣、剥皮备用；

（2）锅内油烧热，放入牛腩煸炒出焦香味，将炒好的牛腩放入炖锅内，再放入香叶；

（3）另取一只锅放入洋葱、胡萝卜、蒜瓣翻炒，再加入番茄酱和水熬成汁；

（4）将熬好的汤汁倒入炖锅中，加入盐、黑胡椒、白砂糖，加盖焖炖40分钟，最后将红薯加入，再炖20分钟即可。

功效：健脾暖胃、补肾益肺。

14 南瓜炒肉

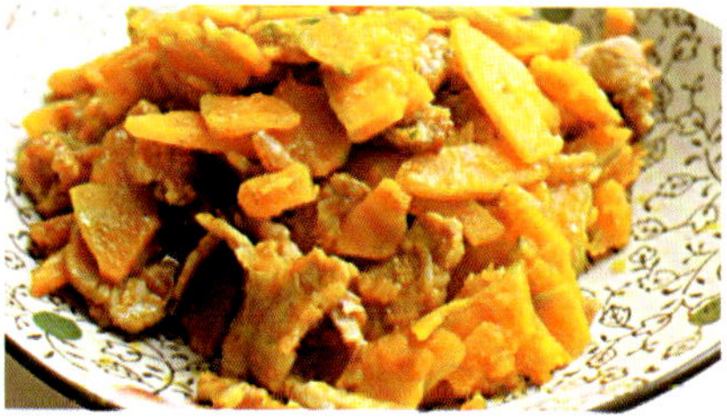

食材：老南瓜100克，五花肉100克，葱、姜、蒜、盐、老抽、生抽、料酒各适量。

做法：（1）将五花肉洗净、切片，南瓜洗净、去皮、切片，葱、姜、蒜分别切末待用；

（2）锅中油热后，倒入五花肉煸炒，调入生抽、老抽、料酒，加入葱姜蒜末，再倒入南瓜片翻炒至熟，出锅前调入盐即可。

功效：健脾补肾、滋阴益气，适合各类人群食用。

15 土豆红烧肉

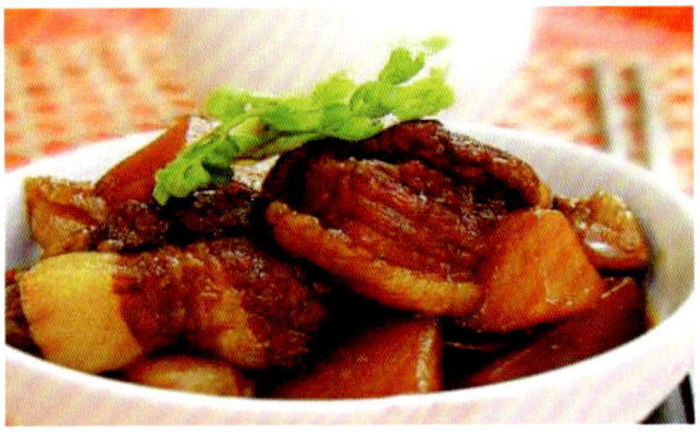

食材： 五花肉100克，土豆100克，盐、料酒、老抽、白砂糖、葱、姜、八角、桂皮各适量。

做法：（1）将土豆削皮洗净、切块，五花肉洗净、切块，葱姜洗净，分别切段、片；锅中放适量水烧开，将五花肉倒入，加少许料酒，焯至肉变色后捞出沥干水分；

（2）锅中放适量油，开小火倒入20克白糖，快速翻炒至糖溶解冒泡；

（3）将五花肉倒入，继续小火煸炒至出油，放入葱段、姜片、八角和桂皮，翻炒几下倒入土豆，倒入适量老抽；

（4）向锅中倒入500毫升开水，开大火烧开，调入适量盐。砂锅先在灶上预热，然后将锅里的菜倒入砂锅，小火慢炖半个小时左右即可。

功效： 健脾和胃、滋阴养血，尤适合冬季食用。

16 鲫鱼炖粉条

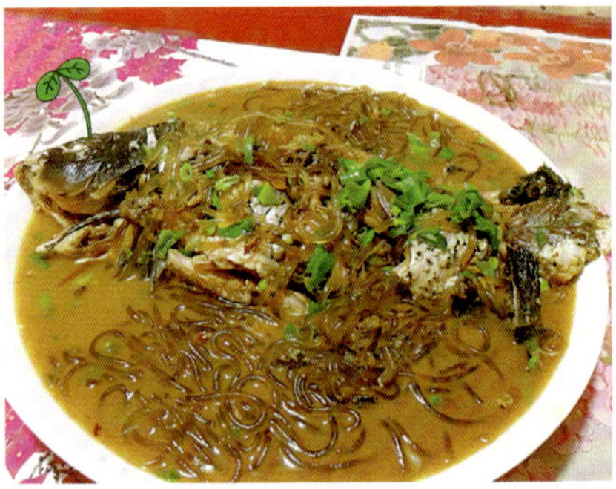

食材： 鲫鱼200克，干粉条20克，干红辣椒、花椒、生姜、香菜、盐、醋、酱油、料酒、各适量。

做法：（1）将鲫鱼宰杀去内脏，洗净后下锅用油煎至两面金黄，盛出；将干红辣椒切段，生姜切丝备用；

（2）锅中留油，放入辣椒段、生姜丝、花椒炒香，倒入酱油、清水、少许料酒及盐，再放入事先已经浸软的粉条，开大火煮开；

（3）开锅后放入炸好的鲫鱼，改小火炖20分钟，烹入少许醋，再炖制5分钟，最后撒上香菜即可。

功效： 健脾开胃，益气除湿，利水通乳。

17 海参炖瘦肉

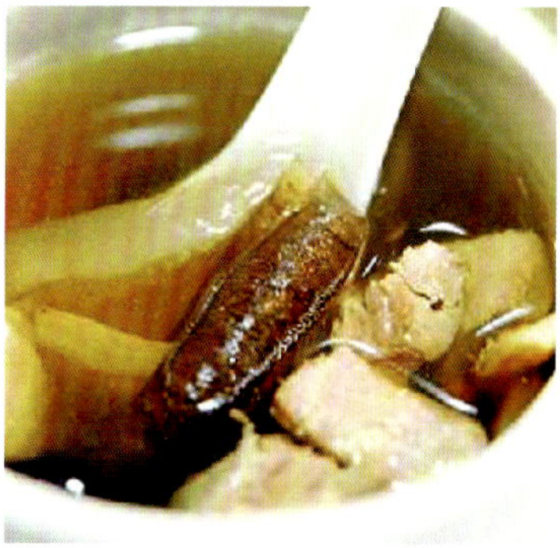

食材： 猪瘦肉100克，水发海参50克，大枣10克，盐适量。

做法：（1）将海参洗净、切丝，猪瘦肉洗净、切丝，大枣去核、洗净；

（2）把全部用料放入炖锅内，加适量开水，加盖用小火炖2～3小时，最后加盐调味即可。

功效： 海参最能补肾益精、滋阴润燥，加上猪肉共食，本品是精血亏损、虚羸瘦弱、津枯便秘人群以及高血压、动脉粥样硬化、冠心病患者的保健良品。

18 泡椒鱼头

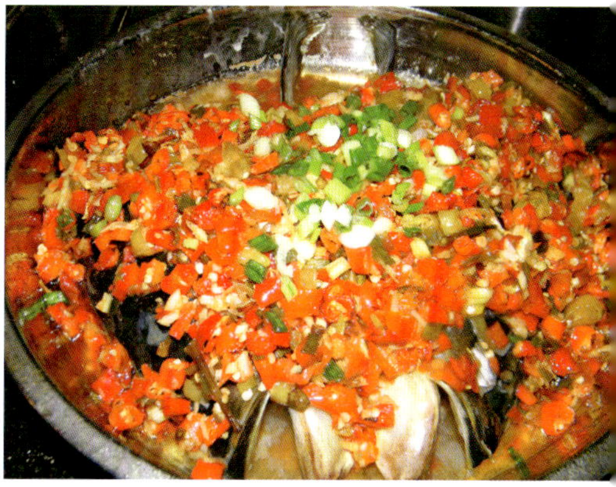

食材： 鲢鱼头约500克，泡红椒、豆豉、姜、葱、蒜、盐、植物油、料酒各适量。

做法：（1）将鱼头洗净切成两半，鱼头背相连；泡红椒、葱、姜、蒜均切碎；

（2）将鱼头放在深盘中，抹上植物油，在鱼头上撒上剁椒、姜末、盐、豆豉、料酒；

（3）锅中加水烧沸后，将鱼头放入锅中蒸熟（约需10分钟），将蒜茸和葱碎铺在鱼头上，再蒸1分钟；

（4）取出鱼后，再将炒锅置火上放油烧至十成热，铲起淋在鱼头上即成。

功效： 开胃和中、益气驱寒、抗衰老、养颜。

19 洋葱萝卜蛋

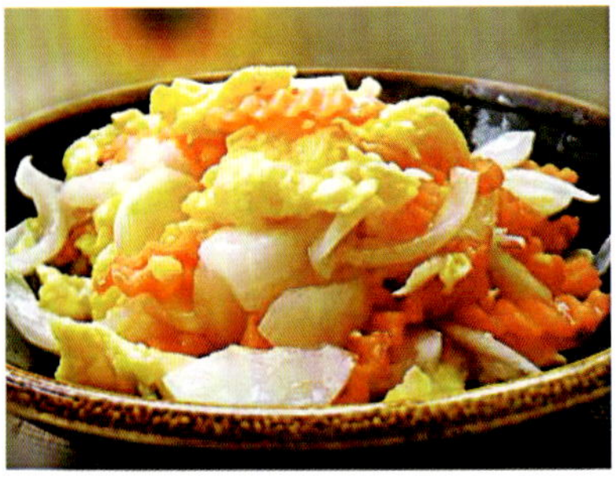

食材：洋葱100克，胡萝卜50克，鸡蛋2个，姜、蒜、盐、白砂糖、鸡精各适量。

做法：（1）洋葱、胡萝卜分别洗净切丝，锅中烧开水先把胡萝卜焯烫一下；鸡蛋打散备用，姜蒜切末；

（2）锅中油烧热，倒入蛋液炒散盛出，再加一点油爆香姜蒜末，然后倒入洋葱和胡萝卜翻炒；

（3）加入少许盐、白砂糖、鸡精炒匀，再把炒好的鸡蛋倒入翻炒均匀即可。

功效：健脾养胃，增强机体免疫力，可预防癌症、维护心血管健康。

20 虾蛋煎

食材：对虾100克，鸡蛋2个，小麦面粉20克，大葱、姜、盐、味精、料酒、植物油各适量。

做法：（1）大葱、姜分别洗净切丝；对虾洗净，去除虾头、虾线，用料酒、盐、味精、葱姜丝腌1小时；鸡蛋打匀备用；

（2）锅中油烧热，将带尾的对虾先后蘸上干面粉、鸡蛋液，放入锅中煎至金黄色即可。

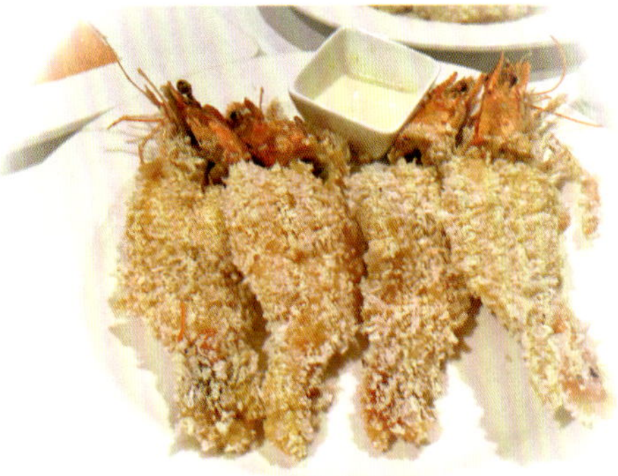

功效：补肾壮阳、养血固精。

21 牛肉羹

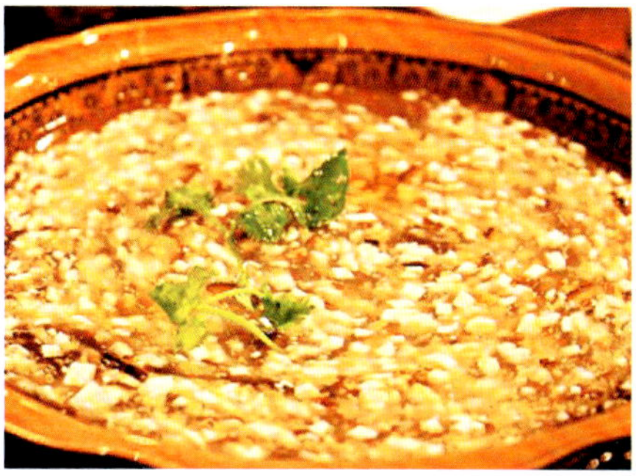

食材： 牛肉100克，鲜香菇10克，豆腐50克，鸡蛋清2个，香菜、盐、胡椒粉、生抽、淀粉、料酒各适量。

做法：（1）将牛肉切薄片，加适量生抽、清水和干淀粉，拌匀后腌制1小时左右，将腌牛肉片剁成粒状，放入沸水锅氽至五成熟，捞出；豆腐洗净，入开水锅中加盐略煮1分钟捞出，入凉水浸透，切丁；香菇洗净、切粒，香菜洗净切碎备用；

（2）锅内烧开水，放入牛肉粒、豆腐丁、香菇粒，水开后略煮3分钟；

（3）锅里勾芡，加入盐、胡椒粉，汤汁浓稠后，倒入鸡蛋清，用筷子向同一方向轻轻搅动，使鸡蛋液变絮状，最后撒入香菜末即可出锅。

功效： 本品具有益气养血、温阳补虚的功效。

22 兰花菇

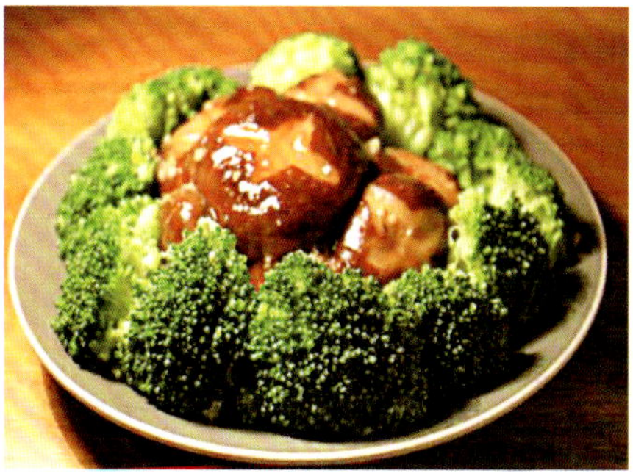

食材： 西兰花200克，鲜香菇20克，淀粉(豌豆)、胡椒粉、盐、味精、植物油各适量。

做法：（1）西兰花择洗干净，掰成小块，放入开水中焯透捞出，用凉水浸透；香菇洗净，用开水稍煮，捞出沥干；淀粉加水适量调匀成水淀粉备用；

（2）锅中油烧热，放入西兰花、香菇稍炒，加入少量开水，再把胡椒粉、盐、味精同放入锅中，烧开后，用水淀粉勾芡，汤汁收浓即可。

功效： 润肠通便、养颜美容、健脾和胃。

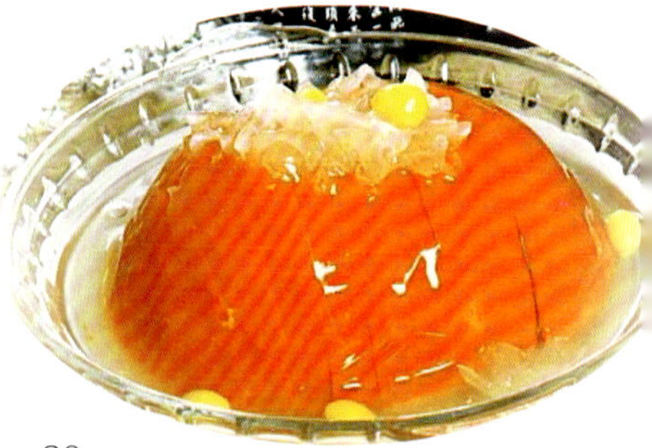

23 南瓜蜜

食材： 南瓜150克，蜂蜜适量。

做法：（1）南瓜洗净、削皮、切块，置盘中放入蒸锅大火蒸15～20分钟；

（2）将南瓜盘内出的水倒入碗中，加入蜂蜜拌匀，将蜂蜜水淋入蒸熟的南瓜上即可。

功效： 益气养血、滋阴润燥，为冬季补养佳品。

冬季的养生汤品

1 山羊汤

食材： 羊肉150克，山药100克，姜、葱、花椒、料酒、盐各适量。

做法：（1）将羊肉洗净、切块，入沸水锅内，焯去血水；山药洗净、去皮、切块，葱洗净、切段，姜洗净、切片备用；

（2）将山药与羊肉一起置于锅中，加入适量清水，将葱、姜、花椒、少量料酒加入锅中，大火煮沸后改用小火炖至熟烂，最后调入适量盐即可。

功效： 补中益气、温阳补肾。

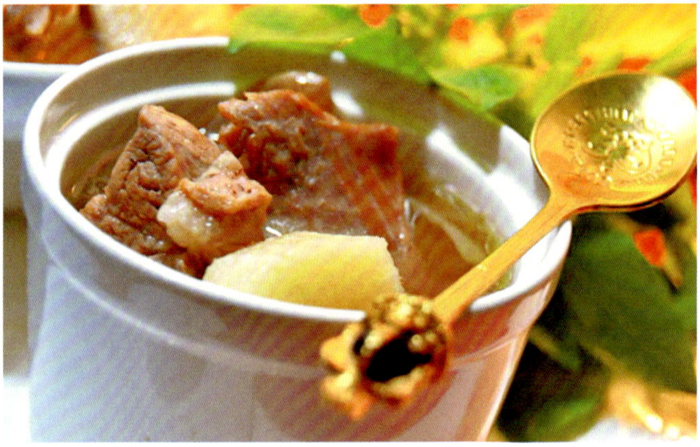

2 笋荪汤

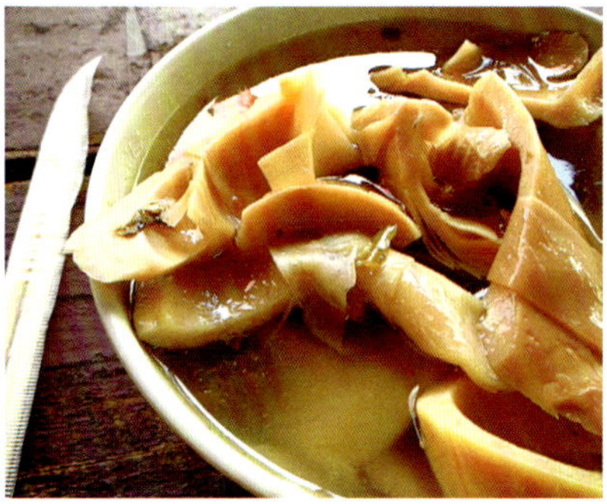

食材： 鲜冬笋100克，干竹荪5克，新鲜香菇10克，猪瘦肉100克，姜2片，盐适量。

做法：（1）将所有材料洗净，竹荪（浸软）切段，香菇去蒂，冬笋切块，猪瘦肉切块、汆烫后再洗净；

（2）锅中水烧开后，下入所有材料，煲滚后改小火煲2小时，最后下盐调味即可。

功效： 滋阴凉血、清热化痰、益气补脑、宁神健体。

3 板栗排骨汤

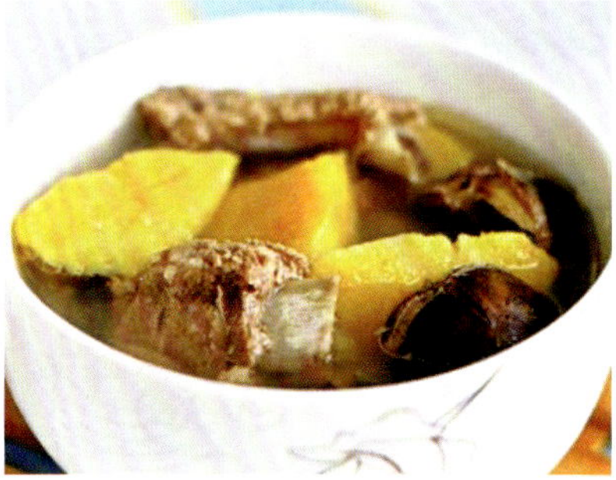

食材： 板栗50克，排骨500克，姜、盐适量。

做法：（1）板栗入沸水中转中小火煮约5分钟，捞起剥皮；排骨放入沸水中汆烫，捞出、冲净；姜切片备用；

（2）将所有的材料放入锅中，加水没过材料，以大火煮开，转小火续煮约30分钟，加盐调味即成。

功效： 滋阴壮阳、益精补血，对老年肾虚、大便溏泄者更为适宜，经常食用能强身愈病，是抗衰老、延年益寿的滋补佳品。

4 乌鸡二菇汤

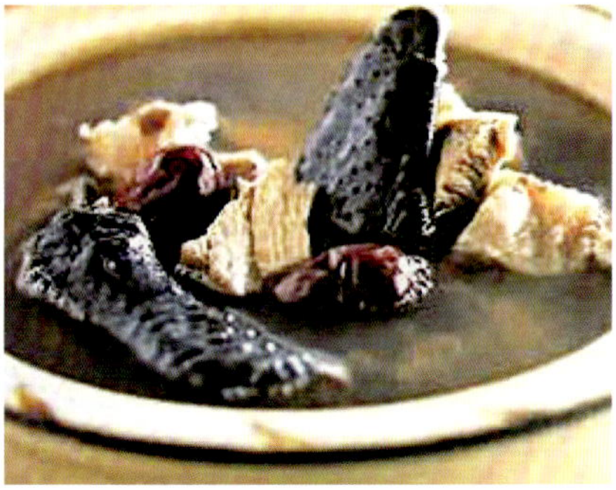

食材： 乌骨鸡250克，鲜香菇20克，鲜蟹味菇20克，红枣10克，葱、姜、料酒、醋、盐各适量。

做法：（1）将鸡洗净、宰成块，姜切片，葱切段，红枣洗净，香菇洗净、去蒂，蟹味菇洗净、去根；

（2）将鸡块放入炖锅中，加水淹过鸡即可，放入姜片、葱段，烧开后，放少量料酒、醋；

（3）用小火煨40分钟，加入香菇、蟹味菇、红枣继续煮30分钟，最后加盐调味即可。

功效： 强筋健骨、益气养血，对防治骨质疏松、佝偻病、妇女缺铁性贫血症等有明显功效。

5 猪蹄花生大枣汤

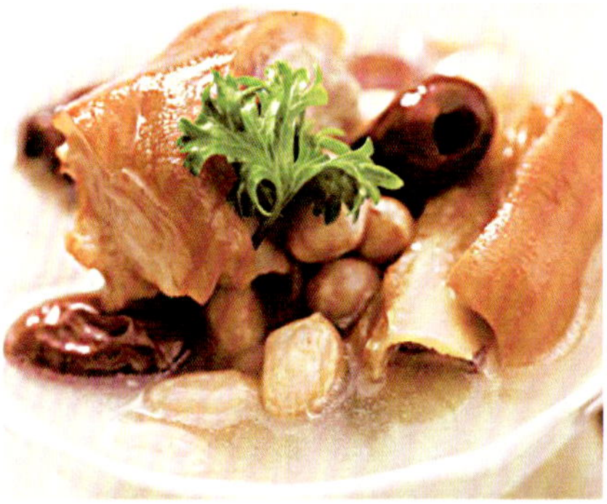

食材： 猪前蹄1只，花生米50克，大枣10克，姜、花椒、盐各适量。

做法：（1）将花生米、大枣先用水浸泡1小时，捞出；将猪蹄去毛、洗净、剁块；姜切片；

（2）锅置火上，放入适量清水，加入花生米、大枣、猪蹄、姜片、花椒，大火烧开后中小火炖1小时左右，放入盐调味即成。

功效： 本品补气养血、美容除皱，尤其为冬季女性调养身体、美容佳品；还用于妇女产后气血不足，所引起的奶汁缺乏。

6 牛尾番茄汤

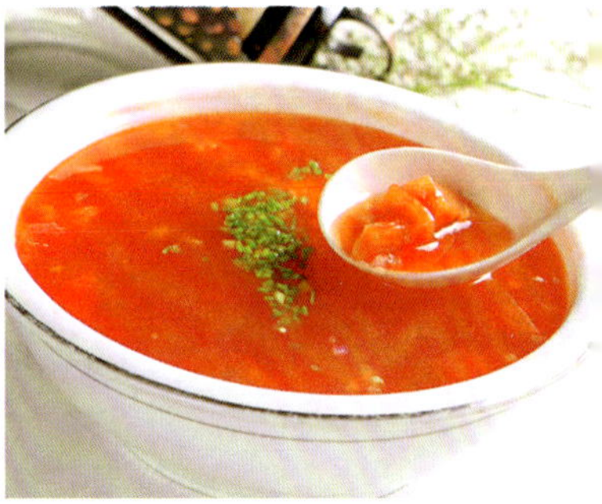

食材： 牛尾300克，西红柿100克，洋葱50克，胡萝卜100克，芹菜100克，番茄酱、白砂糖、盐、味精各适量。

做法：（1）将牛尾去毛洗净砍块，番茄、洋葱、胡萝卜洗净切块；芹菜择洗干净，切段；

（2）锅内放适量水，放入牛尾，大火煮开后转小火；再煮2~4小时，不断撇去浮末，以免汤混浊；

（3）牛尾煮烂熟后，放入番茄、洋葱、芹菜、胡萝卜、再煮10分钟；加入番茄酱、盐、白糖，搅匀成稀汤状，然后再沸煮，放入味精即可。

功效： 这道汤具有补气养血、强筋健骨、健脾开胃的功效。

7 蛏子萝卜汤

食材： 蛏子100克，萝卜100克，料酒、盐、味精、大葱、姜、大蒜、胡椒粉、猪油各适量。

做法：（1）将蛏子洗净，放入淡盐水中泡约2小时，下入沸水锅中略烫一下，捞出，取出蛏子肉；

（2）把萝卜削去外皮，切成细丝，下入沸水锅中略烫去苦涩味，捞出，沥净水分；葱洗净切段、生姜洗净切片、蒜瓣切碎花；

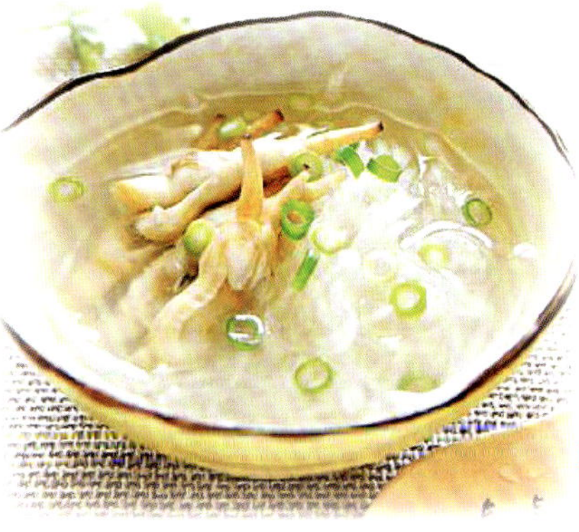

（3）锅置火上，放入熟猪油烧热，下入葱段、姜片、蒜末煸锅，倒入清水，加入料酒、盐烧沸，放入蛏子肉、萝卜丝煮熟，最后撒上胡椒粉、味精即可。

功效： 清热解毒、益肾利水、养阴除烦、生津利气。

8 牛肉粉丝汤

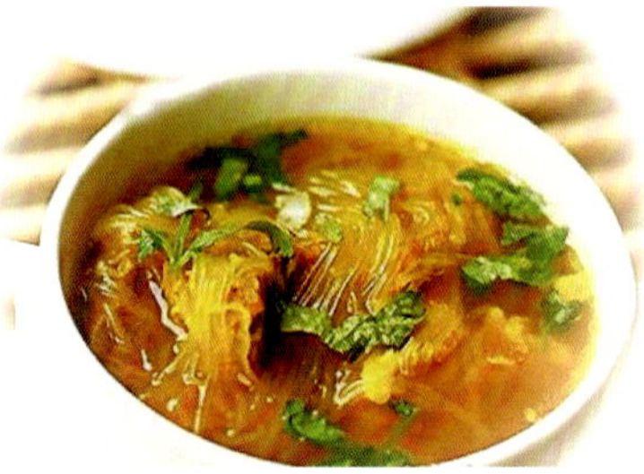

食材：牛肉100克，干粉丝20克、香菜、蒜苗、葱段、姜片、香叶、花椒、桂皮、八角、小茴香、盐、料酒各适量。

做法：（1）牛肉洗净，冷水入锅，加入料酒、姜片、葱段焯水；准备好香叶、花椒、桂皮、八角、小茴香，装入调料盒或用纱布包起来；粉条提前用冷水泡软；

（2）锅中加适量水，烧开，放入焯过水的牛肉，加入姜片、料酒、葱段和步骤（1）中的调料，大火烧开，转中火炖1小时后将牛肉捞出放凉、切片；

（3）将煮牛肉的汤中的调料、姜片、葱段捞出不要，汤倒入砂锅中，烧开后，放入粉丝煮至8成熟。放入牛肉片后，撒入香菜碎和蒜苗碎，最后加盐调味即可。

功效：本品具有益气安中、养脾开胃的功效。

9 鲫鱼萝卜汤

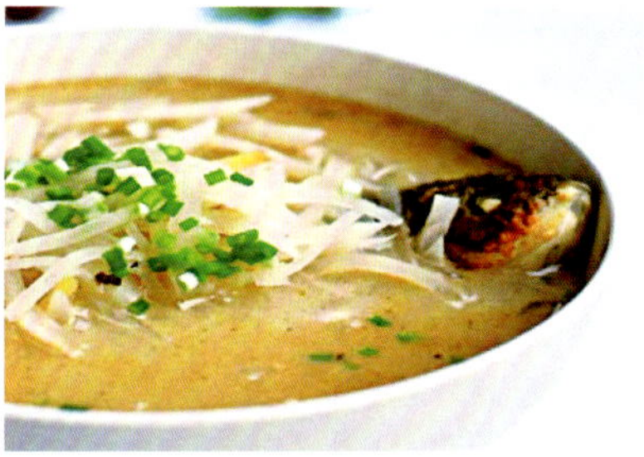

食 材： 鲫 鱼250克， 萝 卜100克， 葱、姜、盐、胡椒粉各适量。

做法：（1）鲫鱼洗净去掉腹部黑膜，白萝卜洗净、去皮、切丝，葱切段，姜切丝备用；

（2）锅里放少许油烧热倒掉，重新放冷油，烧至七成热后，下入鲫鱼煎至两面微黄，盛出；

（3）用煎鱼的油炒香葱姜，倒入足量的温水，放入鲫鱼，大火烧开后转小火炖至汤呈奶白色，放入萝卜丝，调入盐、胡椒粉，炖至萝卜丝变软即可。

功效：本品是一道减脂瘦身汤，适合冬季饮用，不仅可以化痰止咳、开胃消食、消脂瘦身，还可以提高人体免疫力。

冬季的养生主食

1 羊肉萝卜饺

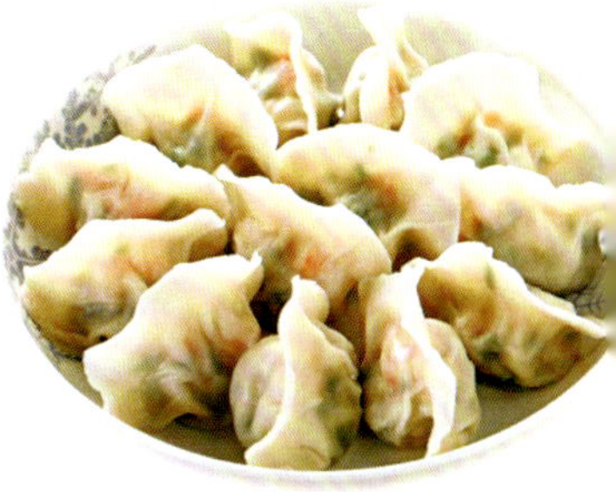

食材： 羊肉100克，胡萝卜100克，面粉200克，葱、姜、料酒、酱油、盐、味精、花椒粉、胡椒粉、植物油各适量。

做法：（1）先把羊肉洗净、切块、剁成肉馅；胡萝卜洗净、切片，用开水焯一下，剁成碎末，与羊肉混合为馅；

（2）把葱、姜剁碎，放入羊肉馅中，再加入适量料酒、酱油、植物油、盐、花椒粉、胡椒粉、味精调匀；

（3）面粉中加水和成面团，饧20分钟，搓成长条，切成均匀大小的剂子，用手按扁，擀成面皮；

（4）最后将饺子馅包入面皮，放入锅中煮熟即可。

功效： 温阳益气、补虚强壮，适宜在冬天食用。

2 韭菜煎包

食材： 韭菜200克，鸡蛋2个，面粉200克，植物油、盐、味精、淀粉各适量。

做法：（1）鸡蛋打散成液，入锅炒熟后弄成小块；韭菜洗净后控干水分，切末与鸡蛋块混合，再加入植物油、盐、味精拌匀成馅；

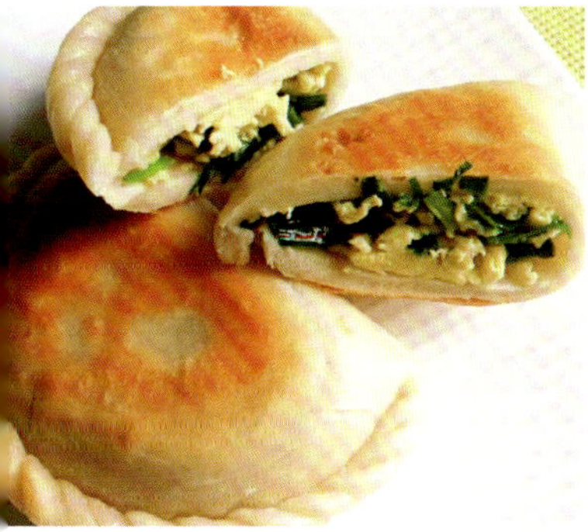

（2）将面粉加水揉成光滑面团，发酵半小时，将发好的面团搓成长条，切成等大的剂子，擀成面皮，将面皮加馅做成包子状备用；

（3）平底锅预热后，涂一层油，把包子码进去后，盖上盖加热3分钟后，见底成金黄色，倒入适量清水，没过包子底即可，继续加热，待水收干；

（4）将淀粉加水调成淀粉糊，倒入锅中，继续加热，至包子底成冰花状即成。

功效：温阳补虚、调和腑脏，适合冬季食用。

3 玉液浆

食材：粳米50克，新鲜豆浆200毫升、冰糖适量。

做法：粳米洗净与新鲜豆浆同煮粥，加冰糖少许，可供早晚餐温热服食。

功效：宽中益气、通利大肠、润泽肌肤，对体虚久嗽、便秘等症有良效。

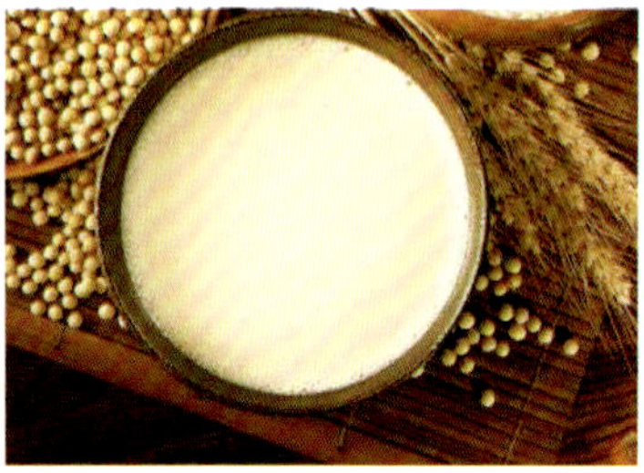

4 燕麦粥

食材：燕麦、大米各20克，白糖适量。

做法：将燕麦、大米淘洗干净，同放锅内，加清水适量煮粥，待煮至粥熟后，加入白糖调味即可。

功效：益肝和胃、消食化积，适用于肝胃不和所致的食少纳差、大便不畅等。

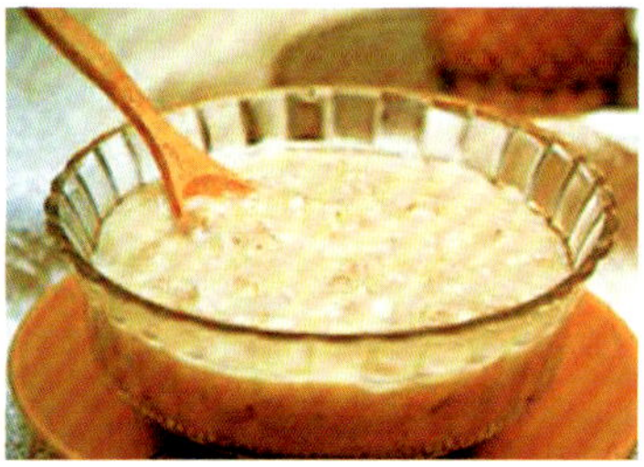

5 脊肉粥

食材：猪里脊肉50克，粳米50克，植物油、盐各适量。

做法：（1）将猪里脊肉洗净、切成小粒；

（2）锅中油烧热，下入猪里脊肉煸炒，加入粳米，加水煮沸至汤稠、米烂、肉熟；

（3）最后加入盐调味，煮2～5分钟即可。

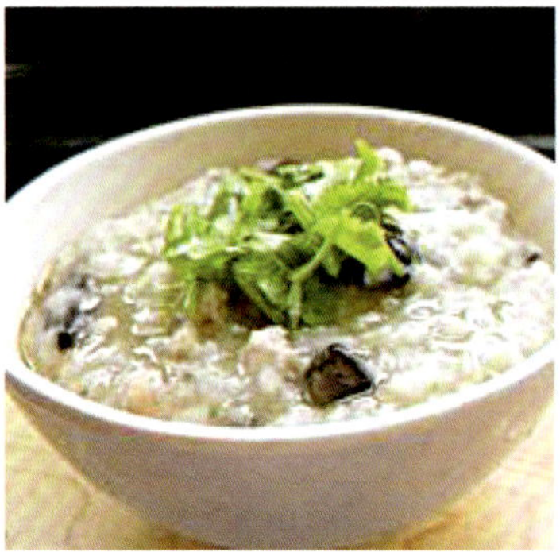

功效： 益气养血，适合于体质虚弱、面黄肌瘦的人，平素健康之人常喝此粥，有养颜防衰的作用。

6 三色蛋炒饭

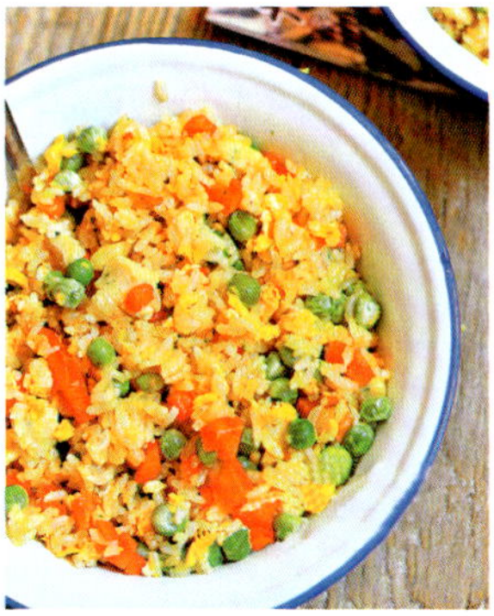

食材： 米饭100克，鸡蛋1个，胡萝卜30克，青黄豆5克。

做法：（1）将胡萝卜切小粒，葱切末，青豆洗净、下入锅中煮熟捞出备用；

（2）将鸡蛋打入米饭中，搅拌均匀；

（3）锅内油烧热，煸香葱末，倒入熟青豆翻炒；

（4）将拌好鸡蛋的米饭倒入锅内一起翻炒，将米饭炒至干爽，最后加入适量的葱花、盐、胡椒粉调味即可出锅。

功效： 本品具有健脾养胃、滋阴润燥、补心宁神的功效。

7 南瓜千层饼

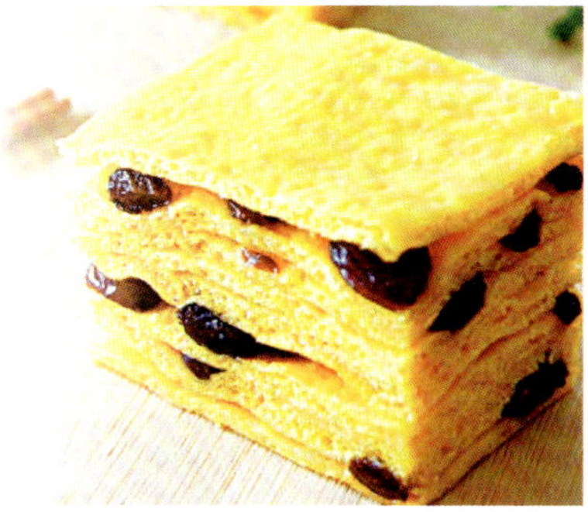

食材： 面粉200克，南瓜100克，葡萄干20克，白砂糖30克，酵母粉3克，植物油、白砂糖各适量。

做法：（1）将南瓜洗净、去皮、切块，置锅中隔水蒸熟，取出捣成泥；

（2）把面粉、南瓜泥、白糖、酵母粉放入盆中加适量水，揉成均匀光滑的面团，发酵至原体积的2倍大，搓成长条，切成8等份，每份擀成直径约为18cm的面饼；

（3）把面饼放到拧干的湿纱布上，在面饼的表面刷一层油并撒上适量白糖和葡萄干，再擀一个面饼叠放在上面，同样在上面刷油、撒上白糖和葡萄干；

（4）依次擀好其他6张面饼，将做好的千层饼盖上湿布静置饧20分钟，放入蒸锅大火烧开转中小火蒸20分钟，最后取出切块即可。

功效： 具有益气、养血、和中的功效。

8 金玉馒头

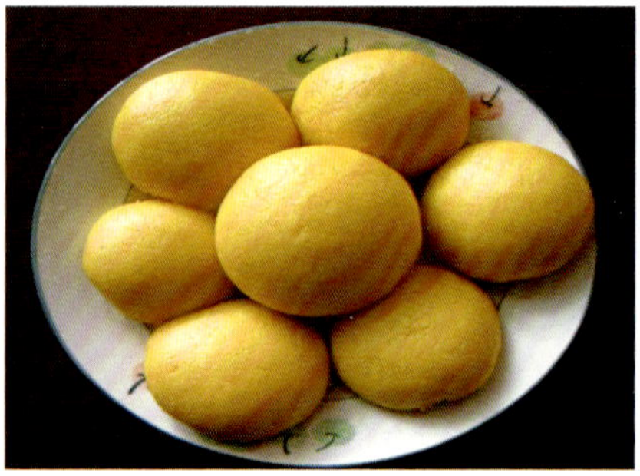

食材： 玉米面100克，面粉、酵母粉、碱水各适量。

做法：（1）将玉米面加酵母粉、面粉、清水和匀，发酵后再放入适量碱水揉匀，饧20分钟；

（2）将饧好的面团搓至表面光滑，平均分成5等块，做成馒头生坯；

（3）蒸锅置火上，将馒头生坯摆入，以大火蒸15～20分钟即可。

功效： 益肺宁心、健脾开胃，可降血压、降血脂、预防肠癌、延缓衰老，是糖尿病患者适宜的佳品。

9 八珍粥

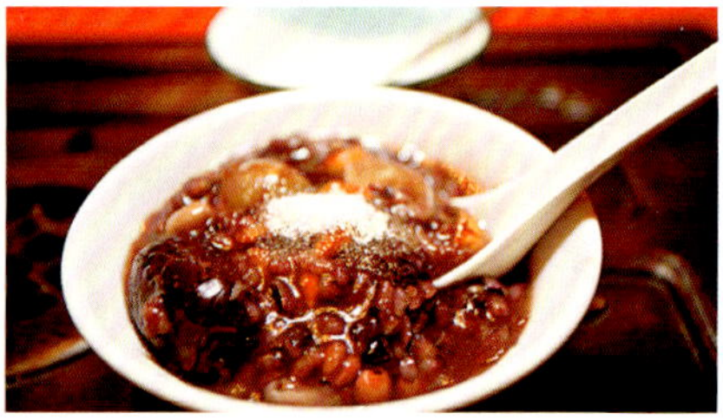

食材： 粳米20克，糯米20克，桂圆肉、红枣、红豆、绿豆、莲子、花生各5克，白糖、盐少量。

做法：（1）将红枣洗净，与红豆、绿豆、桂圆肉、莲子等一起放锅中蒸30分钟备用；

（2）将糯米、粳米洗净后置锅中，先用中火煮40分钟，再放入上述的各料略煮一下，然后放入白糖，再加少量盐调味即可。

功效： 补中益气、健脾和胃、消滞减肥、益气安神。可作肥胖及神经衰弱者食疗之用，也可用于日常养生保健。

10 豌豆香腊饭

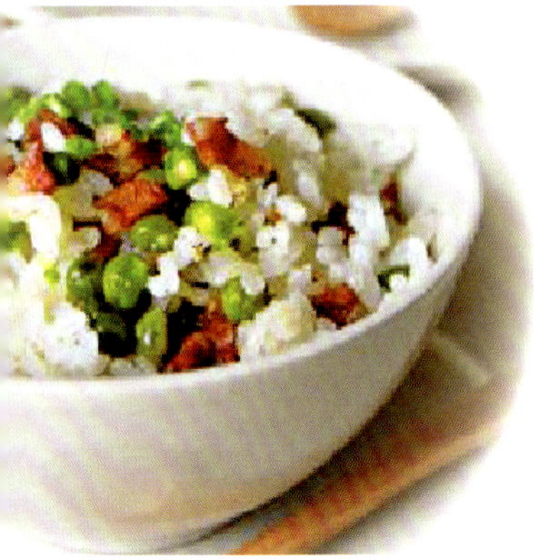

食材： 糯米50克，腊味（腊肠或腊肉等）30克，豌豆20克，胡萝卜20克，新鲜香菇5克，虾米2克，香葱、盐各适量。

做法：（1）腊味切丁，胡萝卜、香菇分别洗净切丁；豌豆下入开水锅中焯一下捞出；香葱切末；糯米淘洗干净；

（2）锅中油烧热，下入腊味丁、虾米、胡萝卜丁、香菇丁炒香，放入糯米、豌豆拌匀，加淹过面的水，煮熟加盐即可。

功效： 本品是一道适宜冬季的健脾开胃之品。

冬季的养生茶酒

1 枣酒茶

食材： 红枣10颗，米酒、红糖各适量。

做法： 将红枣和米酒一同放入锅中，加入300毫升清水，大火煮开后，转小火煮5分钟，再加入适量红糖即可。

功效： 养血安神、温补脾胃，建中散寒，活血通络，冬季年老体弱人群经常饮用，能够增强体质、延缓衰老；上班族经常饮用，能够增加食欲、缓解紧张的情绪，还可以暖胃活血，有效的缓解痛经、胃痛、失眠等不适。

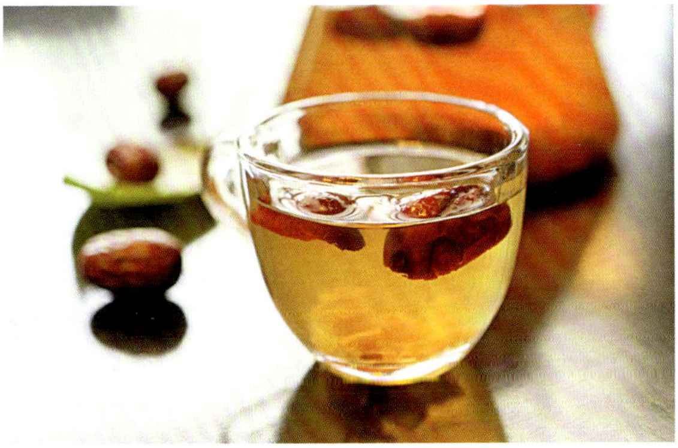

2 白萝生姜茶

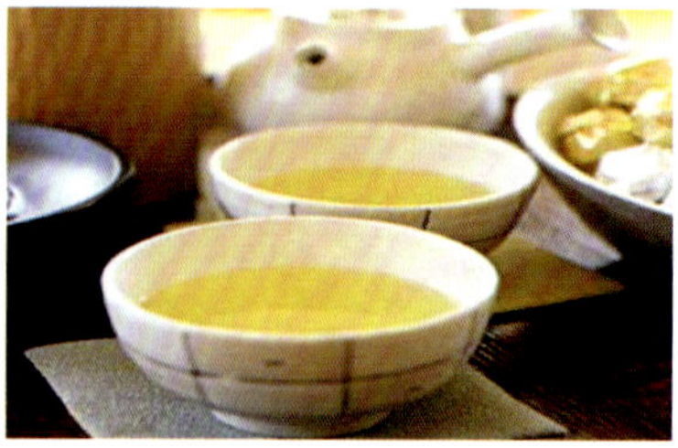

食材： 白萝卜50克，茶叶5克，生姜3片，盐适量。

做法：（1）将白萝卜洗净切片同生姜片一起煮至萝卜软烂，加少许盐，取其汤；

（2）再将茶叶用开水泡5分钟后倒入萝卜汤内即可。

功效： 本品寒温共用，即可清肺化痰，又可暖胃散寒。冬季服用此品有理气平喘、止咳化痰之效。

3 苹果茶

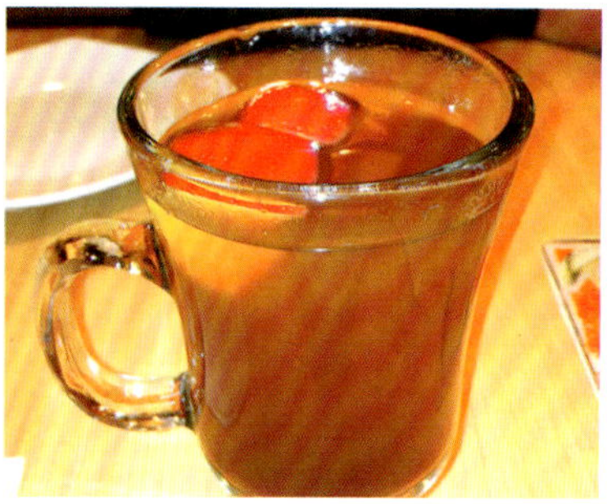

食材： 苹果50克，白糖适量。

做法： 苹果洗净、去皮切块，锅中倒入300毫升水，放入苹果煎煮，取汁200毫升，加入适量白糖调味。

功效： 本品可消食、化积、生津、开胃，适宜于饮食积滞、食欲不佳的人群，还可用于酒醉之人。

4 柠红茶

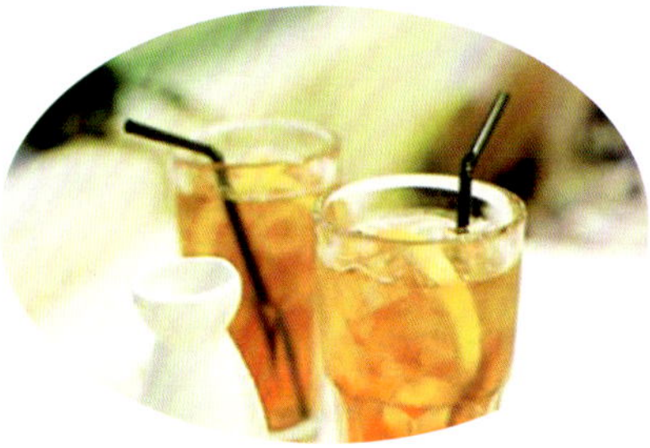

食材： 红茶5克，柠檬3克，红砂糖适量。

做法： 红茶置杯中，以沸水冲泡5～10分钟，加入柠檬片及少量红糖即可。

功效： 暖身养胃、提高人体免疫力。

5 醪糟蛋

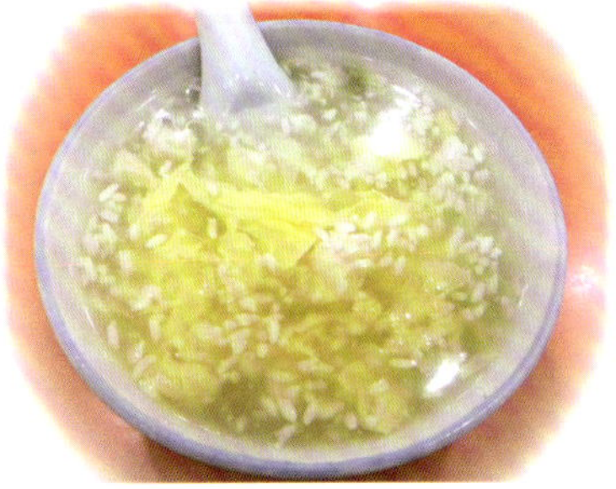

食材： 醪糟30毫升，鸡蛋1个，红糖适量。

做法：（1）在锅里加入适量的水，然后加入醪糟，待水沸之后打入鸡蛋，

（2）待蛋清凝固之后即可起锅，加入红糖调味即可。

功效： 温中益气、滋阴养颜、活血散结。

6 金桔酒

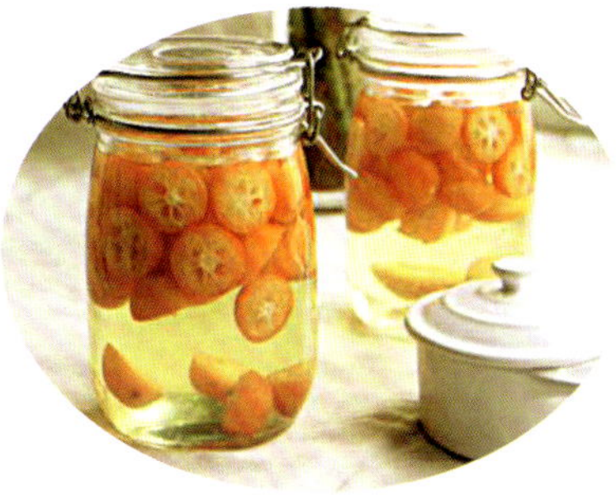

食材： 金桔200克，蜂蜜100克，白酒2000毫升。

做法： 将金桔洗净外皮、切瓣，与蜂蜜一同放进白酒中浸泡，经半个月即能饮用，每次30～50毫升。

功效： 本品具有化痰止咳、开胃健脾的功效。

冬季特殊人群的养生饮食

1 温宫宝

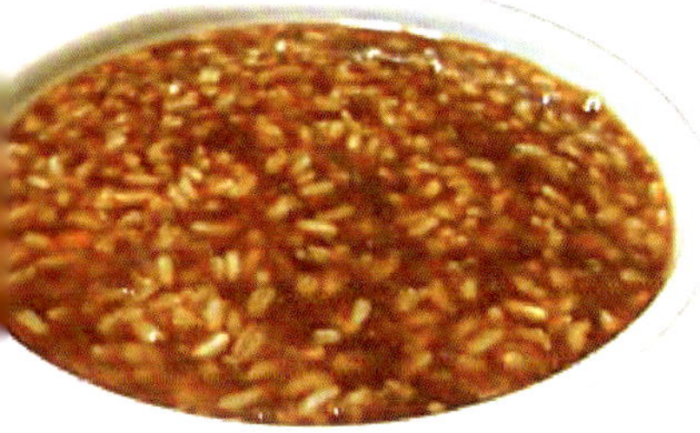

食材： 桂圆肉10克，山楂肉5克，糯米50克，红糖适量。

做法：（1）将桂圆肉、山楂肉洗净，入锅加水煎汁，去渣待用；

（2）将糯米淘洗干净，加适量水煮粥；

（3）待粥煮沸后，加入桂圆山楂汁和红糖，同煮为稀粥即可。

功效： 本品具有补肝肾、暖脾胃、止冷痛、通血脉之功效。适用于有畏寒肢冷、面色苔白、大便溏薄、小便清长等症状的女性，有改善痛经的作用。为阳虚女性冬季进补佳品。

2 乌鸡煲

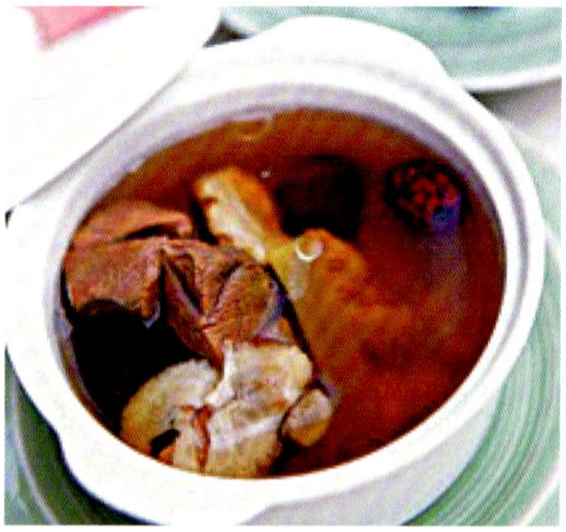

食材： 乌骨母鸡250克，猪瘦肉100克，红枣、桂圆肉各10克，生姜3片，盐少许。

做法：（1）将去核红枣、桂圆肉放入温水稍浸泡；乌鸡去脏杂、尾部，切块；猪瘦肉切块；

（2）将所有食材一同下入炖锅，加入清水约5碗量，加盖炖两个半小时，最后加盐调味即可。

功效： 益气健脾，改善气血运行、提高机体免疫、改善女性冬天的寒冷症状，尤其经期的小腹冷痛。

3 泡椒魔芋

食材： 水发魔芋100克，蚝油、白砂糖、花椒、小葱、泡椒、泡姜、豆瓣酱各适量。

做法：（1）魔芋切块，放滚水里煮几分钟，捞起沥干水分；泡椒和泡姜切碎，小葱切末备用；

（2）锅中油烧热，倒入泡椒、泡姜碎爆香，再放入一勺豆瓣酱炒出红油，放入花椒粒炒香，之后倒入魔芋，加入蚝油、白砂糖翻炒几分钟；

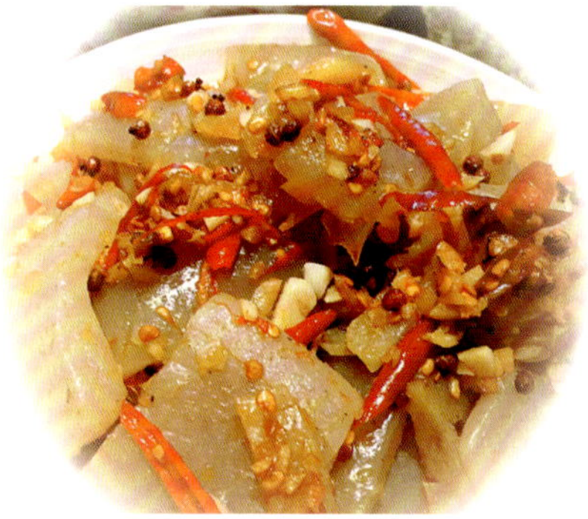

（3）加清水适量盖上锅盖，转小火焖2分钟，烧到汤汁快干时，大火收汁，出锅装盘，撒上葱花即可。

功效： 本品有活血化瘀、润肠通便、充饥减肥、防癌抗癌等作用，一般人群均可食用，尤其是糖尿病患者和肥胖者的理想食品。

4 清炖鸽子

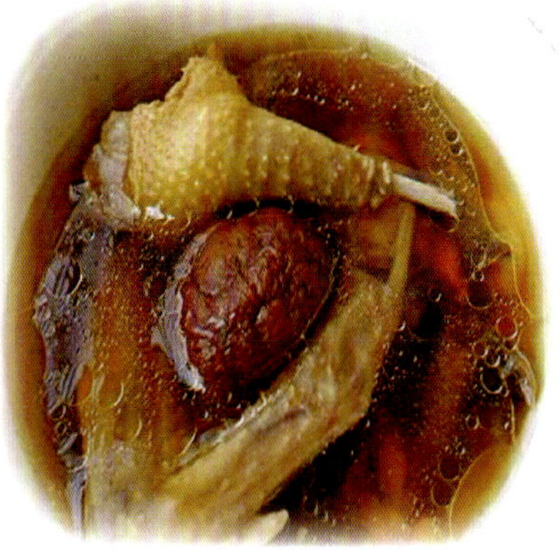

食材： 鸽子1只，新鲜香菇10克，姜10克，红枣10克，盐适量。

做法：（1）将鸽子拔净毛、除内脏、洗去血污；香菇及姜分别洗净、切片，红枣洗净；

（2）将上述食材一同放入锅中，加水适量，大火煮开后转小火炖1小时左右，加入盐调味即可。

功效： 本品益气养血、补虚强壮，尤其适合于贫血人群食用。

5 栗枣小米粥

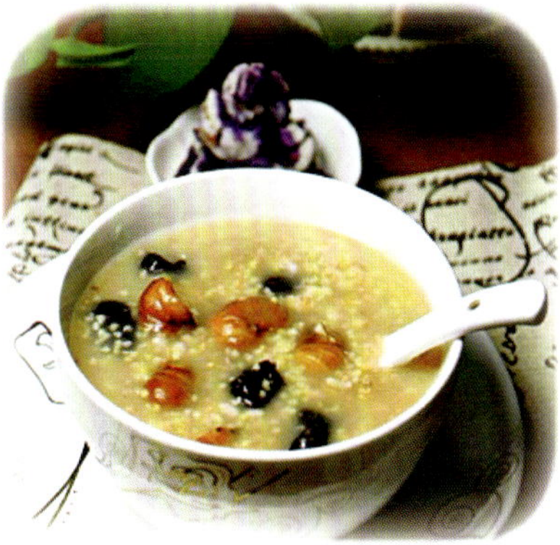

食材： 板栗肉10克，红枣10枚，小米50克。

做法： 小米淘洗干净，将板栗肉、红枣、小米一同下入锅中，加水熬成粥即可。

功效： 本品养胃健脾、补肾强筋，尤其适于老年体弱者食用。

6 核桃红枣粥

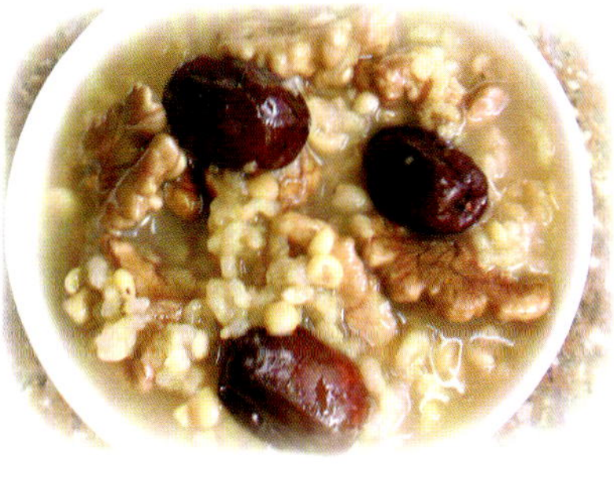

食材： 糯米50克，核桃仁5克，红枣5克，盐或糖适量。

做法：（1）首先把核桃破壳取肉，将其浸入水中，稍微变软后把表面的薄皮去掉；把红枣切开、去核、切碎；

（2）将所有的食材一起放进锅中，倒进适量的水煮，粥煮熟后放入盐或糖调味即可。

功效：有补肾、益肺、润肠的功效，可供晚餐或点心服食，适用于肾亏腰痛、腿脚软弱无力、肺虚久咳、病后衰弱者食用。

六 冬季常见疾病的食疗

冬季感冒

1 煮啤酒

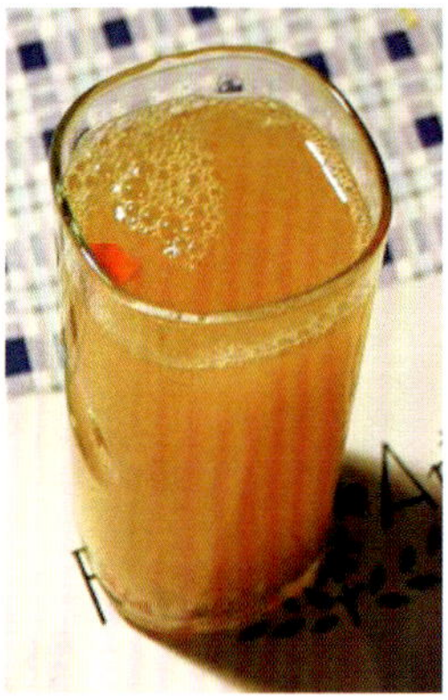

食材：啤酒100毫升，姜片、醪糟、蜂蜜各适量。

做法：将除蜂蜜外的所有食材倒入锅中，小火煮沸后调入适量的蜂蜜，趁热饮用。

功效：疏风散寒解表，适用于风寒型感冒初期的饮食调养。

2 姜糖茶

食材：生姜9克，红糖12克。

做法：将生姜洗净切丝，置杯中，加入红糖，用开水冲泡即可，趁热顿服。服后宜卧床盖被出微汗。

功效：疏风散寒。适用于风寒型感冒初期的饮食调养。

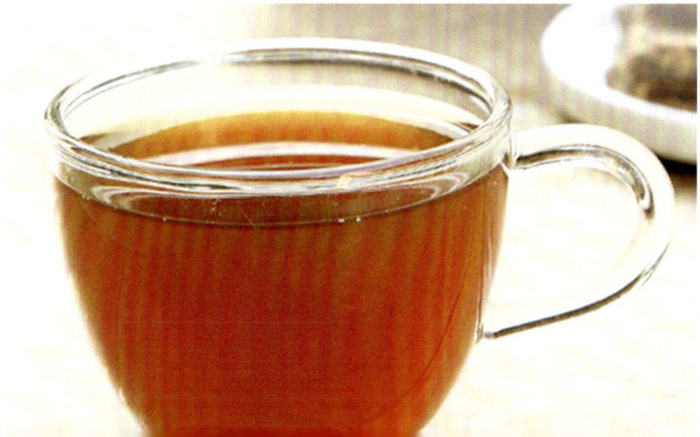

3 葱豉酒

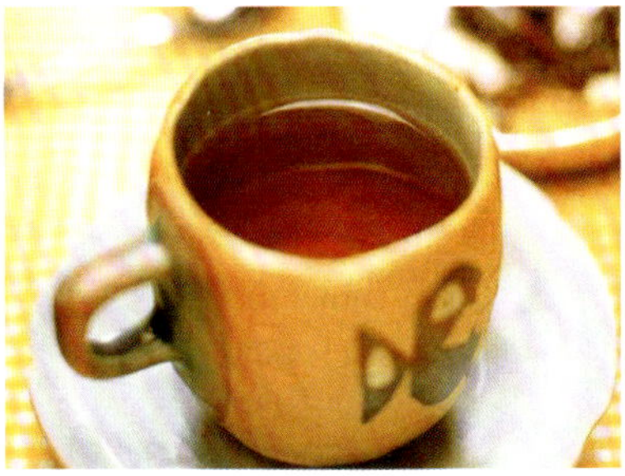

食材： 葱白连须30克，豆豉10克，黄酒50毫升。

做法： 先煎煮豆豉约10分钟，再放入洗净切碎的连须葱白，继续煎煮5分钟，滤出煎液，加入黄酒，趁热服用。

功效： 发散风寒。适用于风寒型感冒初期的饮食调养。

4 薯姜汤

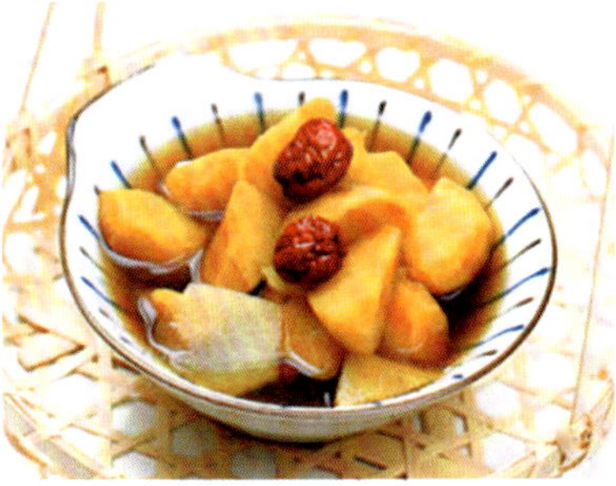

食材： 红薯50克，生姜5克，红枣5克，红糖适量。

做法： 把红薯削皮后切成小块，生姜切成薄片，与红枣一同加水煮熟后，再加适量红糖即可。

功效： 益气和中，温中散寒，适用于风寒感冒初期的饮食调养。

5 柠檬茶

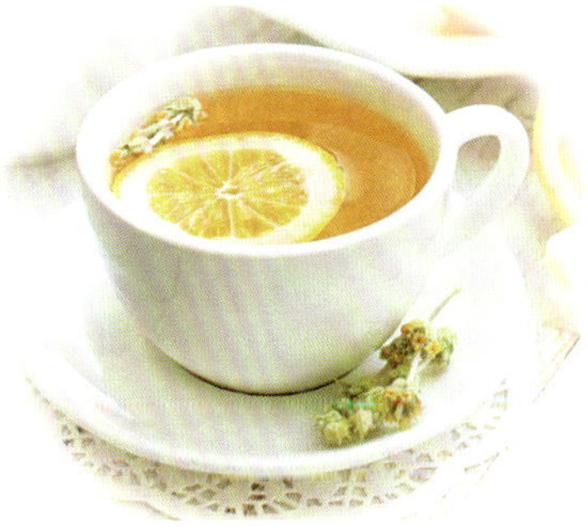

食材： 柠檬1个，盐适量。

做法： 将柠檬切薄片，每次1~2片置杯中，放少量的盐，再用热水200毫升冲泡即可。

功效： 本品具有顺气化痰，增强免疫力的功效。适用于外感风热咳嗽的辅助治疗。

支气管哮喘

1 柚桃冬瓜汤

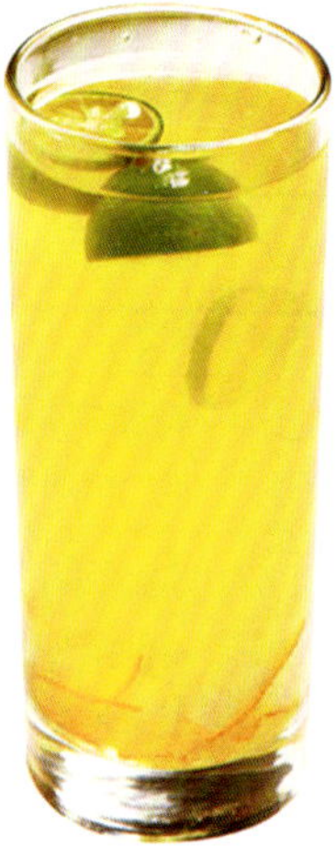

食材：柚子肉30克，核桃肉10克，冬瓜皮50克。

做法：冬瓜取其皮洗净，加柚子肉、核桃肉捣烂，三味一同入锅，水适量煎煮，去渣代茶饮。

功效：利肺益肾，行水化痰，降气止咳。

2 糖醋海蜇

食材：海蜇头50克，姜末、白砂糖、醋、盐各适量。

做法：（1）将海蜇头用清水提前浸泡24小时（中间多次换水），捞出切成片，放入开水锅中烫一下，捞出放盘中；（2）锅中油烧热，下姜末煸香，加入醋、白砂糖、盐、适量清水烧开拌匀，倒入碗内凉透，浇在海蜇头上即成。

功效：本品清热祛痰、止咳平喘。

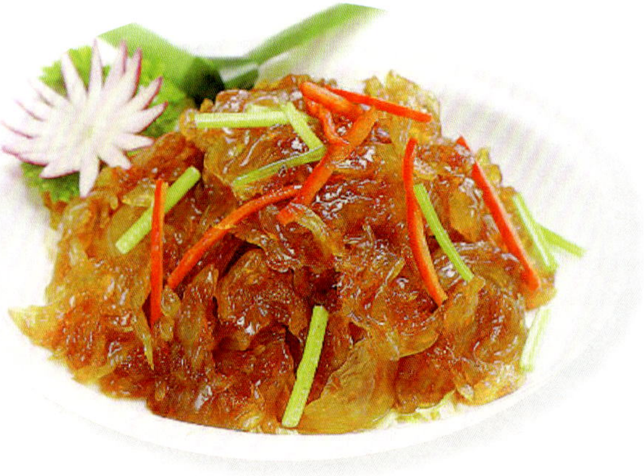

3 琥珀核桃仁

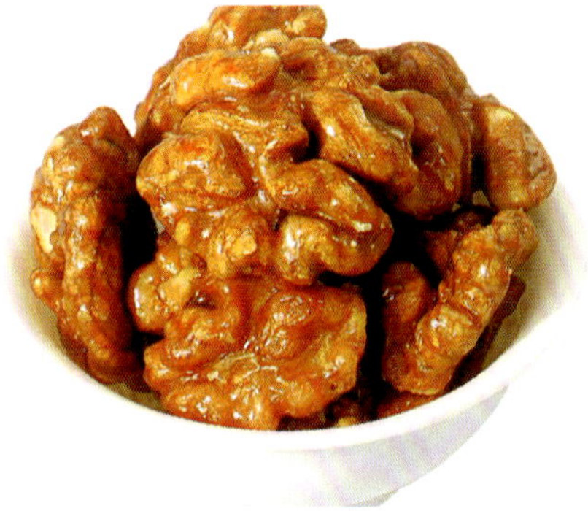

食材： 核桃30克，白砂糖10克，香油10毫升，菜油50毫升，白芝麻少许。

做法：（1）将核桃仁放入温茶油锅氽熟，捞起沥干油分；

（2）起锅上火下白糖炒至酱红色加入香油，放入核桃仁炒匀，拌入白芝麻，捞出装盘即可。

功效： 本品具有补肺敛肺、温肾纳气的功效。

4 炒文蛤

食材： 文蛤肉50克，葱花、姜末、黄酒、盐、植物油各适量。

做法：（1）将文蛤肉洗净，加入葱花、姜末、黄酒、盐拌匀；

（2）锅中油烧热，将拌好的文蛤倒入，快速翻炒几下即成。

功效： 祛痰平喘，治疗老慢支、哮喘；还能治疮疖、解酒醉、消痈疽、能抑制肝癌等；常食又能滋补健身。

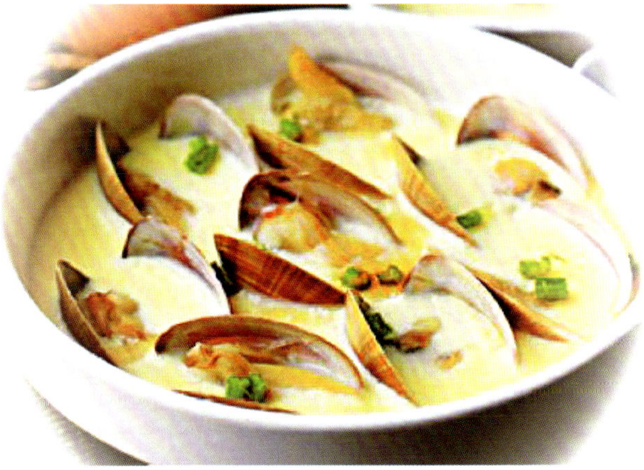

心脑血管疾病

1 陈醋花生米

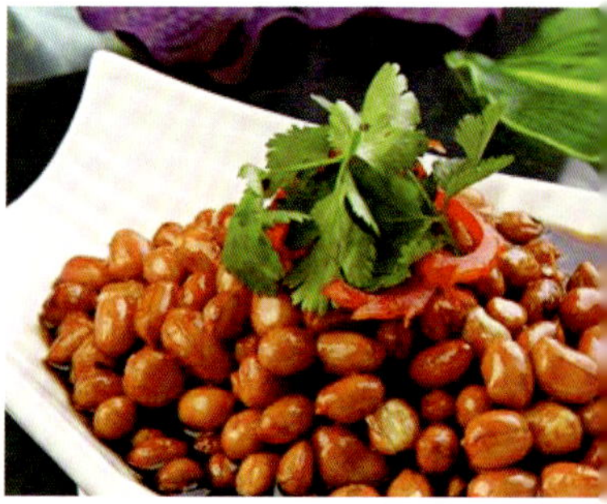

食材： 花生米50克，陈醋10毫升，白糖5克，盐1克，水淀粉少许。

做法：（1）锅内倒油，开火，凉油时放入花生米，不停翻炒，待听到噼啪响声后，再翻炒几下即可盛出、晾凉；

（2）炒锅上火加入陈醋、白糖、盐煮开，加少许水淀粉再煮片刻，盛出晾凉；

（3）最后将熬好晾凉的老醋汁浇在花生米上即可。

功效： 本品益气养血、软件散结，是软化血管、降低胆固醇，是高血压等心脑血管患者的一剂良方。

2 双椒洋葱炒里脊

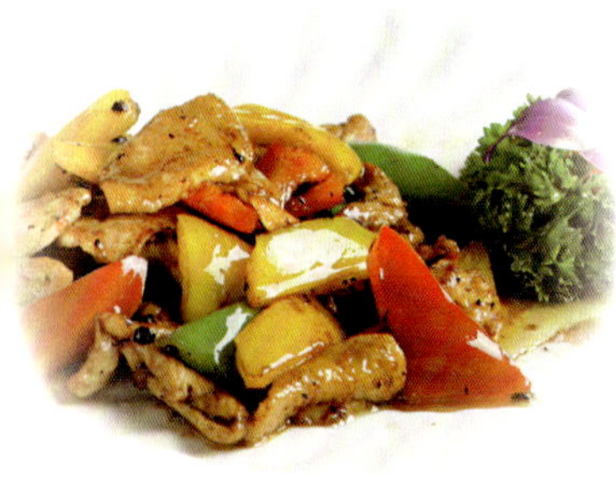

食材： 猪里脊肉100克，洋葱50克，青红椒各5克，姜、料酒、盐、酱油、鸡精各适量。

做法：（1）猪里脊肉切丝，洋葱、青红椒、姜洗净切丝；

（2）肉丝用姜丝、料酒、盐腌渍10分钟；

（3）锅里油烧热，下肉丝迅速划开，炒至变色，加入洋葱丝、青红椒丝、盐、酱油、鸡精翻炒至熟即可出锅。

功效： 温里散寒、提神醒脑。

3 黑耳熘鱼片

食材： 净鱼肉100克，水发黑木耳20克，鸡蛋清2个，葱、蒜、泡椒、水淀粉、盐、料酒、香油各适量。

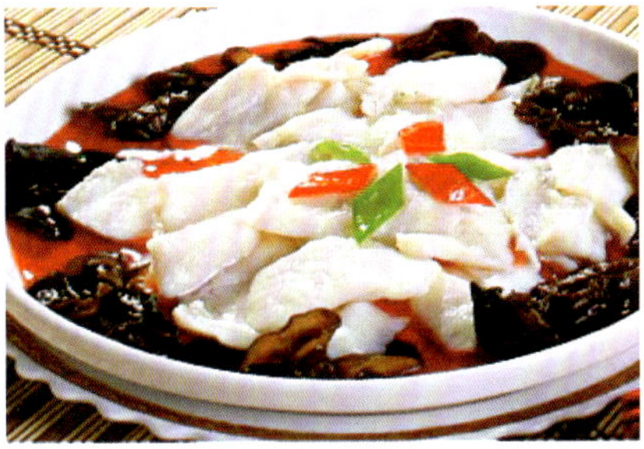

做法：（1）鱼肉切片，用料酒、盐、鸡蛋清、水淀粉抓匀；黑木耳洗净，下入开水锅中焯熟捞出备用；葱切段，蒜切片；

（2）油锅烧至五成热，下鱼片轻轻滑熟，捞出控油；

（3）锅中再倒入少量油烧热，爆香葱段、蒜片、泡椒，烹入料酒，再加入少许清水、黑木耳、盐，烧开后撇去浮沫，将鱼片倒入煮开，用水淀粉勾芡，淋上香油即可。

功效：本品具有益气养血、止血活血的功效，为心脑血管疾病人群食疗佳品。

4 黑耳红楂粥

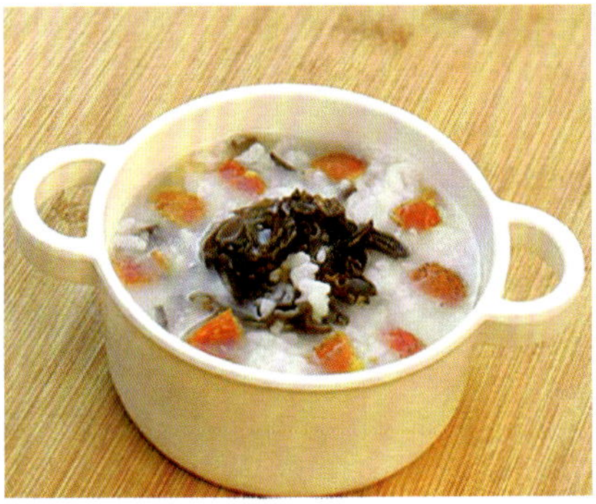

食材：干黑木耳5克，红山楂10克，粳米50克。

做法：将干黑木耳泡发洗净，与山楂、粳米同放砂锅内，加水适量煮粥，代早餐空腹服食。

功效：益胃和中，活血化瘀。常服此粥能抗凝降脂，对防治高脂血症和动脉粥样硬化有良效。

冻疮

1 羊肉小面

食材：面条100克，羊肉(瘦)50克，胡萝卜50克，香菜、葱白、姜、盐、味精、酱油、料酒、胡椒粉、香油各适量。

做法：（1）将香菜洗净、切末，白萝卜洗净、切丝，葱白和姜分别洗净、切丝；将羊肉洗净切丝，放入碗内，加入料酒、酱油、葱姜丝、盐、香油拌匀；

（2）将锅内倒入清水，水滚后放入萝卜丝煮熟，加入拌好料的羊肉丝，用大火烧沸后关火加入味精，即为面汤；

（3）另起一锅倒入水，烧沸后放入面条，煮熟后捞入碗内，加入羊肉丝萝卜鲜汤，撒上胡椒粉、香菜末，即可食用。

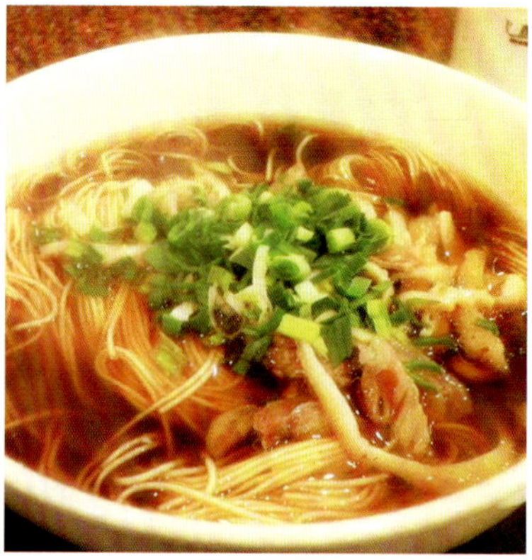

功效： 温阳健脾，散寒通络。

2 洋葱爆羊肉

食材： 羊肉150克，洋葱30克，大葱、蒜、淀粉、香油、酱油、白醋、白砂糖、味精各适量。

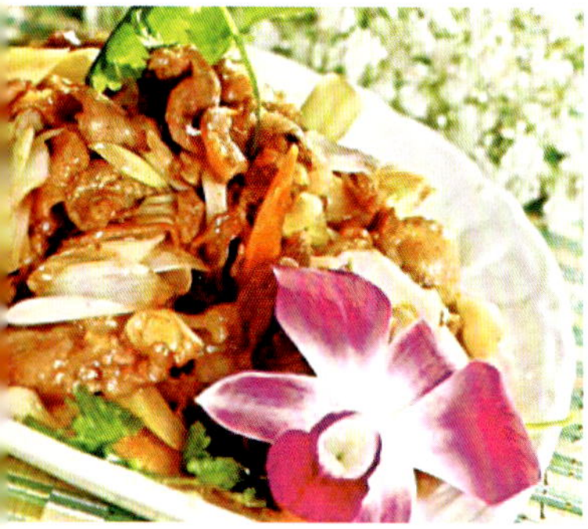

做法：（1）羊肉洗净切片，用酱油、味精、淀粉抓拌，腌10分钟后倒出多余汁料、沥干；洋葱洗净切块，大葱洗净切段，蒜洗净切片；

（2）锅里油烧热，倒入羊肉爆炒1分钟，盛出；

（3）再往锅里加少量油，倒入洋葱块、葱段、蒜片，煸出香味，将炒过的羊肉入锅一同翻炒，并调入白醋、香油、白糖，最后用水淀粉勾薄芡即可。

功效： 温通阳气，益气补虚。

3 姜橘饮

食材： 生姜连皮30克，橘子皮10克。

做法： 共捣碎，水煎温服即可。

功效： 温阳、散寒、行气。

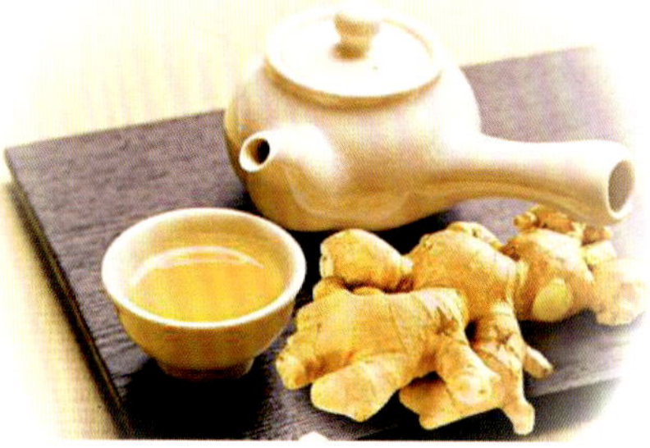

末梢循环障碍

1 鲫鱼猪血粥

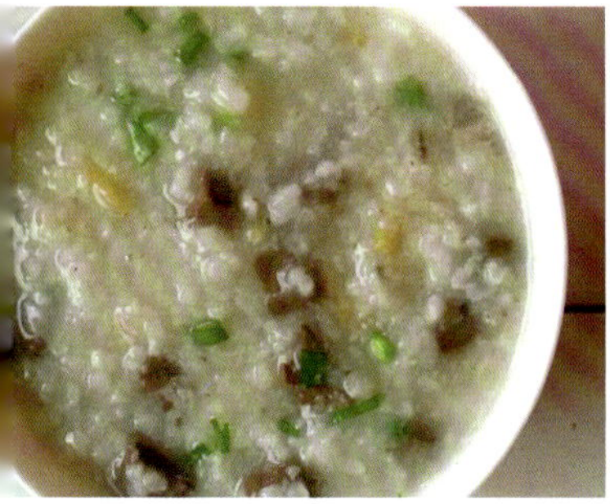

食材： 鲜鲫鱼100克，猪血50克，大米50克，生姜、大葱、植物油、盐各适量。

做法：（1）鲫鱼去除内脏、洗净，将切碎的生姜、大葱连同盐一起塞入鱼腹中；猪血洗净、切碎，大米淘洗干净备用；

（2）锅中倒入适量植物油，油烧至七成热后放入鱼，中火煎至鱼表皮略黄，加入开水适量，煮10～15分钟，捞出鱼；

（3）再将大米加入鱼汤中共煮，待粥熟后加入猪血、盐，再煮5分钟即可食用。

功效： 本品具有温阳、益气、养血的作用，特别适合冬季怕冷，且存在贫血或中医辨证为气血不足者食用。

2 生煎猪肝

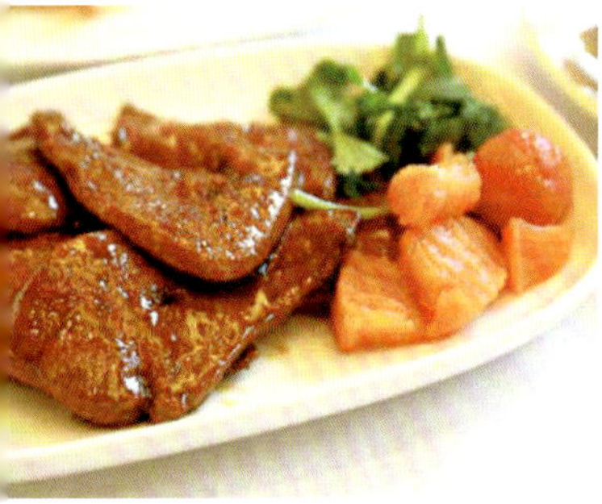

食材： 新鲜猪肝150克，盐、料酒、姜丝、蒜蓉、葱丝、胡椒粉、酱油、味精、淀粉各适量。

做法：（1）猪肝洗净后，斜刀切成薄片；用盐、料酒、姜丝、胡椒粉、酱油、味精和少许淀粉将猪肝腌一下；

（2）煎锅烧热放少许油，将猪肝摊在锅内煎黄一面后翻另一面；待两面煎黄，放些蒜蓉、葱丝、少许酱油后拌匀，即可出锅装盘。

功效： 本品富含维生素A，具有补肝养血、温通血脉的功效。

3 四宝粥

食材： 红豆、花生、红枣各10克，黑米30克。

做法：（1）将所有原材料洗干净，红豆和黑米提前用清水浸泡3小时；

（2）锅中加水，放入所有材料，水开后转中小火煮40分钟即成。

功效： 养血益气，温阳通脉。

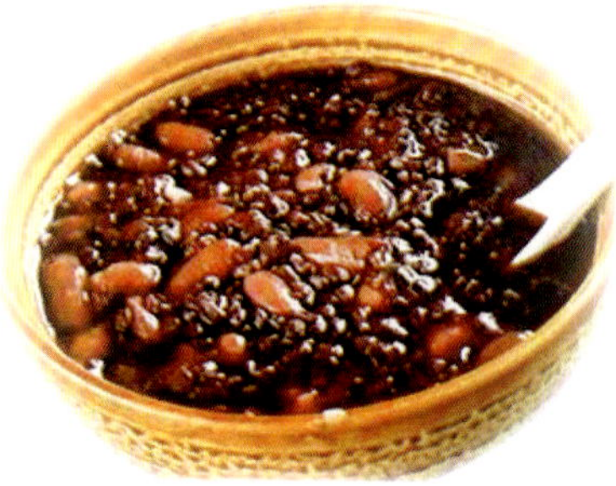

4 姜奶

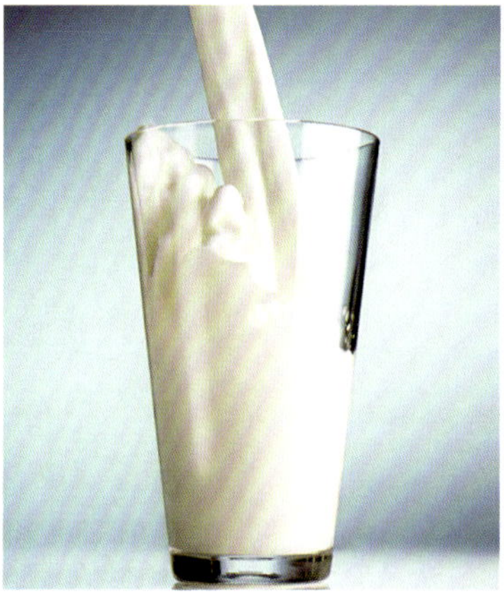

食材： 牛奶150～200毫升，生姜汁10～20毫升，白糖适量。

做法： 牛奶中加入生姜汁和少许白糖，放入容器内隔水蒸15分钟即可。

功效： 本品有益气养血、驱寒暖胃之功效。